临床并发症丛书

胸外科疾病并发症
鉴别诊断与治疗

主　　编　森来庆　尹　红　范国华

副 主 编　贺　军　邓志洪　袁　萍

编　　委　森来庆　丁春元　罗文新　刘昌华
周德亮　宋基文　尹　红　贺　军
邓志洪　罗保平　黄永耀　森　林
王　俊　张锦生　田军军　程水勤
夏华芹　叶　川　范国华　陈　仙
袁　萍　黄孝斌　刘　文　舒　宏

科学技术文献出版社
SCIENTIFIC AND TECHNICAL DOCUMENTATION PRESS

图书在版编目(CIP)数据

胸外科疾病并发症鉴别诊断与治疗/森来庆,尹红,范国华主编.—北京:科学技术文献出版社,2012.8
(临床并发症丛书)
ISBN 978-7-5023-7152-4

Ⅰ.①胸… Ⅱ.①森… ②尹… ③范… Ⅲ.①胸部外科手术-并发症-诊疗 Ⅳ.①R655

中国版本图书馆 CIP 数据核字(2012)第 009306 号

胸外科疾病并发症鉴别诊断与治疗

策划编辑:李 洁 孙江莉 责任编辑:陈家显 责任校对:张吲哚 责任出版:王杰馨

出 版 者 科学技术文献出版社
地 址 北京市复兴路 15 号 邮编 100038
编 务 部 (010)58882938,58882087(传真)
发 行 部 (010)58882868,58882866(传真)
邮 购 部 (010)58882873
官方网址 http://www.stdp.com.cn
淘宝旗舰店 http://stbook.taobao.com
发 行 者 科学技术文献出版社发行 全国各地新华书店经销
印 刷 者 北京高迪印刷有限公司
版 次 2012 年 8 月第 1 版 2012 年 8 月第 1 次印刷
开 本 787×1092 1/16 开
字 数 309 千
印 张 14.5
书 号 ISBN 978-7-5023-7152-4
定 价 49.00 元

前　言

胸外科手术涉及到众多并发症，且由于其严重性，常现较高死亡率。我国的胸外科手术自起步、发展到深入经历了一段不短的历史时期。伴随着千千万万医疗工作者们兢兢业业的经验积累，我们对这类疾病的理解不断获得提高。与此同时，新的手术仪器、手段和思路也经历着日新月异的发展。这种现状使得我们亟须对胸外科手术并发症的诊断与治疗建立崭新的认识。

本书分为13章。其中，第1章至第10章围绕最为常见的几类胸外科手术展开对其相关并发症的介绍；而第11章至第13章则针对新出现的手术形式、麻醉手段和护理理论探讨了与胸外科手术相关的问题。本书以第一线临床医疗工作者们的多年经验和近10年的文献作为素材写成，期望能使读者对胸外科手术并发症及其鉴别诊断和诊疗手段有一个全新、深刻和客观的了解。

本书内容除了编撰人员们的亲身经历之外，还得益于国内外学者们发表的论文、出版的著作和取得的成果；没有前人和今人经验与知识的沉淀就不可能有本书的问世。本书的出版足以证明科学是不分种族和国界的，科学成果是人类的共同财富。笔者向为本书做出过贡献的许多认识和不认识的科学家、临床医生及论文作者表示敬意，对他们提供的经验和资料表示谢忱。另一方面，本书的编撰者不仅包括奋战在手术台上的执刀医生，还包括麻醉师以及护理人员；他们所付出的真心和汗水帮助了无数命在旦夕的病人；值此成书之际，笔者希望对万千奋战在胸外科手术第一线的医生、麻醉师和护士们致以最为崇高的敬意。最后，由于水平所限，疏忽遗漏在所难免，务请各位院士、教授、专家、学者不吝斧正，谢之再三。

森来庆

2012年1月

目录

第一章　胸部损伤并发症 (1)
第一节　呼吸道梗阻 (2)
第二节　创伤性窒息 (3)
第三节　空气栓塞 (4)
第四节　胸壁软组织损伤 (5)
第五节　气胸 (6)
第六节　皮下气肿 (9)
第七节　胸内异物 (10)
第八节　肺损伤 (10)
第九节　肺爆震伤 (13)
第十节　急性呼吸窘迫综合征 (15)
第十一节　气管和支气管损伤 (18)
第十二节　外伤性食管穿孔 (21)
第十三节　胸导管损伤 (23)
第十四节　创伤性血胸 (25)
第十五节　膈肌损伤和膈疝 (27)
第十六节　乳糜胸 (30)
第十七节　心脏大血管损伤 (35)
第十八节　胸廓骨折 (38)
第十九节　急性创伤后呼吸功能不全 (40)

第二章　胸壁胸膜疾病 (43)
第一节　先天性胸壁畸形 (43)
第二节　非特异性肋软骨炎 (44)
第三节　胸壁结核 (45)
第四节　胸壁肿瘤 (46)
第五节　脓胸 (46)
第六节　胸膜肿瘤 (52)

第三章　肺部疾病 (58)
第一节　肺气肿和肺大疱 (59)

第二节　支气管扩张 (61)
第三节　肺脓肿 (63)
第四节　肺结核的外科治疗 (65)
第五节　肺肿瘤 (68)

第四章　食管疾病 (71)
第一节　贲门失弛缓症 (71)
第二节　损伤性食管狭窄 (72)
第三节　食管肿瘤 (72)
第四节　食管憩室 (74)

第五章　纵隔膈肌疾病 (76)
第一节　纵隔气肿 (78)
第二节　纵隔脓肿 (80)
第三节　膈疝 (81)
第四节　膈肌膨出 (86)
第五节　原发性纵隔肿瘤 (88)
第六节　纵隔神经源性肿瘤 (98)
第七节　纵隔淋巴源性肿瘤 (99)

第六章　气管、支气管和肺手术并发症 (101)
第一节　术后肺不张 (101)
第二节　复张性肺水肿 (106)
第三节　术后呼吸功能不全 (109)
第四节　手术后出血 (110)
第五节　术后肺栓塞 (113)
第六节　胸腔积液 (118)
第七节　支气管胸膜瘘 (119)
第八节　感染 (121)
第九节　休克 (125)
第十节　术后脓胸 (134)

第七章　胸壁和胸膜手术并发症 (144)
第一节　胸壁缺损 (144)
第二节　术后切口并发症 (145)
第三节　术后肺不张 (147)
第四节　脓胸 (152)

第五节　胸廓出口综合征　(158)
第六节　乳糜胸　(163)

第八章　食管癌和贲门癌的术中并发症　(168)
第一节　术中出血　(168)
第二节　气管、支气管的损伤　(169)
第三节　喉返神经损伤　(170)
第四节　对侧血气胸　(171)

第九章　食管癌和贲门癌的术后并发症　(172)
第一节　术后出血　(172)
第二节　上消化道出血　(173)
第三节　术后肺部并发症　(175)
第四节　术后吻合口瘘　(177)
第五节　术后吻合口狭窄　(180)
第六节　术后吻合口出血　(181)
第七节　术后单纯性脓胸　(182)
第八节　移植肠管坏死　(183)
第九节　胸胃瘘　(184)
第十节　胃食管反流　(186)

第十章　肺移植及术后并发症　(188)
第一节　技术失误造成的并发症　(189)
第二节　早期移植肺功能不全　(190)
第三节　肺水肿　(190)
第四节　胸膜腔并发症　(191)
第五节　移植排斥反应及其处理　(191)
第六节　感染　(194)
第七节　气管、支气管吻合口并发症　(195)

第十一章　电视胸腔镜手术及并发症　(197)
第一节　肺部疾病诊疗　(197)
第二节　食管疾病诊疗　(199)
第三节　纵隔疾病诊疗　(199)
第四节　胸腔镜手术的并发症　(200)
第五节　胸腔镜交感神经链切断术治疗手汗症及并发症　(204)

第十二章　胸腔内手术麻醉 (208)
第一节　麻醉前评估及准备 (208)
第二节　麻醉选择 (209)
第三节　麻醉管理 (210)
第四节　常见手术的麻醉 (211)

第十三章　胸外科疾病常规护理 (214)
第一节　术前护理 (214)
第二节　术后护理 (215)
第三节　健康指导 (216)

参考文献 (217)

第一章

胸部损伤并发症

【概述】

胸部创伤无论在平时或战时是比较常见的损伤之一，战时胸部伤员占全部伤员的6％～8％，它的发病率仅次于头部创伤或肢体创伤。胸部损伤可累及胸壁软组织、骨质结构、胸膜和胸内重要脏器，例如心脏、大血管、肺、气管、支气管、食管和胸导管等。外伤如穿破胸膜，即会引起一系列呼吸和循环功能紊乱，有些病人在送到医院之前早已死亡，另一些病人在急诊室内，尽管积极进行急救，也在短期内致死。近年来，急救技术有了很大的改善，但胸部损伤病人的死亡率仍高达25％～50％。

【病因】

目前，胸部损伤的病因大部分属于交通事故(55％)和坠落(15％)。在犯罪率高的城市，刀刺伤占胸部胸穿透伤的3/4。胸部损伤常合并头颅、腹部和四肢的联合损伤，钝性暴力和锐性器械可造成不同类型的胸部损伤。胸部损伤分为闭合性损伤和开放性损伤两类，如开放性损伤穿破胸膜，称为穿透伤。一旦胸膜腔与大气相通，即产生一系列呼吸、循环功能改变。

胸部损伤可累及胸壁软组织、骨结构和胸腔内各种器官及组织，而且常为多发性损伤，发病机制也比较复杂。心包填塞在急诊室只在穿透伤后遇到，但钝性损伤也可引起心肌破裂，未送医院之前均已死亡。车轮造成的钝性损伤也可引起膈、食管、支气管和主动脉破裂以及穿透伤后常见的并发症。认识胸部损伤特性，可提高医生的“怀疑指数”，增长经验。

【诊断与鉴别诊断】

在检查胸部损伤病人时，首先应大体评价其呼吸和循环受损的程度。某些损伤主要引起通气不足(吸气性胸部损伤、连枷胸、张力性气胸)，另一些损伤造成循环障碍(大量血胸、心脏压塞)。

在进一步检查胸部之前，应常规检查病人的颈部，检查气管的位置，有无皮下气肿，病人不用力时颈静脉充盈情况。张力气胸和大量血胸可使一侧呼吸运动减弱、呼吸音减弱或消失、气管向对侧移位。张力气胸多伴有皮下气肿和颈静脉怒张,但叩击时过度鼓音是最重要的诊断指征。

当早期对病人进行检查和急救措施完成,病情稳定后,立刻做一直立位 X 线胸片(或伤侧在上的侧位胸片)。X 线胸片显示左膈升高或胃泡影上升时,应怀疑是否有膈破裂和腹内脏器疝入胸腔内。必要时,可做 CT、MRI 等检查。

【并发症】

由胸部损伤引起的并发症主要包括:呼吸道梗阻、创伤性窒息、空气栓塞、胸壁软组织损伤、气胸、皮下气肿、胸内异物、肺损伤、肺爆震伤、急性呼吸窘迫综合征、气管和支气管损伤、外伤性食管穿孔、胸导管损伤、创伤性血胸、隔肌损伤和膈疝、乳糜胸、心脏大血管损伤及胸廓骨折等。

第一节　呼吸道梗阻

【概述】

在检查胸部损伤病人时,首先要注意呼吸道是否通畅及气体交换情况。喉头梗阻发出的喘鸣音或从充满分泌物或血液的气管发出的各种杂音,都应提高警惕。

【病因】

交通事故引起的胸部损伤,常合并头部损伤,由此抑制意识,过量饮酒,任意使用麻醉药剂是造成呼吸道梗阻的 3 个最常见的因素。上呼吸道梗阻常由于舌下垂、口腔和咽喉部被异物、泥土、血液和脱落的牙齿堵塞。颈段和胸段气管和支气管多由于分泌物和血液堵塞而造成梗阻。呼吸道梗阻如合并胸部损伤,其临床表现各异,在早期可无症状,但时刻突变,严重者因严重缺氧、心率紊乱致死。

【诊断】

1. 把耳朵贴近病人的脸部,可大体检查病人的气体交换是否充足。同时,观察胸廓的呼吸运动是否正常。

2. 有呼吸道梗阻的病人在发病初期,额外用力克服梗阻进行呼吸,逐渐筋疲力尽,意识抑制,气管、支气管内积存大量分泌物或血液,堵塞呼吸道,不能进行通气,造成全身性缺氧致死。

【鉴别诊断】

1. 有明确的异物阻塞病史。

2. 部分阻塞者常能强力咳嗽,可闻及喘鸣和嘈杂的空气流动声;换气不良者,咳嗽无力,吸气未带有高调喘鸣,呼吸困难,面色发绀或苍白。

3. 呼吸道完全阻塞者,出现急性喉梗阻,突然不能说话、咳嗽或呼吸,呼吸极度困难,病人常不自主地以一手的拇指和示指呈 V 状贴于颈前喉部,面容痛苦欲言无声。

4. 意识丧失和心搏骤停时发生的舌后坠是上呼吸道梗阻的最常见原因。血液和呕吐物都可能堵塞呼吸道。

【治疗】

1. 急性呼吸道阻塞的治疗原则,除镇静、给氧外应做病因治疗及对症治疗。对严重的喉梗阻应经鼻气管插管或气管切开。对喉、气管、支气管异物应在喉镜、支气管镜检查下取出异物。对支气管平滑肌痉挛引起的哮喘发作，应给予支气管扩张药以解除支气管痉挛。

2. 如果呼吸道梗阻是受体位影响,继发于舌头下垂和下颌的肌肉松弛,则用手托起下颌,将舌头向前拉出,即可暂时缓解症状。此后使用咽导气管,甚至气管插管,为丧失意识的病人清除口腔和鼻腔异物及分泌物必须彻底,可借助喉镜清洁咽喉部。

3. 意识清醒胸部损伤的病人呼吸道梗阻,一般由于积存分泌物和血液,特别在多发性肋骨骨折、连枷胸和挫伤性肺炎的病人常见,创伤后胸痛尚未控制的病人也有此并发症。在临床症状出现之前,如能做肋间神经封闭,控制胸部的严重疼痛,恢复胸廓的完整性,做鼻气管吸引排除气管内的血液及分泌物和排除胸膜腔的积血,也许能预防并发症的发生。

(1)鼻气管吸引术:是胸部损伤后保持呼吸道清洁和通畅的一个有效方法。

(2)气管切开术:在急诊条件下做气管切开术的危险性较正常条件下增加 2 倍。因此,要严格掌握其适应证。在这些病例的适应证,主要是考虑延长人工呼吸支持。

总之,气管切开术是治疗胸部损伤病人一个有效的急救措施,其适应证如下:

1)上呼吸道真正的机械性梗阻。

2)继发于中枢神经系统抑制的体位性呼吸道梗阻,需长期气管插管者。

3)气管、支气管分泌物和血液积聚,不能用简单方法排除。

4)病人需要使用呼吸机超过 2～3 周时。

5)罕见情况,大量的或进行性加重的颈部皮下气肿。

6)气管、支气管小的撕裂(＜1cm 或＜1/3环形撕裂)。

7)创伤性支气管食管瘘。

气管切开后会减少呼吸道的死腔和减小阻力,因此减轻呼吸做功。使用气囊导管可使上呼吸道死腔减少 1/3,能明显降低阻力。因此,如要减轻呼吸做功,必须使用呼吸机做辅助呼吸。

第二节　创伤性窒息

【概述】

创伤性窒息是突发钝性闭合性胸部或上腹部挤压导致心肺压力骤增所造成上腔静脉末梢损伤的综合征。其发生率约占胸部损伤的 2%～8%。

【诊断】

1. 胸部或腹部挤压伤后,引起面部和上身的静脉高压,该区的皮肤变为明显的紫罗兰色出现水肿,常合并皮肤和皮下结缔组织出血及鼻出血、结膜下出血,也可能有内脏损伤,应细心寻找其体征,特别是心脏损伤的临床和实验室征象。

2. 应做 X 线胸片检查,以排除胸内脏器的损伤。

3. 必要时可做 CT、MRI 检查。

【鉴别诊断】

1. 创伤性窒息的诊断要点

混乱中踩踏挤压跌撞的外伤史,如高速车祸,迅猛钝器伤及高空坠落等致伤因素。

2. 典型的临床表现

由于胸部受到严重突然挤压，呼吸道突然阻闭，气管及肺部空气不能排出，造成胸内压急剧升高，压迫心脏及大静脉，血液在高压下缺乏静脉瓣的颈静脉和无名静脉逆流而上，造成头颈部血管的破裂渗出，引起以上胸、颈、颜面部出现淤斑、青紫、红眼为特征的创伤性窒息的特殊表现。

3. 合并伤的临床表现

创伤性窒息常合并肋骨骨折，血气胸等其他胸外伤。

【治疗】

住院或在急诊观察室对症治疗。1 周内皮肤的颜色可恢复正常。

第三节　空气栓塞

【概述】

胸部损伤使支气管肺内的气体进入肺静脉后，引起左心和全身性空气栓塞。在急诊室急救胸部损伤病人时，可由于操作不当使空气进入中心静脉，也可以引起右心和肺动脉的空气栓塞。严重的病例即使及时抢救也难免致死。

【诊断】

1. 左侧或全身性空气栓塞

(1)当胸部损伤引起支气管肺泡破裂和血管破裂，使呼吸道与肺静脉沟通，当呼吸道压力超过静脉压时，即可发生空气栓塞。进入肺静脉的气体随着血流经过左心房和左心室，最后流入全身动脉分支，堵塞动脉分支，造成相应器官特别是脑与心肌的缺血，严重者阻碍流回左心的血流，造成严重的循环衰竭，病人可立刻致死。

(2)通常在胸部穿透伤后容易出现全身性空气栓塞，但也可出现在钝性胸部损伤后，一般难以及时做出准确的诊断。

(3)胸部损伤病人出现有下列任何情况时，应怀疑有全身性空气栓塞：

1)无头部创伤，但出现局灶神经异常。

2)眼底镜检查发现视网膜血管有气泡。

3)开始给予正压通气不久即发生循环衰竭。

4)采集动脉血标本做血气分析时，发现血中含有空气或泡沫，经检查并非操作技术性错误(这种程度的空气栓塞极难救活)。

2. 右侧心脏或肺循环空气栓塞

右侧心脏或肺循环的空气栓塞均属医源性。在做中心静脉穿刺时，如针管或导管腔未能及时堵闭，随着吸气时胸膜腔负压增高，大气极易进入中心静脉；锁骨下静脉或颈内静脉穿刺，做导管检查或安放起搏器，当拔出针头或更换导管时，空气也可被吸进静脉，流入右心房，经右心室进入肺动脉，造成肺动脉空气栓塞，可导致肺梗死，由于合并肺动脉系统广泛的痉挛，严重缺氧，抢救如不及时，通常致死。

【鉴别诊断】

1. 羊水栓塞

多发生于产科情况，发病急。临床也以呼吸困难、发绀、休克等为其主要表现，与空气栓塞有相似之处。但是，羊水栓塞者常伴有明显出血倾向，心前区无磨轮样杂音；而空气栓塞者则相反，多不伴有出血倾向，心前区可听到磨轮样杂音,可资区别。

2. 妊娠高血压综合征

病人可突然抽搐,易与空气上行到脑部引起的空气栓塞混淆。但妊娠高血压综合征者常伴有高血压、水肿、蛋白尿等,而空气栓塞者血压低甚至测不到,不难鉴别。

3. 心源性休克

发病急、烦躁不安、发绀、胸痛、血压下降、脉细弱等与空气栓塞相似,但多有心血管病史,心前区无磨轮样杂音,心电图多示左心室病变而非急性肺心病图形。

【治疗】

1. 首先给予100%氧吸入(用面罩或气管插管),静脉输入晶体液维持循环。如为右侧气栓,让病人躺在左侧,头低位,经静脉穿刺或放进导管至右心房排气,同时让病人关闭声门,强行呼气以增加胸内压,减慢含气泡的血液流入心脏并经导管排出。

2. 如为左侧气栓,应立即开胸,夹住肺门,挤出冠状动脉内气泡并可穿刺排出心腔内的空气,极少数不严重的病例有可能救活。实际上,在急诊室的条件下,很难做到及时诊断和处理。

3. 因为脑血管气栓引起全身性癫痫发作,应给予镇静剂地西泮 10～20mg 静脉注射及脱水剂甘露醇 200ml 静脉滴注,视病情调整合适的剂量,严重病例应给予冬眠,送ICU 病房监测治疗。

4. 高压氧舱治疗。

第四节　胸壁软组织损伤

【概述】

胸壁软组织损伤是指胸壁的皮肤、皮下组织、胸肌及肋间组织在外力的作用下,造成的机械性损伤。约占胸部损伤的 40%～60%。表浅的软组织损伤如擦伤、挫伤等,一般在临床上无任何重要性,但是如果发生广泛挫裂伤或穿透伤,就可产生严重的影响。

胸壁软组织损伤按其皮肤有无破裂有开放和闭合性之分。开放性损伤中,根据胸壁伤口与胸膜腔或与纵隔有无相通,又分为穿透伤和非穿透伤。

【病因】

闭合性损伤多因挤压伤、钝器打击伤、爆震伤等所致。轻者可导致胸壁软组织挫伤,重者造成胸壁肌纤维断裂和血管损伤。

开放性损伤可由锐器、钝器和火器等致伤物造成,常见的损伤有胸壁擦皮伤、挫裂伤、刺伤、切伤、火器伤。

【诊断与鉴别诊断】

1. 局限性疼痛,深呼吸、咳嗽时加剧。

2. 闭合性损伤可见胸壁皮肤淤斑、局部血肿。开放性损伤可见胸壁伤口,伤口的类型因致伤物不同而表现各异。擦伤的伤口皮肤表面有擦痕,同时伴有组织液渗出,点状出血;挫裂伤的伤口边缘不整齐,周围组织挫伤较重;刺伤的伤口小而深,有时可见伤口内遗留的致伤物;切伤的伤口多呈直线状,边缘整齐,周围组织损伤较轻,出血较多;火器伤的伤口周围组织损伤较大,污染较重,致伤物可遗留在胸壁组织内。

3. 其他:如合并胸廓骨折、胸膜和胸内脏器的损伤,则有相应的症状和体征。

如有胸部创伤史,胸壁有淤斑、血肿或伤

口，诊断即可确定。但要仔细判断受伤范围，实际损伤常较胸壁表面所显示的严重。

【治疗】

1. 闭合性胸壁损伤

轻度挫伤可不必治疗，重者可采取对症治疗：

(1)口服止痛剂。

(2)中药或中成药活血化淤。

(3)处理合并症，如胸壁血肿可行穿刺抽出积血或切开引流。

(4)适量应用抗生素防治感染。

2. 开放性胸壁损伤

(1)处理伤口：伤口周围以碘复或 75%乙醇溶液消毒，创面用 3%过氧化氢溶液和无菌生理盐水棉球擦拭、反复冲洗，再用碘伏或新洁尔灭浸泡。伤口内异物和无生机的组织应全部清除，伤口污染不重时可做一期缝合，否则延期缝合。胸壁皮擦伤则在伤面清洗后，涂以碘伏或敷以凡士林纱布。

(2)口服或肌内注射止痛剂。

(3)除胸壁皮肤擦伤外，均应注射破伤风抗毒血清。

(4)适量应用抗生素。

3. 穿透性胸壁损伤

立即封闭伤口，可用凡士林纱布包扎5～6 层，在病人深呼气末时封闭伤口，再用棉垫覆盖，加压包扎，待病情稳定后，进行清创缝合和胸腔闭式引流。如胸壁伤口较大，应在全麻下行清创术，并修补胸壁缺损，术后放置胸腔闭式引流。

第五节　气　胸

【概述】

胸部损伤时，空气经胸部伤口、肺、气管和食管破裂口进入和积存在的胸膜腔中，造成正常负压消失，称为气胸。气胸可分为闭合性、开放性和张力性 3 类。根据胸膜腔积气量及肺萎陷程度可分为小量、中量和大量气胸。小量气胸指肺萎陷在 30%以下，中量气胸肺萎陷在 30%～50%，而大量气胸肺萎陷在 50%以上。

【临床特点】

1. 闭合性气胸(closed pneumothorax)

闭合性气胸多见于胸部钝伤，肋骨骨折端刺伤肺组织，或者胸壁穿透性损伤，伤口很小，空气进入胸膜腔后伤口闭合，气体不再增加。闭合性气胸的胸内压仍低于大气压，胸膜腔积气量决定伤侧肺萎陷的程度。临床表现取决胸膜腔内积气的量与速度，小量气胸病人可无症状或仅有轻度气短，中量和大量气胸呈现胸痛、胸闷和呼吸短促，重者可有明显的呼吸困难。

2. 开放性气胸(open pneumothorax)(吮吸性胸部创口)

枪弹、爆炸伤造成胸壁缺损，胸膜腔和外界沟通，伤侧肺即刻完全萎陷，纵隔推移至对侧，压迫健侧肺，通气不足，塌陷肺泡区域的血液不能氧合，肺动、静脉分流增加，引起全身缺氧及二氧化碳蓄积。吸气时伤侧肺内部分吸入健侧肺内，呼气时健侧肺部残气不能全部排出。空气出入量与胸壁伤口大小有密切关系，伤口大于气管口径时，空气出入量多，胸内压几乎等于大气压，伤侧肺将完全萎陷，丧失呼吸功能。伤侧胸内压显著高于健侧，纵隔向健侧移位，进一步使健侧肺扩张受限。呼、吸气时，两侧胸膜腔压力不均衡出现周期性变化，使纵隔在吸气时移向健侧，呼气时移向伤侧，称为纵隔扑动，影响回心血量及循环障碍。

3. 张力性气胸(tension pneumothorax)

因肺、支气管、胸壁损伤创口呈单通道活瓣膜作用，吸气时空气进入胸膜腔，呼气时活瓣关闭，造成空气只进不出现象，胸膜腔内压力逐渐增高。张力性气胸可见于人工呼吸机正压通气时及损伤的肋骨断端刺破肺时。急剧增高的胸内压力压迫患侧肺，推移纵隔，健侧肺也受压。气体交换严重受限，静脉回流受阻，心排血量下降，组织缺氧。病人伤侧胸廓饱满，多伴皮下气肿、严重呼吸困难、发绀和休克。

【诊断】

1. 胸外伤时，闭合性气胸病人一般经胸部X片可确认。

2. 开放性气胸有明显的吮吸性胸部伤口时，气体通过创口发出有特征的声音，诊断并不困难。

3. 张力性气胸病人表现为严重或极度呼吸困难、烦躁、意识障碍、呼吸窘迫、发绀、大汗淋漓，气管明显健侧移位，颈静脉怒张，多有皮下气肿。在锁骨中线第2肋间刺入带注射器的粗针头，若针筒芯被空气顶出即可诊断，不少病人有脉细快、血压下降等循环障碍表现。

4. 创伤性气胸根据肺受压的程度不一，可发现患侧胸部饱满，呼吸运动减弱，叩诊鼓音，气管移向健侧，呼吸音减低或消失。

5. 病情允许应摄X线胸片，以了解气胸程度，排除血胸和胸内异物，作为治疗的参考。

6. 必要时可做CT、MRI等检查。

【鉴别诊断】

自发性气胸有时酷似其他心、肺疾患，应予鉴别。

1. 支气管哮喘和阻塞性肺气肿

有气急和呼吸困难，体征亦与自发性气胸相似，但肺气肿呼吸困难是长期缓慢加重的，支气管哮喘病人有多年哮喘反复发作史。当哮喘和肺气肿病人呼吸困难突然加重且有胸痛，应考虑并发气胸的可能，X线检查可以做出鉴别。

2. 急性心肌梗死

急性心肌梗死病人亦有急起胸痛、胸闷，甚至呼吸困难、休克等临床表现，但常有高血压、动脉粥样硬化、冠心病史。体征、心电图、超声心动图和X线胸透有助于诊断。

3. 肺栓塞

有胸痛、呼吸困难和发绀等酷似自发性气胸的临床表现，但病人往往有咯血和低热，并常有下肢或盆腔栓塞性静脉炎、骨折、严重心脏病、心房纤颤等病史，或发生在长期卧床的老年病人。体检和X线检查有助于鉴别。

4. 肺大疱

位于肺周边部位的肺大疱有时在X线下被误为气胸。肺大疱可因先天发育形成，肺大疱也可因支气管内活瓣阻塞而形成张力性囊腔或巨型空腔，起病缓慢，气急不剧烈，从不同角度做胸部透视，可见肺大疱或支气管源囊肿为圆形或卵圆形透光区，在大疱的边缘看不到发线状气胸线，疱内有细小的条纹理，为肺小叶或血管的残遗物。肺大疱向周围膨胀，将肺压向肺尖区、肋膈角和心膈角，而气胸则呈胸外侧的透光带，其中无肺纹可见。肺大疱内压力与大气压相仿，抽气后，大疱容积无显著改变。CT检查有助于鉴别诊断。

5. 自发性气胸

胸膜腔由胸膜壁层和脏层构成，是不含空气的密闭的潜在性腔隙，任何原因使胸膜破损，空气进入胸膜腔，称为气胸。最常见的气胸是因肺部疾病使肺组织和脏层胸膜破裂，或者靠近肺表面的肺大疱、细小气肺泡自行破裂，肺和支气管内空气逸入胸膜腔，称为自发性气胸。

6. 其他

如消化性溃疡穿孔、膈疝、胸膜炎和肺癌等，有时应鉴别因急起的胸痛、上腹痛和气急等。

【治疗】

1. 闭合性气胸

(1)发生气胸时间较长且积气量少(＜20％)的病人，病人自觉症状不明显，可先不予特殊处理，观察治疗，待其自行吸收，胸腔内的积气一般可在1～2周内自行吸收。

(2)中等量以上者，尽早置入胸腔闭式引流管，使肺尽快复张，减少并发症。针刺抽气的成功率约53％，闭式胸腔引流术有效率97％。插管部位选择腋前线第4、第5肋间，有利于引流和肺复张。置管后48小时，无气泡溢出，X线胸片证实患肺膨胀良好，可拔出胸管。

(3)连枷胸并发少量气胸，使用人工呼吸机辅助前应预防性置胸管，防止正压呼吸加重气胸或形成张力性气胸。

2. 开放性气胸

(1)应快速闭合胸壁缺损，恢复胸膜腔负压，使其变为闭合性气胸，赢得挽救生命的时间。使用无菌凡士林纱布包扎5～6层，大小超过伤口边缘4cm以上，在病人用力呼气末覆盖伤口，再用棉垫敷料，加压包扎。暂时阻止开放性气胸的发展，应尽早进行清创缝合，或胸壁缺损修补。

(2)术后腋中线第5、第6肋间隙置胸腔闭式引流管，接水封瓶，负压吸引，并给予抗生素，鼓励病人咳嗽排痰，预防感染，如疑有胸腔内脏器损伤或进行性出血，则需开胸探查。

3. 张力性气胸

(1)应立即排气减压，情况紧急，可在锁骨中线第2肋间插入粗针头排气。若病人有穿透性伤口，可用戴手套的手指或钳子深入创口，扩大以减压。这些措施使张力性气胸变为开放性气胸，病情稍加改善后，第5、第6肋间隙腋中线置胸腔闭式引流管，负压吸引。

(2)如果病情已经发展到呼吸衰竭，置胸管后应当使用气管插管，人工呼吸机辅肋和给氧。张力性气胸合并支管破裂者，胸腔引流瓶内大量气泡，患侧肺不张，需急诊开胸修补。

4. 闭式胸腔引流术的适应证

(1)中大量气胸，开放性气胸，张力性气胸。

(2)胸腔穿刺术治疗下气体增加者。

(3)需使用机械通气或人工通气的气胸或血胸者。

(4)拔出胸腔引流管后气胸或血胸复发者。

5. 闭式胸腔引流术的方式

气胸一般在胸壁锁骨中线第2肋间置入胸管，而血胸则选在腋中线或腋后线第6肋或第7肋间。常规消毒铺巾后，局部全层浸润麻醉所需切开的胸壁，切开皮肤，钝性分离肌层，经肋骨上缘置入32F胸腔引流管。引流管的侧孔应深入胸腔内2～3cm，外接闭式引流装置。术后经常挤压引流管以保持管腔通畅，并记录每小时或24小时引流液量。

第六节　皮下气肿

【概述】

胸部闭合性损伤和开放性损伤常伴有皮下积气,空气通过受损部位进入皮下组织通常有 3 种途径:

1. 气胸同时伴有壁层胸膜受损时,胸腔内空气即可通过受损部位进入胸壁皮下组织。

2. 气管、支气管或食管破裂时,空气可直接从破裂口进入纵隔,再经胸骨上凹扩散至颈、面和胸部皮下组织。

3. 空气直接通过胸壁体表伤口进入皮下组织。

【病因】

一般继发于胸骨或肋骨骨折伴气胸,尤其多见于多根、多处肋骨骨折伴张力性气胸病人。也可并发于气管、支气管、肺及食管损伤。偶继发于内镜检查损伤。

【临床特点】

1. 一般皮下气肿病人无自觉症状,仅对病人的影响是睁眼困难。纵隔气肿病人常诉胸闷或胸骨后疼痛,也可出现声音嘶哑。

2. 皮下组织肿胀,触之有海绵样感觉和捻发音或握雪感。如果闻及粗糙的嘎吱音,伴随心跳同时出现,为纵隔气肿时所见。严重的纵隔气肿可影响静脉回流,出现颈静脉扩张、心动过速、呼吸困难,甚至心力衰竭的表现。

3. X 线检查:可见胸壁和(或)颈部软组织有透光的不规则斑点阴影。如果显示心脏左缘双重阴影,为纵隔大量积气的特征表现。

【诊断】

1. 胸部损伤后胸壁皮肤肿胀,用手指轻压若触到海绵感觉和捻发音,表明有皮下气肿,一般不易漏诊或误诊。

2. 仔细的临床观察有利于弄清气肿的来源。气肿如果首先表现在颈部,则应考虑其来源可能为纵隔气肿。在胸壁首先出现气肿的部位往往是肋骨骨折的部位。

3. X 线检查:有助于进一步查清气肿的来源。

【鉴别诊断】

1. 颈部气囊破裂,可见颈部汗毛逆立,轻者气肿局限于颈的基部,重者可延伸到颈的上部,并且在口腔的舌系带下部出现臌气泡。

2. 若腹部气囊破裂或由颈部延到胸腹部皮下,则胸腹围增大,确诊时胸腹壁紧张,叩诊呈鼓音。如不及时治疗,气肿继续增大。

3. 病人表现精神沉郁,呆立,呼吸困难。

【治疗】

1. 应及时控制气体的来源,包括气胸的引流,手术治疗气管、支气管、肺或食管的损伤等。如果及时去除了这些引起气肿的原因,一般皮下气肿往往可以在几天之内自行吸收。

2. 一旦纵隔内压力明显增高,出现呼吸困难症状和颈部静脉淤血表现,则应及时做纵隔切开引流术。手术在局麻下进行,做胸骨切迹上缘的颈部横切口,分离肌肉、筋膜、暴露气管前壁,用示指紧贴气管壁向下做钝性分离,直至主动脉弓平面,然后放置一根粗而不易塌陷、末端管旁多孔的引流管,最后疏松缝合颈部皮肤切口。

第七节　胸内异物

【概述】

胸部穿透伤遗留在胸内的异物,例如金属碎片或子弹头等,在成功地完成各种急救措施、病情稳定后,若要预防性除去,则愈早进行愈好。

【诊断与鉴别诊断】

1. 有胸内的异物创伤史。

2. X线检查可确诊。

3. 临床表现主要是胸痛、呼吸困难、失血性休克等胸部外伤表现。

【治疗】

1. 影响是否摘取异物的决定因素是异物的性质、大小、形态和位置,及其由于它穿透胸膜腔引起的污染程度。一般认为,靠近气管、主支气管、肺门、心脏或大血管的锐性异物应当除去。也有人考虑早期除去>2.5cm、形态尖锐或合并有严重污染的异物。

2. 有些病例的胸内异物本身并不构成手术适应证,只在为其他损伤开胸并方便时,可将其摘除。除心、血管内的异物外,肺或胸膜腔内的异物,可不必急于手术,直至它们引起症状。

3. 胸内异物的伤员在后期并发感染,发生感染者<5%。主要还是并发感染,应予以抗感染治疗。

目前认为,无论战伤或非战伤所造成的胸内异物,如有条件,应尽早手术清除。

【并发症】

胸内异物主要并发症是胸内感染。在第二次世界大战中502例芬兰的严重伤员中,发现有胸内异物的伤员只有20%后来出现并发症,在104例后期产生症状者中,39例为慢性支气管炎,31例为肺脓肿,24例为脓胸,5例为支气管扩张症,5例为支气管胸膜瘘。

第八节　肺损伤

【概述】

直到第二次世界大战末,在吸取治疗“湿肺”的经验后,肺实质损伤才被重视。近20年来,钝性胸部损伤病人已不断增加。肺脏对穿透性损伤(除高速投射物外)相对容易耐受,肺实质有很好的修复能力,除非肺门结构受损,一般肺组织的漏气和出血很快会停止,周围部分的实质损伤很少需要切除。另外,钝性肺损伤虽然造成较小程度的局部损伤,但由于多发性损伤的总面积加大和继发反应性改变,它能导致较严重甚至危及生命的并发症。

【诊断】

肺损伤有各种表现,临床分型是人为的,因为它们经常合并出现。此外,除肺爆震伤外,非穿透性损伤引起的肺实质损伤,经常合并有胸内脏器的损伤。

1. 局部肺挫伤

这是肺损伤中最常见的类型,由于从破裂血管流出的血液充满肺泡及其周围的肺间质,临床表现为咯血和气短。它只是一个孤立的损伤,并无重要的临床意义。即使血液流入支气管内,导致远段肺组织实变,如无重大的肺实质破裂,血块很快被吸收,使肺复张。

2. 肺实质撕裂

肺实质撕裂使血管和支气管破裂,如与胸膜腔相通,可引起血胸、气胸或血气胸。血气胸在穿透性损伤时最常见,而钝性损伤所造成的肺实质撕裂多位于深部,所产生的淤血和气体分别积聚在某处,不是形成血肿就是气胸。

3. 肺血肿

与肺挫伤后因支气管被血液堵塞并发的肺实变不同,肺血肿是由于肺实质撕裂所产生的淤血积聚形成,是钝性胸部损伤较常见的并发症。临床表现为胸痛、中度咯血、低热和呼吸困难,通常持续1周后逐渐缓解,肺血肿在初期的X线胸片上,其阴影的轮廓模糊,几天后由于其周围积血被吸收,轮廓逐渐分明,通常位于大叶后段,直径2～5cm不等。肺血肿所处的特殊地位,使人认为钝性损伤引起的肺血肿,是由于反作用力机制,在肺实质深部产生剪切力造成。如无伤前X线胸片对比,小的肺血肿难以与肺原有的球形病灶相鉴别,此问题有待此病灶阴影是否很快消失后才能解决。假如3周内阴影还不吸收,应考虑切除活检,以明确诊断。

4. 创伤性肺气腔

肺气腔较罕见。胸部损伤如只撕破一根小的细支气管,而无细血管损伤,则空气积存在实质深部,形成一个气腔,一般无继发感染,1周内自行消退。偶尔如有一较粗的支气管破裂,形成一个大气腔,则难以消退,需手术缝扎支气管的残端,控制气体的来源,使气腔萎陷,解除对周围肺组织的挤压。

【鉴别诊断】

1. 急性呼吸窘迫综合征(ARDS),在创伤、休克或大手术后1～3天突发呼吸窘迫,常发生在ARDS起病后1～2天内,呼吸频率可达每分钟30～50次。重症病人呼吸频率每分钟可达60次以上。随着呼吸增快、呼吸困难症状的发展,缺氧症状也愈明显,病人表现烦躁不安、心率增速、唇及指甲发绀,吸气时锁骨上窝及胸骨上窝下陷。部分病人胸部听诊可闻及干性啰音或湿性啰音。在疾病后期,多伴有肺部感染,表现为发热、畏寒等症状。

2. 临床症状出现后12～24小时才出现胸部X线异常。X线胸片仍可呈阴性,或仅有边缘略显模糊的纹理增多;当肺间质水肿、肺泡水肿、肺出血比较明显时,双肺野可见边缘模糊的斑片状阴影。随着肺实变、肺泡壁增厚、肺泡内透明膜形成,X线胸片显示浸润性阴影扩大,融合为大片阴影。

3. ARDS后期,X线胸片表现为两肺弥漫性阴影,或形成小脓肿,有的伴气胸或纵隔气肿。CT片显示有斑点样浸润。

【治疗】

1. 局限性肺挫伤、肺血肿和创伤性肺气腔的病人

如有呼吸困难,在诊查病人时,应用鼻导管或面罩给予100%浓度的氧吸入,同时给予镇痛剂以减轻胸痛,有利于呼吸。经X线胸片证实诊断后,收住院进一步诊治,为预防肺挫伤后并发炎症,应给予抗生素治疗1周左右。严密观察病情变化,重复X线胸片,观察肺部阴影的变化,血肿和气腔阴影有无吸收或是否出现弥漫性绒毛状阴影,预示有发展为呼吸窘迫综合征的可能。

2. 对肺实质撕裂伤的并发症(血胸、气胸或血气胸)做相应的处理

漏气严重或大量出血,经各种措施无反应,生命体征不稳且逐渐恶化的病例,应立即做开胸探查,缝扎漏气的支气管和出血的血管,然后缝合撕裂的肺组织,尽可能保留肺组织,对广泛撕裂破碎的肺组织,只做局部切除。术毕置胸腔闭式引流,继续观察。

3. 呼吸治疗

肺组织对其各种损伤的反应都相同,其结果是吸收康复,并发感染或是实变,最终造成肺间质纤维性变。肺损伤如治疗不当,引起呼吸衰竭,导致低氧血症及呼吸性碱中毒,继而发展为组织缺氧和代谢性酸中毒,严重者致死。

为预防低氧血症,提高血的氧合,呼吸治疗是一个有效的方法。一系列动脉血氧分析和每天X线胸片所提供的资料,结合临床症状和体征的变化,可以决定开始和停止使用呼吸治疗。

近20多年临床经验说明,正压机械通气对严重肺损伤的病例是首选的治疗方法。其使用适应证:

(1)住院时X线胸片已显示多处大片浸润阴影。

(2)肺挫伤合并5根以上肋骨骨折或严重的连枷胸。

(3)肺挫伤合并其他器官的损伤需在全麻下手术。

(4)肺挫伤合并低氧血症。血气分析 $PaO_2 < 8.0kPa$, $PaCO_2 > 7.33kPa$, $pH < 7.25$ 时。

(5)为治疗其他损伤,需大量静脉输液。

(6)肺损伤前已有肺气肿或支气管哮喘的病例。

(7)系列X线胸片示肺部浸润性阴影进行性加重。

(8)肺损伤后,无其他原因,很快就发生呼吸衰竭。

目前,多选用定容型呼吸机为肺损伤病人做机械通气。这类病人的肺部顺应性下降和气管阻力增加,但定容型呼吸机释出的潮气量不会降低。为大多数肺损伤合并呼吸功能不足的病人,给予潮气量10~15ml/kg和呼吸频率12~14次/min,而肺实变的病例也许需要增加每分通气量。合并低碳酸血症和碱中毒的病例,应在病人气管与呼吸机的活瓣之间连接一根40~120cm的导管,以增大无效腔。氧浓度控制在40%以下。

大多数人建议采用间歇强制通气(IMI)+呼吸末期正压(PEEP)的机械通气方式,病人可自主呼吸,平均气管压力较低,故对心排血量的影响较小。IMI允许病人不受任何阻力影响,自主呼吸由呼吸机提供相同温度、湿度和氧浓度的气体,呼吸机每隔一定时间给予1次正压通气,正压通气也不受自主呼吸的影响,理论上可使气体均匀地分布到整个肺区。IMI可避免过度通气所致的呼吸性碱中毒,理论上病人能自行调整 $PaCO_2$。此外,可缩短使用呼吸机的时间。使用IMI方式通气时,由于病人与呼吸机不发生拮抗,无需使用或少用镇静、麻醉或肌肉松弛剂。使用PEEP 0.49~0.98kPa(5~10cmH_2O),可以打开更多的肺泡参加呼吸,以获得更好的通气/灌注比率。

4. 增加吸入延搁时间

另一个有用的技术是增加吸入延搁时间

(inspiratory pause time),使吸气峰压维持0.5～1.5s,以便有额外的时间使肺泡充实和较有效的将吸入的空气分布到肺组织内。在正常人,PEEP和这些措施可影响静脉回流到心脏,但在肺损伤后已有不同程度实变的病例,这个问题不大,因为顺应性下降的肺会消耗掉这些高压,不会导致胸膜腔内压增高。实际上,这些有害于血流动力学的影响如果出现在这样的病人身上,可能是血容量真的不足,应该及时扩容治疗,而不应为此而停止呼吸治疗。其他原因由于呼吸衰竭,右心室后负荷增加导致右心室超负荷,使室间隔左移,缩小左心室容量,使心搏量减少。对这种情况的治疗,最好使用强心药,如多己酚丁胺或异丙肾上腺素,也不应停止呼吸治疗。因此,对损伤病人使用正压机械通气的过程中,更应密切观察,善于分析判断各种变化,及时采取相应措施,而不是一旦出现问题,就停止呼吸治疗。

第九节　肺爆震伤

【概述】

冲击波本身直接作用于人体所造成的损伤称为爆震伤。同时,冲击波的动压(高速气流冲击力)将人体抛掷和撞击以及作用于其他物体后再对人体造成间接损伤。冲击波的高温可引起体表或呼吸道烧伤。冲击波可使人体所有组织器官损伤,其中含气器官尤易损伤。组织器官损伤的程度取决于压力峰值的大小、正压作用时间长短以及压力上升速度快慢。

在理论上,冲击伤既包括冲击波的超压-负压引起的直接损伤即爆震伤,还包括动压引起的损伤和烧伤,但在临床上,冲击伤与爆震伤常混为一谈。

肺是冲击波作用的“靶器官”,较之其他脏器损伤机会多,程度重,且有其不同的特点。肺爆震伤的主要病理改变是肺泡破裂和肺泡内出血,其次是肺水肿和气肿,有时伴肺破裂。肺出血可由斑点状至弥漫性不等,重者可见相当于肋间隙下的相互平行条状的肺实质出血。肺实质内血管破裂可形成血肿,甚至可出现血凝块堵塞气管而迅速致死。肺水肿轻者为间质性或肺泡腔内含有少量积液,重者可见大量的水肿液溢至支气管以至气管内,常混有血液,呈血性泡沫液。肺出血和水肿可致肺不张。肺气肿可为间质性或肺泡性,重者在胸膜下出现含有血和气的肺大疱,发生肺破裂时可引起血胸或血气胸。

肺爆震伤的受伤机制是,爆炸产生的高压气浪冲击胸部使胸壁撞击肺组织,紧随高压后的负压波使肺脏碰撞胸壁而产生肺挫伤,肺毛细血管出血,小支气管和肺泡破裂,肺组织广泛性渗出、肺水肿,严重者可有血气胸,危及生命。因此,伤后病人迅速出现呼吸困难和低氧血症,火药爆炸等原因所致的肺爆震伤多数复合重度烧伤、骨折等,构成严重的复合伤。

发生爆炸时产生的巨大气流(即冲击波)冲击伤员的胸部、胸壁,撞击肺组织,因反作用原理,冲击波过后,肺脏再回撞胸壁,这两次加压和减压的损伤,引起肺实质毛细血管的破裂出血,与肋骨相对应的肺表面尤为明显。由于小支气管和肺泡也受影响,破裂后与血管相通,使肺泡为血和组织液充满,失去通气及弥散功能,严重缺氧;气体也可进入肺静脉，引起全身性空气栓塞，有些病例常因冠状动脉和脑血管气栓立即致死。

【临床特点】

1. 冲击伤的临床特点

(1)多处损伤，常为多发伤或复合伤，伤情复杂。

(2)外轻内重，体表可完好无损，但有明显的症状和严重内脏损伤。

(3)迅速发展，多在伤后 6 小时内也可在伤后 1～2 天内发展到高峰，一旦机体代偿功能失调，伤情可急转直下，难以救治。

2. 肺爆震伤的临床表现

因伤情轻重不同而有所差异。轻者仅有短暂的胸痛、胸闷或憋气感。稍重者伤后1～3 天内出现咳嗽、咯血或血丝痰，少数有呼吸困难，听诊可闻及变化不定的散在性湿啰音或捻发音。严重者可出现明显的呼吸困难、发绀、血性泡沫痰等，常伴休克。此外，常伴有其他脏器损伤的表现。血气检查可出现轻重不等的异常结果。

根据爆炸伤史、临床表现和 X 线检查，肺爆震伤容易确诊，但应注意其外轻内重、迅速发展和常有合并伤的特点，慎勿误诊和漏诊。

3. 在急诊检查病人时，胸壁或面额部均未发现外伤，但病人多处于昏睡状态，少言语不愿答话，呼吸极度困难，吐白沫痰，多数病人有咯血。

4. 由于肺循环严重损坏，并发右心衰竭或因冠状动脉气栓并发急性心肌梗死，引起严重的心律紊乱和低血压。

5. 爆炸的冲击波也可造成脑和脊髓挫伤。脑血管气栓、呼吸循环衰竭都造成脑缺血而引起昏迷。冲击波也可击破鼓膜和引起胃肠道出血。

【诊断】

1. 体征

有暴露于爆炸地点的病史，根据查体发现有上述各种症状和体征，应高度怀疑肺爆震伤。

2. 影像学检查

病情允许做卧位 X 线胸片，即可发现全肺均有广泛的、不透明的斑点状阴影；胸部 CT 检查表现为密度增高的云絮状阴影，提示肺泡及肺间质出血。

3. 实验室检查

血红蛋白和红细胞因肺及胃肠道广泛出血而降低，血气分析显示严重缺氧和酸中毒，心肌酶谱增高，即可证实诊断。

4. 其他检查

心电图检查可发现房性或室性心律失常和心肌缺血。

【鉴别诊断】

应注意其外轻内重、迅速发展和常有合并伤的特点，慎勿误诊和漏诊。

1. 肺爆震伤的主要病理改变是肺泡破裂和肺泡内出血，其次是肺水肿和气肿，有时伴肺破裂。肺出血可由斑点状至弥漫性不等，重者可见相当于肋间隙下的相互平行条状的肺实质出血。肺实质内血管破裂可形成血肿，甚至可出现血凝块堵塞气管而迅速致死。肺水肿轻者为间质性或肺泡腔内含有少量积液，重者可见大量的水肿液溢至支气管以至气管内，常混有血液，呈血性泡沫液。肺出血和水肿可致肺不张。

2. 肺气肿可为间质性或肺泡性，重者在胸膜下出现含有血和气的肺大疱，发生肺破裂时可引起血胸或血气胸。

【治疗】

1. 对肺爆震伤病人应给予特别护理，进行呼吸、血压、脉搏及血气的监测，安置鼻导管或面罩给予100%浓度的氧吸入，清洁并吸引口鼻腔及咽部的分泌物，以保持呼吸道通畅，插入鼻胃管以观察胃肠道出血情况，严格控制输液量以减轻肺水肿，尽可能安置中心静脉导管，持续进行中心静脉压监测，以便调整输入液量及其速度。

2. 为预防肺部感染，在急诊室即开始静脉给予抗生素。

3. 有人认为，肺爆震伤病人的小支气管和肺泡因破裂与肺小血管沟通，禁忌做人工辅助呼吸，否则可能引起严重的全身性气栓。

4. 疑有痰痂阻塞气道时应立即进行纤维支气管镜检查，去除痰痂并做冲洗。对呼吸道内的出血点给予电凝止血，呼吸困难不见改善，低氧血症持续的病人应用呼吸机辅助呼吸，以高频通气或呼吸末正压通气模式辅助呼吸，尽量使 $PaO_2 > 80mmHg$，$SaO_2 > 90\%$，给予超声雾化吸入湿化气道，促进痰液排出，去除异物刺激，减少各种炎性介质的作用。呼吸机的使用应遵循“早上机、早撤机、个性化”的原则。

5. 短期应用肾上腺皮质激素，可降低毛细血管通透性，改善病情。

6. 病人应收住ICU病房，在有条件时应送入高压氧舱进行治疗。

【预防】

在发现爆炸前，如来不及躲避，应立即就地或在附近凹地处卧倒，足向爆炸点。这样，处在扇形冲击波以外的死角区，可减轻或免遭冲击波的损伤。

本病的预防最主要是要积极地预防各种并发症的发生。如对于烧伤的病人，积极控制感染，防止肺部感染的发生。对需要上肺呼吸机的病人，应遵循呼吸机“早上机、早撤机、个性化”的原则。且应争取早日脱机，避免呼吸机依赖。对怀疑有呼吸道阻塞危险的病人，可提早进行气管切开。

第十节　急性呼吸窘迫综合征

【概述】

急性呼吸窘迫综合征（ARDS, acute respiratory distress syndrome），此综合征曾被称为挫伤性肺炎或“创伤性湿肺”。综合征的实质是病人在胸部损伤后，在支气管和肺泡内积聚大量的血液、血浆、水肿液、漏出液和支气管分泌物的混杂液体，而病人无能力将其咳出，加以伤后释出多种细胞因子使肺泡膜与内皮损伤，导致肺间质水肿等因素，引起严重缺氧。此综合征也可继发于脑、腹部、四肢等创伤。

现在认为，ARDS是严重感染、创伤、休克等肺内外袭击后，出现的以肺泡毛细血管损伤为主要表现的临床综合征，属于急性肺损伤（ALI, acute lung injury）是严重阶段或类型。其临床特征呼吸频速和窘迫，进行性低氧血症，X线呈现弥漫性肺泡浸润。本征与婴儿呼吸窘迫综合征颇为相似，但其病因和发病机制不尽相同，为示区别，1972年Ashbauth提出成人呼吸窘迫综合征的命名。现在注意到本征亦发生于儿童，故欧美学者协同讨论达成共识，以急性（acute）代替成人（adult），称为急性呼吸窘迫综合征，缩写仍是 ARDS。

临床主要表现为极度呼吸困难、青紫、心率增速，X 线透视肺部呈弥漫性浸润阴影。病情危重，需要积极抢救。

【发病机制】

肺挫伤后，呼吸运动加快，支气管肺泡被血液堵塞，淤血也引起支气管反射性痉挛，肺泡细胞缺氧，组织通透性增加，甚至血浆也大量渗入肺泡内。近来的研究揭示，创伤引起的各种作用于血管的活性物质和细胞毒素，流经肺循环时损伤肺毛细血管内皮细胞，使肺毛细血管的通透性增加，肺泡间质水肿，进入肺泡内的血浆蛋白质形成透明膜，失去气体交换的能力，实为微型肺不张，严重缺氧。

病人不能从呼吸道排出这些液体的原因主要是无力咳嗽。创伤后未被控制的胸痛、膈肌升高、连枷胸引起的反常呼吸运动和中枢神经系统被抑制都是干扰有效咳嗽的因素。

遭受严重的钝性胸部创伤后，某些病人只引起局部肺挫伤，而另一些病人则为弥漫性肺挫伤。继之，发展为呼吸窘迫综合征，其原因尚不清楚。当然，创伤的严重程度是一个明显的因素，创伤后大量输血补液可能是另一个重要因素。当遭受高速、低重量的钝性创伤时，如果声门关闭或气管有梗阻，则加重肺挫伤的程度，这个原理得到动物实验的征实。肺组织对各种类型损伤的反应都是相同的形式，最终发展为实变。经实变区的血未经氧合形成分流入肺静脉系，未经气体交换引起的低氧血症，肺部应性降低因过度通气(创伤后呼吸加快)引起的低碳酸血症，构成呼吸窘迫综合征的主要病理生理异常。

【诊断】

1. 分期

典型的成人呼吸窘迫综合征常呈现阶段性。

第一期：为创伤复苏阶段，呼吸系统症状不明显，或仅有创伤后的反应性呼吸增快。

第二期：逐渐出现呼吸急促、胸闷、青紫。但体格检查和 X 线肺部检查，没有异常。及时治疗，可望迅速恢复。

第三期：表现为进行性呼吸窘迫和青紫，即使吸入高浓度氧气也不能纠正。

第四期：为通气衰竭，有严重缺氧和二氧化碳潴留，合并酸中毒，最终导致心脏停搏。

2. 临床主要表现

(1)呼吸急促而困难，缺氧症状明显，发绀，周围循环衰竭，四肢冰冷，吸氧无效。实验室检查：严重低氧血症，开始为低碳酸血症，随后发生酸中毒。

(2)胸部体征常不如症状明显，呼吸音增强，可听到少量湿性啰音及哮鸣音。胸部 X 线检查在早期只发现肺纹理增多，不久则出现双肺弥漫性浸润性阴影，正常肺组织所剩无几。

(3)胸部损伤后，病人通常出现无效的干咳，很快发展为进行性呼吸困难，呼吸深快，呼吸频率增速，可达 30～50 次/分。在急诊接待这种病人时，应高度怀疑为呼吸窘迫综合征，尽可能请呼吸内科医师一起检查和处理。体检发现双肺有分散、细小的湿啰音，咳嗽后不能完全消失，局部有喘鸣音。

上述体征与合并有支气管痉挛的肺水肿体征相似，但其程度和分布范围较初期 X 线胸片上所见还要严重。

3. 影像学检查

尽管病人可能在外院已做 X 线胸片，到急诊室后必须重复做直立位 X 线胸片。在初期少数绒毛状不透明的阴影，很快变成真正的“暴风雪”，只有很小部分有功能的肺组织。通常这些表现，首先出现在受冲击一侧。根据上述资料即可做出初步诊断。

【鉴别诊断】

1. 各医院对呼吸窘迫综合征的诊断标准虽不尽相同，但目前国内对具备下列资料者均认为应该确诊：

(1)呼吸多于35次/分。

(2)呼吸空气时 $PaO_2 \leqslant 8.0kPa$ (60mmHg)，或 $PaO_2/FiO_2 \leqslant 300$ (PaO_2 以 mmHg 计算)。

(3)X线胸片示双肺弥漫性浸润性阴影。

(4)静态肺顺应性 $\leqslant 50ml/cmH_2O$；Q_t/Q_T(分流率) $\geqslant 20\%$；$PCWP \leqslant 2.13kPa$ (16mmHg)。

2. 由于创伤性湿肺的严重程度和范围大小不同，临床表现有很大的差异。轻者仅有胸痛、胸闷、气促、咳嗽和血痰等，听诊有散在啰音。X线胸片上有斑片状阴影(常报告为创伤性湿肺)、1～2天即可完全吸收。血气可正常。有人称之为肺震荡。严重者则有明显呼吸困难、发绀、血性泡沫痰、心动过速和血压下降等。听诊有广泛啰音、呼吸音减弱至消失或管型呼吸音。

3. 动脉血气分析有低血氧症在胸片尚未能显示之前具有参考价值。

4. X线胸片是诊断创伤性湿肺的重要手段。其改变约70%病例在伤后1小时内出现，30%病例可延迟到伤后4～6小时，范围可由小的局限区域到一侧或双侧，程度可由斑点状浸润、弥漫性或局部斑点融合浸润、以致弥漫性单肺或双肺大片浸润或实变阴影。经治疗后一般在伤后2～3天开始吸收，完全吸收需2～3周以上。

近年来，通过系列CT检查，对肺挫伤提出新的病理观点，X线平片上所显示的挫伤表现在CT片上是肺实质裂伤和围绕裂伤周围的一片肺泡积血而无肺间质损伤。

【治疗】

加强支持治疗，尽力维持氧合功能和足够的心排血量，以保持重要器官的功能。

1. 促使病人咳嗽和排痰

应将病人放在半坐位，在氧气充足，湿化的床罩内，做肋间神经封闭以控制胸痛，促使病人咳嗽；应考虑做鼻气管吸痰，经支气管镜吸引及气管切开吸痰；采用小剂量氨茶碱对支气管痉挛有效，有心律失常者慎用。

2. 控制静脉输液量

如果诊断之前在急救期间已因过量输液产生超负荷，应静脉给予利尿剂，如呋塞米20～100mg，视病情而定。

由于过量输液，特别是血浆，使渗漏入肺泡和肺间质的液体增加，加重肺水肿，故应严格控制入量，一般输液量控制在1ml/(kg·h)。

3. 药物治疗

在实验性研究创伤后肺实变的各种类型时，发现激素对治疗肺挫伤有效，可能由于它能影响细胞膜的通透性。但近10年来，经过大量临床观察，对大剂量激素治疗持否定态度，认为激素治疗呼吸窘迫综合征并无肯定的疗效。大部分病人并发支气管炎，故建议及早使用抗生素，应根据感染情况调整其类别和用量。有人建议用祛痰药和黏液溶解剂，但其效尚不明显。为改善肺循环及支气管痉挛可用。受体阻滞剂和酚妥拉明5～10mg静脉滴注，为预防因应激性溃疡引起消化道出血，可给予西咪替丁等 H_2 受体拮抗剂。

4. 机械通气

一旦确诊，就要考虑急送重症监护病房或急诊行气管切开术，以吸除痰液，降低呼吸道阻力，减小呼吸死腔和呼吸做功。合理、及时应用机械辅助通气，可降低严重病例的病死率。若间歇正压通气仍不能维持 PaO_2 在

8.0kPa(60mmHg)以上，应使用呼吸末正压通气(PEEP)，根据病情，可给予 0.490～0.981kPa(5～10cmH_2O)的正压。最佳的PEEP，使 Q_s/O_t 降至最小，心排出量最大。这种正压呼吸可以张开狭窄的细支气管和不张的肺泡，吸入更多的氧气进行气体交换。在使用PEEP时要注意观察呼吸道内压力，预防心排血量下降，以减少气压伤和影响回心血量。病情好转停用PEEP时，以逐步降低正压逐渐撤除为宜。

【预后】

呼吸窘迫综合征病人对麻醉和手术的耐受力极差，是进行任何手术的禁忌证。急诊病人，往往由于为肯定诊断花费很长时间，最后终于确诊，但病情已发展到危重阶段，且常因心血管、脑、肾和肝等脏器同时或相继出现功能衰竭而死亡。目前，病死率仍高达50%，病程长的成活病例在后期可能并发肺间质纤维化而致残。

第十一节　气管和支气管损伤

【概述】

胸部穿透伤或严重的钝性创伤均可造成气管或支气管撕裂或离断，交通事故是气管、支气管损伤的主要原因，且逐年上升。国内文献报道其发病率占胸外伤的 0.8%～1.7%，国外报道达 3%～6%。

本病根据致伤原因可分为开放性和闭合性损伤，也有人把开放性锐器伤所致的气管、支气管损伤与闭合性损伤所致的支气管断裂区别开来，因为两者发生支气管断裂的机制不同。前者多见于肺裂伤断面的细支气管损伤或支气管部分损伤；而后者是由于钝性暴力和腹腔压力升高及膈肌升高两者的相反作用力导致支气管断裂。

按损伤部位可分为胸膜腔型(断裂部位与胸膜腔相通)和纵隔内型(断裂口位于纵隔与胸膜腔不相通)，前者临床上多见。左右两侧支气管的受累机会大致相等，气管和主支气管可以完全断裂，两断端间可有长达数厘米的距离，也可部分断裂，两端仍部分连接。

【发病机制】

胸部钝性创伤所引起的气管和支气管损伤的发病机制尚不十分清楚，一般认为主要与胸部钝性创伤所引起的剪切力有关，气管被压于脊椎、声门关闭时呼吸道膨胀，气管和支气管突然垂直伸展等因素可能与此有关。

90%的撕裂口在距隆嵴 2.5cm 以内，典型的撕裂是环形和不完全的、罕见的撕裂是沿气管膜部与软骨环连结线垂直的撕裂。支气管完全离断常见，而气管离断极少见。

【诊断】

1. 类型

气管和主支气管有多种类型的撕裂。临床症状取决于撕裂的位置、大小、支气管血管有否撕破和纵隔胸膜是否完整。这些病人可能有以下一个或多个症状，大咯血、呼吸道梗阻、进行性纵隔或皮下气肿、气胸或张力性气胸，持续漏气或大面积的肺萎陷。另有报道，发现 82 例支气管撕裂的病人中，只有 55 例有气胸，21 例有张力性气胸，约 50%的病例有皮下气肿，而胸部骨结构骨折只在 1/4 病例发现,91%超过 30 岁的病例有骨折,累及上 3 根肋骨。当两断端有组织相连时,胸腔闭式引流可能无明显气泡溢出,但病人出现进行性的肺不张。

2. 临床特点

(1)胸部创伤后的支气管断裂在临床上主要表现为呼吸困难、颈部皮下或纵隔气肿、气胸或张力性气胸、血气胸、发绀。气胸病人在放入胸腔引流管之后,由于吸入气体直接从胸管溢出,反而使呼吸困难加重支气管损伤均合并不同程度的出血。

上述临床症状取决于撕裂的位置、大小、支气管血管有否撕破和纵隔胸膜是否完整,有人建议根据创伤性支气管断裂的损伤部位,将其分为两类即损伤的支气管近端开放于胸膜腔内(Ⅰ型)和近端不与胸膜腔相连(Ⅱ型)。Ⅰ型支气管断裂容易出现气胸、血胸等,而Ⅱ型支气管断裂则以纵隔气肿为主。

(2)当气管或支气管撕裂而纵隔胸膜完整,则产生纵隔和颈部皮下气肿,但纵隔撕破时就会引起气胸,通常表现为张力气胸或持续漏气的气胸。产生张力气胸的原因是由于离呼吸道裂口有一段距离的胸膜被撕破,形成一块活塞似的纵隔胸膜瓣,吸气时覆盖裂口,呼气时被冲开,所幸张力性气胸并不常见。

(3)另一个常见的形式是支气管完全离断,两残端分离相距数厘米(很快就被分泌物封闭),但其周围软组织完整无损。这样,气胸不会出现,也无皮下气肿或纵隔气肿。这些病人早期表现为完全性一侧肺不张,而后期并发支气管狭窄,很少有残肺感染的报道。

【鉴别诊断】

1. 对于存在以下情况者应高度怀疑支气管断裂:

(1)胸腔闭式引流术后肺仍不膨胀。

(2)有纵隔或颈部气肿。

(3)有上胸部肋骨骨折。

(4)伤侧肺被压缩并向心膈角区下垂。胸腔闭式引流有气体持续逸出也应考虑本病。

2. 外伤性支气管断裂容易误诊或延误诊断,对怀疑有此损伤的病人,应加以注意。常见原因有:

(1)病人常合并多脏器,多部位严重创伤,就诊时医生只注意明显的其他脏器损伤,而忽视了症状隐蔽的支气管断裂。

(2)胸腔闭式引流使胸膜腔内减压,断裂的支气管残端未脱入胸膜腔内,在纵隔内回缩,完全分离,周围软组织收缩、粘连,加上近侧端被血凝块、分泌物、纤维素堵塞、填充,使漏气停止,症状缓解,转移了医师的注意力。

(3)部分性断裂与胸膜腔有极小的通道或无通道,迅速被封闭,气道仍能通畅,肺暂时扩张,但后期排痰受阻,表现出"延迟性肺萎陷"或感染形成肺炎、肺脓肿。

3. 支气管撕裂均合并不同程度的出血,当病人来急诊室后,大多数病人的支气管出血已停止或未被咯出,只当大出血时,病人才出现咯血症状。胸部损伤后严重咯血症状不可忽视,即使无气管和支气管断离的其他指征,也应立刻考虑做支气管镜检查。

4. 支气管撕裂后并发大咯血是胸外科急诊最难处理的一个并发症,应送病人到手术室,做好开胸准备,同时做 X 线胸片,如高度怀疑或可确诊,则迅速麻醉开胸,结扎或缝扎止血,一期修补支气管裂口。但不少病例由于做气管镜检或在麻醉诱导和气管插管过程中,由于血液堵塞呼吸道,未能及时排除而致死。因此,诊断性支气管镜检在并发大咯血的病例,必须十分慎重,尽可能不做手术。

5. 对严重胸部钝性创伤的病人,来急诊时即有严重呼吸困难和发绀,查体发现张力性气胸、颈部或胸部严重皮下气肿或一侧肺不张体征。应先处理张力性气胸和气胸，安置胸腔闭式引流。发现大量气体持续外漏，随着吸气动作而加重，根据上述体征即可确诊。待病情平稳后，立即做X线胸片证实诊断。

6. 对大多数无并发大咯血的病例，不必急于做支纤镜检查或其他检查。对于支气管断端软组织完整的病人，早期可无胸及皮下气肿的表现，但很快出现全肺不张，胸腔闭式引流管水柱波动大，但无气泡溢出，且不能使肺复张，此时应及早行纤支镜检查，明确诊断，尽早手术修补。

7. 在对支气管损伤的诊断手段中，多排CT三维成像具有重要作用，但其可形成"伪影"，造成假阳性的发生。应结合临床表现及其他检查加以鉴别。

8. 当病人来急诊室后，大多数病人的支气管出血已停止或未被咯出，只当大出血时，病人才出现咯血症状，支气管断裂时部分肺的通气功能丧失造成较大的血液分流，故呼吸困难和发绀在两型支气管断裂均会出现。支气管断裂又可分为部分性断裂和完全性断裂两类，断裂近端可与胸膜腔相通或不与胸膜腔相通。支气管部分性断裂气道仍有通气，但排痰受阻容易发生感染，如果处理不及时，将发生肺脓肿或脓气胸主支气管完全断裂，两残端分离相距数厘米，因断裂远端收缩后与外界隔绝或很快就被分泌物封闭，可不发生感染。病人早期表现为完全性一侧肺不张，而后期并发气管狭窄，很少有残肺感染的报道。可以保持数年、十数年当晚期手术时，吸除滞留的分泌物后，肺脏仍能复张，气管和主支气管可有多种类型的撕裂。

【治疗】

1. 急救措施

如发现病人大量咯血，血块引起呼吸道梗阻或发现张力性气胸，需采取急救措施。为清除积存在呼吸道的血液，争取做急诊气管切开术。为缓解张力性气胸，应立刻用大号针头，从前胸第2肋间刺入胸腔排气，此后应安放胸腔闭式引流，负压吸引，以排除胸膜腔内的气体。如有大量漏气，必须使用大号胸管(直径1～2cm)和有效的吸引系统，使漏入胸膜腔的气体全部排出。应严密观察病情，如漏气严重，病人一般情况不断恶化，应送手术室做开胸术，进行裂口修补。

纵隔气肿和皮下气肿，而无明显张力气胸的病人。初期处理，通常安置胸管做简单的水封瓶引流。如漏气多且持续，即使连续做负压吸引，也不能使肺复张。为明确诊断，应做支气管镜检，以进一步决定是否需早期修补。

2. 手术治疗

如果只有1/4～1/3环形撕裂，或撕裂口直径＜2.0cm，则不必手术处理，此种小的撕裂口都能自愈，且无狭窄并发症。另一种情况是所有大的、边缘不整的撕裂和支气管完全离断的病例，都应手术修补。

(1)修补术：近10年来，早期修补的好处愈发得到共识。对气管和支气管损伤急诊病人，一经确诊且有修补手术适应证，即送手术室。在伤侧开胸，找出气管或支气管裂伤口后，撕裂边缘做简单的清创，用吸收缝线做间断缝合，这种方法较牢靠，且可预防形成肉芽组织及术后引起狭窄。对完全离断的支气管两残端，经清创后，用4-0聚丙烯缝线做褥式连续缝合或U形间断缝合，外用纵隔胸膜加固。手术中遇到小的漏气，可用手指间断压迫，边压、边缝合撕裂伤口。如能使用双腔气管插管或术中将带套囊的单腔导管送入对侧，则可避免从支气管裂口漏气，利于手术操作。在修复广泛撕裂的病例，可考虑使用体外循环机，在心肺转流下进行修补术。对损坏严重的病人，可考虑用人工气管材料进行修补，国内有报道同种气管移植获得 6 年长期生存。

(2)术后处理：气管、支气管修补术后除常规应用皮质类固醇、雾化吸入外，术后前 3 天，每日均在气管表面麻醉下行纤维支气管镜检查，除吸取积存支气管腔分泌物外(术后不鼓励病人咳嗽)，还可局部滴入药物避免剧烈咳嗽对吻合口愈合的不良影响。术后 7～8 天，在吸取分泌物同时剪除吻合口的肉芽组织，是使吻合口保持通畅的有效方法。术后 1 周内，大部分病人可有肺膨胀不全，但纤维支气管镜检查时见其吻合口通畅良好。原因可能为受伤肺末级支气管的分泌物较多，术中仅能吸取较大支气管的分泌物，待断端吻合通畅后小支气管分泌物才逐渐上移，咳出(或吸除)后肺才得以逐渐完全复张，因此要进行积极的呼吸道护理。

【预后】

1. 较大撕裂伤的病例，多因急性呼吸衰竭死于现场，而小的撕裂往往不经外科手术而自愈。

2. 创伤后 24 小时内 2/3 支气管撕裂的病例可得到肯定的诊断，早期修补撕裂口的成功率高达 90%。未被诊断的病人，后期表现为支气管狭窄或其他延误的形式。

3. 延期修补在技术上比较困难，因为在破裂口周围有炎性或瘢痕组织增生。由于手术困难，使某些人对晚期气管或支气管狭窄的病例采用扩张术后安置记忆金属支架，但对严重狭窄的病例，只要有条件，都应做缩窄段切除重新吻合。

4. 有资料证明，如无感染，多年已完全萎陷的肺脏，在其主支气管断端再吻合后，肺的主要功能还可恢复。

第十二节　外伤性食管穿孔

【概述】

随着现代有创诊断技术的发展，食管穿孔的发病率不断增高。食管穿孔的后果极为严重，胸段食管穿孔的死亡率高达 10%～20%。

食管穿孔应分为颈段、胸段和腹段 3 组。颈段食管穿孔通常在环咽区附近，胸段穿孔常在梗阻性食管病变的近段，腹段穿孔在远段食管或贲门部。

【病因】

大多数穿孔是医源性的，与诊断性食管或胃镜检查和食管扩张有关，即使利用易弯曲的纤维内镜做检查，也未明显减少食管穿孔的发生率。

食管扩张术特别是为贲门失弛缓症和消化性溃疡引起食管下段缩窄做扩张术时，极易引起食管下段穿孔；插鼻胃减压管减压时，在食管癌合并严重梗阻的病例，引起梗阻近段食管穿孔并不少见；为食管静脉曲张合并大出血病人安插三腔管止血的操作，也可引起食管穿孔；在急诊室，即使在手术室的条件下做气管插管，并发食管穿孔并不罕见。

医源性食管穿孔还可在贲门手术及迷走神经手术时发生。非医源性的食管穿孔属自发性食管破裂，最常见。

目前，由于穿透伤引起食管穿孔极少见，钝性创伤造成食管损伤也不多见。但是，如来急诊的病人在颈部有刀刺伤，则应排除食管穿孔。这种头颈部的外伤妨碍在放射科做胃肠道对比剂检查，在做颈部清创和处理其他严重损伤时，应考虑探查食管或术中做食管造影。食管癌在放疗期间合并穿孔是较严重的并发症，常因合并主动脉破裂，大呕血而导致死亡。

食管感染罕见，但在免疫功能低下的病例，食管机会性感染引起穿孔也有报道。

【临床表现】

呕吐、胸痛、皮下气肿是自发性食管破裂的临床特点。

【诊断与鉴别诊断】

1. 根据病史及临床特点一般不难做出诊断。做食管器械检查后病人发热，应引起注意。

2. 如胸部 X 线检查发现纵隔增宽，并有游离气体或液面，则要考虑食管穿孔。口服泛影葡胺，做食管造影，通常可显示穿孔的位置，证实诊断。如泛影葡胺食管造影未发现食管有损伤，但结合临床症状和体征，仍怀疑食管损伤时，应做钡餐食管造影。如后者仍阴性，就要考虑做食管镜检查。

3. 当高度怀疑损伤位置在颈部，局部手术探查是最安全的诊断和治疗方法。在手术探查之前，可让病人吞咽少量亚甲蓝，沿其溢出的部位，可以准确地找出食管裂口，进行处理。

4. 有些病例在急性期未发现食管损伤，后期出现脓胸，或当食物或胃液从胸腔引流管排出时，可诊断食管破裂和食管瘘。

【治疗】

当有多处受伤，且有大量出血、休克危及生命的并发症时，应先做急救处理，待病情稳定后再做进一步的诊治。

治疗食管穿孔的措施包括 4 个方面：停止从破裂口来源的污染、恢复消化道的完整性、控制及治疗污染引起的感染和维持病人的营养。临床经验表明：治疗愈早，并发症愈少，病死率也低。每项治疗措施都应为成功的直接修补奠定基础，避免使病人在将来还要接受第二次大手术。手术后，使用适当的抗生素控制感染和营养支持是最重要的两项措施。早期的治疗目的是尽可能维持病人的生命。继之，要恢复病人的进食。

1. 颈部食管穿孔的治疗

(1)颈部食管穿孔应通过颈部切口进行探查，可在局部麻醉或全身麻醉下手术，在胸锁乳突肌前切开，如能辨认出破裂口，应进行修补。可用 3-0 聚丙烯单丝不吸收缝线，做全层间断缝合，咽后间隙和上纵隔应做引流。术后 6～7 天，如无并发症，即可拔除引流。

(2)用泛影葡胺做食管造影，如显示破裂口已愈合无漏，可开始给清流食，以后的顺序是给滋养品、半流食、软食，最后恢复正常饮食。

2. 胸部及腹部食管穿孔的治疗

在临床实践中，腹部食管穿孔罕见，其症状类似消化性溃疡穿孔的症状，特别是自发性食管破裂更相似。近年来，最常见的腹部食管穿孔，是在做贲门失弛缓症手术和胃迷走神经切断术时并发，一旦发现，即应直接缝合修补。

为治疗胸段食管穿孔有各种不同的选择，主要是根据穿孔的时间做出决定。穿孔超过 24 小时时并发症和病死率很高，在 6 小时以内做修补穿孔预后较好，而 12 小时以后的穿孔要根据具体情况，决定做修补或非手术治疗。

(1)非手术治疗：非手术治疗包括禁食，静脉输液，鼻胃管做连续胃肠减压，静脉给予抗生素，用庆大霉素、氯霉素液漱口及支持营养,包括全胃肠外营养。这种治疗方法只适用于经过严格选择的病例,食管裂口的漏出液只局限于纵隔内,且能自由流回食管内,症状轻微,无临床败血症者。

(2)“T”形管引流法:开胸后找到食管破裂口,用一根大号“T”形管经此裂口插入裂口上、下段食管,“T”形管的长管经皮另戳口引出,连接引流瓶,将裂口围绕“T”形管缝合,冲洗胸腔,另置胸腔闭式引流。术后让病人喝含抗生素的灌洗液。经 1 个月的治疗,如果无明显感染,则可拔除“T”形管,所形成的食管胸膜皮肤瘘,如病人食管裂口远端无梗阻,一般都会逐渐愈合。

(3)直接缝合法:空腹穿孔,胸腔污染不重,病人一般情况良好,无其他并发症,食管破裂口边缘整齐,远端无恶性病变,穿孔在6小时内的病例,应争取直接缝合修补。用3-0聚丙烯不吸收缝线做全层间断缝合,然后用胸膜瓣,带蒂肋间肌瓣,有血供的膈肌瓣及胃底做垫片加固破裂口的缝合。

(4)切除修补:如食管破裂口是在肿瘤近端,则先切除肿瘤,然后将修整良好的食管与胃或结肠袢吻合,恢复胃肠道的连续性。

此外,还有多种外科引流的手术方法,因其疗效欠佳,故很少采用。

为保证病人的营养,除全胃肠营养外,有人建议胃造瘘减压及空肠造瘘术,将减压抽出的胃液回灌空肠,还可经空肠造瘘胃肠营养,既经济又有效。总之,如能及早诊治,80.6%的修补获得成功,修补术的手术死亡率为3%左右。

第十三节　胸导管损伤

【概述】

胸导管位于后胸壁胸膜外,无论是胸部穿透伤或钝性创伤均可损伤胸导管。如胸膜同时破裂,乳糜液直接流入胸膜腔形成乳糜胸;如胸膜完整,流出的乳糜液先积聚在胸膜外,逐渐增多,压力增大,胀破胸膜,溢入胸腔再形成乳糜胸。损伤性乳糜胸的真正发病率可能比报道的要高,因为许多只有少量乳糜液的病例难以查出,而在诊断成立之前早已被吸收。

【病因】

心胸外科手术和交通事故是损伤胸导管的主要原因,刀刺伤和枪弹穿透伤也可损伤胸导管,但较少见。因炎症、血丝虫病或肿瘤侵犯造成胸导管梗阻后,当轻微的外伤,甚至剧烈的咳嗽或用力排便,也可导致胸导管破裂。

【诊断】

1. 胸导管损伤后,在早期可无症状。乳糜液积聚需要时间,一般在外伤3～4天后,才逐渐形成明显的乳糜胸。直至恢复饮食,胸腔内积聚的淋巴液变为白色,才考虑到此病。在此之前,大多数病例均按单纯胸腔积液处理。

2. 初期乳糜胸表现为全身性丧失含高蛋白质的液体及液体占据胸膜腔空间的影响。病人因丧失脂肪和蛋白质而产生营养不良,很快消瘦,体重减轻,皮下水肿。每日丧失500～1000ml乳糜液,引起脱水症状,口渴,尿少。

3. 实验室检查发现血浆蛋白迅速下降。

大量乳糜液压迫肺和纵隔器官，引起呼吸困难，阻碍静脉回流，导致颈静脉怒张和心输出量减少。病人可能有低热，但继发感染罕见(除非多次胸穿污染)，可能乳糜有抗菌的特性。晚期持久的乳糜胸可引起纤维胸。

【鉴别诊断】

1. 当病人在胸部创伤几天后，因严重呼吸困难来急诊，查体发现伤侧胸腔有积液体征，直立位X线胸片证实伤侧有胸腔积液后，应立即做诊断性胸穿，抽出乳白色液体，送显微镜检查排除脓胸后，就应高度怀疑乳糜胸。

2. 乳糜液呈白色，碱性，无菌生长，所含淋巴细胞计数增高，明显高于多核细胞，蛋白质含量可达40～50g/L，显微镜检查可见许多可折射的脂肪小珠。如将乳糜液放入试管中，加进乙醚，摇混后，乳白色的液体即变为五色液体，可发现一层脂肪飘浮于液体上面。茶红试验可进一步确诊。

3. 在某些胸膜的感染和肿瘤性疾病时，可以出现大量浑浊类似乳糜的胸液，即假性乳糜液。假性乳糜胸液含有卵磷脂蛋白复合物，外观也呈牛奶状，主要由细胞变性分解造成，但细胞变性物质中脂肪含量很少，苏丹Ⅲ染色阴性，比重＜1.012，此种胸液沉渣中有大量细胞，但淋巴细胞较少，蛋白和胆固醇水平也低于真正之乳糜液。某些结核性胸膜炎胆固醇胸膜炎之胸液外观也容易与乳糜混淆，其中脂肪含量均较低，苏丹Ⅲ染色即可鉴别，且发生在外伤和手术后也属罕见。

【治疗】

不存在胸导管恶性梗阻或上腔静脉压力无异常的病人，其损伤的胸导管都会自愈。

1. 经急诊检查确诊后即收住院。可试用重复穿刺吸引，每次抽液不应超过1000ml，可隔日穿刺，要严格注意无菌技术。抽液当日，最少经静脉输入血浆400ml或白蛋白20g。穿刺抽液是为了减少对肺和纵隔的压迫，使肺复张，导致脏层与壁层胸膜接合，封闭胸膜腔，有利于胸导管裂口的愈合。

2. 为补偿丧失的蛋白质，建议给予静脉营养，但对一般病人可给予高蛋白质、低糖和低脂肪的食物，间断输血、补液，以维持营养和水电解质的平衡。如经2周治疗不奏效，应考虑手术治疗。

3. 有下列指征者应考虑手术

(1)因丢失含高蛋白质的大量液体，使病人一般情况恶化，例如5天内丧失1500ml乳糜液。

(2)已形成纤维胸，使肺萎陷，肺无法膨胀复张。

(3)经2周保守治疗无效。

手术操作：在全身麻醉下进行。经右下胸后外侧切口，吸除胸膜腔内积存的乳糜液，切开纵隔胸膜，寻找破裂口。如为裂口，则在其上、下方分别结扎；如为断裂，结扎下断端即可；如找不到裂口，则在膈上结扎胸导管。为易于发现胸导管及找出破裂口，可在主动脉膈肌孔周围的膈肌内，注入少量染料，即可见染料沿纵隔上升，发现染料溢出处即为裂口所在的位置。术前将一根长的硅胶管插入上段空肠，在开胸后，将蓝色植物染料缓慢滴入，也会收到上述效果。更为简便的方法是在开胸后，将少量蓝色染料注入下段食管壁。术前淋巴管造影和放射性核素扫描，均有助于了解破裂口的位置。

4. 近年来，不断提出以胸管引流负压吸引治疗乳糜胸。其机制是促使肺尽早复张，使脏层和壁层胸膜黏合，消灭胸膜腔，有利裂口愈合，而且，可以减少由于多次胸穿可能引起的感染和预防形成纤维胸。虽然这些探讨性研究的经验尚有限，但最少在理论上有一定的参考价值。

第十四节　创伤性血胸

【概述】

胸部穿透伤或非穿透伤均可引起胸壁和胸腔内任何器官受损出血，如与胸膜腔沟通液积聚在胸膜腔内称为血胸。

胸部穿透伤往往由于枪弹、爆炸片和锐器击伤，常同时存在气胸。胸部钝性伤致闭合性肋骨骨折，骨折断端刺破肋间血管、胸膜和肺形成血胸。血的来源：

1. 肺组织撕裂伤出血

由于肺循环压力较低，肺组织内凝血物质含量较高和损伤周围肺组织造成萎陷，出血一般可自行停止。

2. 胸壁血管出血

见于肋间动、静脉和胸廓内动、静脉损伤出血，若累及压力较高的动脉，出血量多，不容易自然停止。

3. 肺门、纵隔血管受损和心脏破裂

出血量大而迅猛，快速进入休克状态，往往得不到抢救而死亡。

4. 膈肌穿透伤

可合并腹腔脏器损伤，血胸被胆汁或胃肠内容物相混而污染。

【诊断】

1. 临床表现

(1)取决于胸部损伤的严重程度、出血量和速度。胸部损伤病人呈现休克应首先考虑血胸的可能性，25%以上的血胸病人产生休克。胸部穿透伤病人，可见到有血液随着呼吸运动自伤口涌出。

(2)大量血液丢失可产生低血容量的失血性休克。随着胸膜腔内积血的增多，胸内压力增加，造成患侧肺受压萎陷、纵隔移位、呼吸困难。由于心、肺、膈运动所产生的去纤维蛋白作用，血液在胸膜腔内在较长时间内可保持不凝固状态。如短期内大量出血，去纤维蛋白作用不完全，可发生凝固而成为凝固性血胸。凝血块机化后形成纤维板，限制肺与胸廓活动，损害呼吸功能。

(3)血液是良好的培养基，胸部穿透伤时，经伤口或肺破裂口侵入的细菌在积血在迅速繁殖，或由于胸内异物存留或锐器不洁发生厌氧菌或孢子类真菌感染，引起感染性血胸，中毒症状严重，如炎症局限，可发生局部包裹性脓胸。

(4)少数伤员因肋骨断端活动刺破肋间血管或血管破裂处血凝块脱落，发生延迟出现的胸腔内积血，称为迟发性血胸。

1)少量血胸：病人可无明显的症状和体征。这些病人往往有时间经X线胸片检查后再做处理。直立位X线胸片非常重要，含1000ml血胸的病人在卧位X线胸片上，可能见到轻微的弥漫性密度增高阴影，可误认为胸膜反应。某些情况下，＜300ml的血胸，即使在直立位X线胸片上也难以判断，胸部B型超声检查可帮助诊断。

2)中等量至大量血胸：病人除失血性休克表现外，检查可见伤侧呼吸运动明显减弱，肋间隙饱满，胸部叩诊浊音，气管、纵隔向健侧移位，呼吸音明显减弱或消失。胸腔穿刺抽出不凝固的血液即可明确诊断。病情危重者应立即进行抗休克治疗，同时置胸腔闭式引流管，待病情改善后，摄X线胸片，以确定出血的程度和排除其他合并损伤。

2. X线胸片

可见伤侧胸膜腔内有积液阴影，纵隔向对侧移位，如合并气胸则可见气液平面。

【鉴别诊断】

创伤性血胸的病理生理变化及临床表现取决于出血量和速度，以及伴发损伤的严重程度。

1. 急性失血

可引起循环血容量减少，心排出量降低。多量积血可压迫肺和纵隔，引起呼吸和循环功能障碍。小量血胸指胸腔积血量在500ml以下，病人无明显症状和体征。X线检查可见肋膈角变钝，在膈肌顶平面以下。

2. 中量血胸

积血量500～1500ml，病人可有内出血的症状，如面色苍白、呼吸困难、脉细而弱、血压下降等。查体发现伤侧呼吸运动减弱，下胸部叩诊浊音，呼吸音明显减弱。X线检查可见积血上缘达肩胛角平面或膈顶上5cm。

3. 大量血胸

积血量在1500ml以上，病人表现有较严重的呼吸与循环功能障碍和休克症状，躁动不安、面色苍白、口渴、出冷汗、呼吸困难、脉搏细数和血压下降等。查体可见伤侧呼吸运动明显减弱，肋间隙变平，胸壁饱满，气管移向对侧，叩诊为浊实音，呼吸音明显减弱以至消失。X线检查可见胸腔积液超过肺门平面甚至全血胸。

【治疗】

1. 如果病人处于休克状态，先要补充血容量。

2. 用16号针头安置两条静脉输液通道，先快速输注晶体液1000ml和706代血浆400ml(或同类品)。同时，抽血查血色素和血常规，送血交叉配5个单位全血备用。

3. 经中心静脉置管测压，可作为大量补充液体时的判断指标，也可发现胸部损伤后早期休克的原因，是否由于低血容量引起或有心脏压塞的可能。

4. 胸腔积血超过1000ml，确认胸腔内无污染、异物残留和无胃肠道合并伤，可考虑自体输血，采集时添加抗凝剂，输血过程中加以过滤。

(1)小量血胸(＜500ml)：一般采用胸腔穿刺抽出积血，以解除胸内压迫，防止继发感染。反复胸腔穿刺引起2.2%的脓胸，胸腔闭式引流脓胸发生率＜5%。小中等量血胸，如果没有继发感染也可自行吸收。

(2)中等量血胸(＜1000ml)：目前多主张早期安置胸腔闭式引流管。腋中线第6肋间放置胸管，连接水封瓶，2.0kPa ($20cmH_2O$)负压持续吸引。使胸内积血尽快排出，肺及时膨胀，改善呼吸循环功能，并可通过胸腔引流观察出血的动态变化。

(3)大量血胸(＞1000ml)：则考虑剖胸术，血胸引起休克的病人，经各种有效抢救措施无满意反应，应立即剖胸手术。

5. 如果病人经补充血容量后血压尚能维持，有下列情况者也应剖胸手术：

(1)经胸腔闭式引流后2～3小时，每小时引流量仍在150ml以上。

(2)出血量仍持续增加，无减少趋势。

(3)胸腔内有大量凝血块。

(4)左侧血胸伴纵隔增宽，怀疑主动脉弓破裂可能。

(5)胸内异物，形状尖锐，位于大血管旁，有可能引起再次出血。

手术取后外侧切口，第5肋床进胸，在危重病人先不考虑胸壁出血。开胸后清除血凝块。在心脏和大血管区域寻找出血部位，如能手指压迫控制出血，则快速输血使血压回升至正常水平，处理缝闭出血点。肋间动脉或胸廓内动脉出血时用手指压迫控制的同时，缝扎出血部位远、近端。肺组织撕裂不能自行停止出血时，通常用缝合修补术。除非肺组织严重撕裂或大的肺门血管破裂，尽量不做肺叶切除。电视胸腔镜手术同样适于胸廓及肺表面活动性出血和凝固性血胸的早期清除。其优点为操作简便，损伤小，并可缩短住院时间，但需相应的设备和技术。经急诊室处理后，所有血胸病人都应住院治疗。

第十五节　膈肌损伤和膈疝

【概述】

近年来，尽管对膈肌损伤提高了认识，但随着钝性创伤事件的不断增加，对膈肌破裂的诊断率并未相应提高，致使许多病人来急诊时，未能及早诊治。

由于腹腔脏器异位进入胸腔，可以改变胸腔内的负压状态，压迫肺组织，导致纵隔移位，急性者可引起明显的急性呼吸困难、低氧血症等，严重者常致死。慢性者可以没有明显的临床表现而仅表现为纵隔肿物，部分可导致肠梗阻，肠绞窄而出现症状。

【病因】

膈损伤可有直接损伤或间接损伤。

1. 直接损伤

由穿透性伤造成，＜3.0cm 的缺损，一般无器官经此疝入胸内。由子弹或刀刺造成的小孔，大多数人认为这不属真正的裂伤。但是，如果漏诊，未能及时修补，将来总有大网膜或某器官的一部分疝入胸腔。

2. 间接损伤

是由钝性创伤所致，缺损＞3cm，一般发现一个以上腹内脏器经此缺损疝出。严重创伤时的挤压、剪切或减速运动，必然加压于腹部和胸部，引起膈破裂。胸膜腔内负压和腹腔内正压之间的差别，认为是腹腔脏器疝入胸腔的原因。

【诊断】

1. 膈破裂分期

根据所发生的临床变化来分期：

(1)急性期：损伤后 48 小时内。潜伏期：如果膈破裂在急性期未被做出诊断，即开始潜伏期。在此期间病人可无症状或仅有非特殊性的，不很明确的症状，通常被认为源于其他器官，例如胆道疾患或冠心病。

(2)梗阻期：只当一个腹内脏器在膈缺损处被钳闭或绞窄，潜伏期就中断或终止。梗阻期可在膈损伤后几周至几年都可出现。

2. 症状和体征

(1)大多数膈肌损伤病人合并胸或腹内脏器的严重损伤，心肺功能极不稳定，来急诊时，约 1/3 病人有低血压和血流动力学不稳。在急性期与膈破裂有关的各种症状和体征均无特殊性，经常被认为其他损伤引起而误做处理。这些临床症状和体征包括心悸、气短、呼吸困难和发绀、腹痛、腹胀。在急性期很少在胸部听到肠鸣音，右膈破裂时常伴右肝区痛。

(2)在潜伏期病人可无症状或无特殊症状。在梗阻期的症状，取决于疝出的不同器官和其钳闭或绞窄造成梗阻的程度。有些病例，当进行检查时，可能已处于临终阶段，需迅速做急救处理。

3. 辅助检查

(1)动脉血气分析:显示低氧血症,由于呼吸困难需做急诊气管切开和呼吸支持的病例占32%。

(2)X线胸片:是诊断膈破裂的最简单又是最有效的检查手段。所有病例在最初阶段的胸片都有某些异常,包括胸腔积液和多个肠袢与胃在胸腔内的典型图像。

(3)胃肠道对比剂(泛影葡胺)检查和放射性核素肝脾扫描在潜伏期有用,但在急性期或梗阻期是禁忌证。

(4)超声检查:可判断损伤的部位及是否有腹内脏器经此缺损疝入胸腔。

(5)CT检查:在诊断膈破裂时做CT检查仍有争论,它并不能很好显示膈肌的真实结构,总是受到膈上、下面各脏器的干扰,但CT检查可发现通过膈缺损的任何器官和大网膜。

(6)磁共振:较CT能更清晰地显示膈肌结构及受损的情况。

(7)诊断性腹腔灌洗:可发现膈损伤的间接征象。做腹腔灌洗时,病人的呼吸困难会加重,为灌洗液流入胸腔所致。灌洗液可从原先已安置的胸腔引流管流出。在操作时,如发现只有少量或无灌注液回流,应想到膈破裂的诊断并重复X线胸片,以证实灌注液是否已流入胸腔。

【鉴别诊断】

1. 创伤性膈疝的病人症状较为严重。除胸部外伤症状外,尚可伴有腹内脏器破裂引起出血、穿孔和胸腹腔严重污染。左膈肌破裂,膈下脏器可通过膈裂口疝入胸腔,引起胸部剧痛,并可放射至同侧肩部和上臂部,有时有上腹部疼痛或腹肌紧张。由于疝入胸内脏器的占位,压迫肺组织和心脏,纵隔向对侧移位,使肺容量明显减少,病人出现气急和呼吸困难,严重时有发绀,心脏移位使大静脉回心血流受阻,心搏出量减小,引起心率加快、血压下降,甚至导致休克状态。如疝入胸内脏器发生梗阻或绞窄时,可出现腹痛、腹胀、恶心呕吐和呕血便血等梗阻症状,严重者可引起中毒性休克。体格检查发现患侧胸部叩诊呈浊音或鼓音,呼吸减弱或消失,有时可听到肠鸣音。

2. 对先天性膈疝来说,主要按疝的位置、大小、疝的内容物和疝入胸内脏器功能的变化而异。胸骨旁裂孔疝因裂孔较小,常在成年后才出现症状,主要表现为上腹部隐痛、饱胀不适、食欲不振、消化不良、间歇性便秘和腹胀,上述症状易被忽视而误诊为消化道疾病,偶尔X线检查时,可发现胸骨后存在胃泡和肠曲阴影而被确诊。如疝入小肠或结肠发生嵌顿,则可产生急性肠梗阻或肠绞窄的临床症状。

【治疗】

手术抢救:

1. 有些重伤病人来急诊后,由于腹内出血及血流动力学不稳,需做急诊开腹。做此操作时不应忘记膈破裂的可能,特别胸部也有创伤的病人,应做一个全面的剖腹探查术,包括手扪和直视检查全部脏器、后腹膜和两侧膈肌。在急诊室的条件下,发现病人有胸部和腹部创伤,胸部X线检查不正常和低氧血症,应高度怀疑膈肌损伤,不论有无其他辅助检查,也要严密观察临床症状及体征的变化,以便确定诊断。

2. 目前已一致认为,一旦膈破裂诊断明确,就做手术修补。在急性期,手术时间与治疗合并症同等重要,应尽早手术。当诊断在潜伏期才做出,为避免发展到梗阻期,应择期手术。如在梗阻期发现,则急诊住院,紧急或急诊安排手术修补,主要取决于病人的全身情况及疝出器官的钳闭或绞窄的程度。

当考虑转送这些病人去检查或送往病房时，应特别小心，应该按先进的创伤生命支持程序进行工作。在转送病人前，应安置好鼻胃管、气管内插管和胸腔闭式引流管。

3. 手术途径

(1)膈破裂病人约一半合并腹内脏器损伤，故在急性期多采用腹正中切口。腹内脏器损伤常引起出血和腹腔被污染。如果这些损伤未能及时发现，必然引起术后严重并发症。大多数膈破裂可从腹部途径进行修补，有时位于肝上面裸区或肝后面的缺损修补十分困难。当遇到此种情况时，应另做一前外侧或后外侧开胸切口，以利于修补术。为避免增加术后并发症，尽可能避免做胸腹联合切口。

(2)在潜伏期或梗阻期手术，选择何种切口仍有争论。在此期间，疝入胸腔的内脏因无疝囊，很早就会与肺脏紧密相粘连。经胸进路可在直视下分开这些粘连，减少不必要的损伤，但许多报道经腹进路也可成功地完成此类手术。

(3)探查显示大部分膈破裂位于左半膈的后侧面，但近年文献报道，右膈损伤较以前增多，损伤位置在中央部位和周围部分均等。

(4)膈破裂的长度很难预料，它可能＜3cm，位于胸的一侧，也可从一侧肋缘裂开，累及双侧，包括心包。通过缺损疝出的器官的形态和数量各异，缺损愈大，疝出的腹内脏器愈多。64％病例只有一个脏器疝出，胃疝出占疝出脏器总数的60％。

4. 修补术

(1)外科医师必须准备应付各种复杂情况，能够处理腹腔或胸腔其他器官的潜在性损伤。对膈损伤的处理，如果小的损伤，无脏器疝出，可做简单修补。用 2-0 或大的单丝不吸收缝线，做间断或褥式横行缝合。使用褥式缝合时，要使破裂边缘向腹腔侧外翻，也可加第二层缝线做连续缝合加固。有器官疝出的病例，也用上法修补，当游离脏器回纳入腹腔前，必须细心检查每个脏器，是否有任何细微的损伤。

(2)修补那些撕裂型和两侧或累及心包的膈损伤可能遇到困难，应延长上腹切口或做胸骨正中切口，可能改善暴露。首先使心脏移向后面，尽量减少对血压的影响，用横行褥式缝合法修补膈缺损，避免损伤心肌和冠状动脉。修补大的撕裂伤时，将撕脱的膈肌缝合固定于肋缘会有一定的难度。需要利用肋骨上残留的膈肌组织边缘，将膈肌直接缝固于胸壁。可使用大号单丝不吸收缝线或中号不锈钢线做缝合。有人用各种网状材料修复巨大的膈缺损，缝合在膈肌网状材料是无功能的，但大的撕裂伤往往已使受累及的膈肌麻痹而丧失通气功能。

(3)修补潜伏期的损伤可择期完成。一般取经胸进路，将疝出的脏器回纳，修补缺损是相同的，修补缺损的边缘仍是向腹腔外翻，以避免膈面与肺粘连。

(4)修补梗阻期的膈缺损更难，钳闭或绞窄的脏器可能缺血，甚至坏死，其脆弱的组织在操作过程中极易进一步受损或破裂。一般除做开胸切口外，要另加一腹部切口以利于充分暴露，切除坏死的脏器。修补术的原则与上述相同。

(5)除大的膈破裂伤外，直接损伤膈神经的病例不常见，神经受损多属医源性，在修补缺损时被损坏，故要小心避免发生此手术并发症。

(6)修补完成，应置胸腔和腹腔引流，根据腹腔或胸腔被污染的程度，给予适量的抗生素治疗，以预防术后感染，特别是膈下脓肿。

(7)膈肌有 3 个裂孔，为食管、主动脉和下腔静脉从胸腔进入腹内所经之处。当钝性创伤时，这些裂孔可由于巨大的暴力和压力而扩张，腹内任何脏器均可经此疝出。通过原先已存在的先天性后外侧和前内侧裂孔的创伤性膈疝也有报道。

(8)扩大的食管裂孔应该修复，如胃底或远端食管已有损伤，则做 Nissen 胃底折叠术。伤及主动脉裂孔时，简单地缝紧膈后脚的纤维。下腔静脉裂孔的损伤多合并腔静脉注入右房水平的静脉壁撕裂，或肝后区的静脉壁破裂，如病人还存活，可加做胸骨正中切口，修补静脉壁，以同样方法缝紧膈的下腔静脉裂孔。

(9)另一罕见的膈损伤是后膈与肋骨分离，造成一个巨大的后腹膜一胸膜外通道，一般无腹内脏器受损，但可累及同侧肾脏和其血管蒂。如无肾脏或血管损伤，可将剥脱的膈重新缝合固定于胸壁。术后应监测肾功能。

【预后】

如能及时诊治，膈破裂的病死率＜1%。术后并发症与合并伤的严重程度有关，20%病人发生急性呼吸衰竭，所有病人长期随访，发现其胸片均遗留有不同程度的阴影。

第十六节　乳糜胸

【概述】

各种先天性、创伤性或梗阻性的因素影响了胸导管或其较大分支的回流，致胸膜腔内积存了乳糜液，称为乳糜胸。实际上它是淋巴管的内瘘。乳糜胸是一种少见病，近年来随着胸部创伤发生率的升高以及胸心手术的开展，乳糜胸的发生率亦随之增加，同时对于乳糜胸的诊断和处理也不断地增添了新的内容。目前，乳糜胸的发病率约为 0.25%～0.50%。

【病理】

胸导管是一内覆上皮的肌性管腔，从第 6 胸椎以上，每隔几厘米腔内就出现瓣膜，胸导管内的瓣膜结构使得淋巴液在胸导管内循单一方向流动。特别是在它汇入静脉处尚有成对的瓣膜，可防止静脉血反流入胸导管。

胸导管内充满乳糜液，乳糜液呈牛奶状，无味，碱性，比重为 1.012～1.025，静置后不凝，其上形成一奶油层。加入乙醚后变澄清，苏丹Ⅲ染色后在显微镜下观察可发现脂肪球。一般来讲，每 100ml 乳糜液含有 0.4～0.6g 脂肪，人体摄入脂肪的 60%～70%通过淋巴系统吸收并经胸导管进入血流。乳糜液含有多种重要成分和细胞，主要是中性脂肪、非酯化脂肪酸、磷脂、鞘磷脂和胆固醇脂等。碳链上少于 10 个碳原子的脂肪酸可通过门静脉系统直接吸收，这也是保守治疗乳糜胸时口服中链三酰甘油的原因。乳糜液内中性脂肪形成直径约为 0.5μm 的乳糜微滴。乳糜液中总蛋白质含量为 2.2～5.9g/100ml，约为人体血浆蛋白含量的 1/2，主要是白蛋白、球蛋白、纤维蛋白原和凝血酶原。因之胸导管是正常情况下，血管外蛋白质返回循环，以及紧急情况下运输储存蛋白的主要通道。胸导管淋巴内含大量白细胞，约为 2000～20 000/ml，其中 90%是 T 淋巴细胞，它对人体的细胞免疫起重要作用。长期大量漏出乳糜液将明显损害机体的免疫功能。胸导管内也含有少量红细胞，其他成分包括脂溶性维生素，各种抗体和酶，如碱性磷酸酶、淀粉酶、胰脂酶、DNA以及乙酰乙酸和尿素氮等，分别依其血浆中的浓度出现在胸导管中。由于乳糜液呈碱性，含有大量淋巴细胞、非酯化脂肪酸和磷脂，故乳糜胸病人很少发生胸膜腔感染。

胸导管内淋巴液95%来自肝和小肠，来源于肢体的淋巴很少。摄入脂肪性食物后肝内淋巴量增加150%，肠淋巴液增加量约为静止时的10倍。进食脂肪、蛋白质和糖类的混合食物，淋巴液增加的较少。饥饿、完全静止休息、注射吗啡等抑制肠蠕动药物时，可减少胸导管内的淋巴液量，此时淋巴液亦变成清亮的细滴状。饮水、进食、腹部按摩可使流量增加20%，流速由0.93ml/min增加到3.9ml/min。在人体胸导管内插管收集24小时乳糜液可达2500ml，流速为14～110ml/h。在最大流速高峰时胸导管的压力为1.0～2.8kPa(10～28cmH_2O)。

如前所述，乳糜液内有大量的水分、电解质、脂肪、蛋白质、酶、脂溶性维生素和细胞，一旦发生乳糜瘘，可导致严重的代谢紊乱。另外，存在于乳糜液中的抗体和淋巴细胞也随同丧失，使机体免疫力下降。大量乳糜液积聚在胸膜腔内，使肺受压，肺活量降低，纵隔移位，静脉回流受阻，可产生一系列呼吸循环功能障碍，临床上出现明显的症状和体征。胸导管与静脉和淋巴系统有丰富的侧支循环，任何一个水平结扎胸导管均不致发生结扎远端乳糜液外渗。结扎胸导管后其压力可有暂时性升高，甚可达6.65kPa(50mmHg)，以后随侧支循环的建立，其压力逐渐恢复正常。胸导管结扎后3小时，血中脂肪下降，16天后回复到正常水平。

【病因】

引起乳糜胸的原因很多，创伤、手术、肿瘤、结核、静脉栓塞、丝虫病等都可能造成乳糜胸。各种原因引起的乳糜胸发生率不同。文献报告恶性肿瘤引起者占50%，手术后乳糜胸占25%，未查明原因者占25%。随着胸心外科手术的进展，尤其是心脏外科心内直视手术的广泛开展，手术后乳糜胸的发生率较前有所增加。中心静脉置管输液引起上腔静脉梗阻而致乳糜胸的报告，近年来亦渐增多。一般来说，乳糜胸的病因可分为以下几种。

1. 先天性乳糜胸

是淋巴系统先天性发育结构异常，多于出生后发现有单发或多发乳糜瘘。胸导管先天性缺如或胚胎期胸导管的连接部分未能很好完成，致胸导管狭窄、梗阻，淋巴管广泛扩张和破裂，乳糜液可从胸导管、壁层胸膜、脏层胸膜下的淋巴管向外漏出。新生儿分娩过程中的产伤亦可产生乳糜胸，Robinson就报告了3例。

2. 外科手术后(医源性)乳糜胸

在胸导管附近的手术操作均有可能损伤胸导管主干及其分支，最容易损伤的部位在上胸部，如胸部交感神经链手术；中上段食管手术；心血管外科中松动主动脉弓的手术，如主动脉缩窄切除术、Blalock-Taussig分流术、动脉导管切断缝合术等。先天性膈疝修补术、食管静脉曲张内镜下注射硬化剂偶可造成乳糜胸。在1967年，Roy等人报告17 000例胸心外科手术后出现5例乳糜胸，这个发生率较低，实际情况可能较此要高，约为0.3%～0.5%。手术后乳糜胸的症状在进食后表现明显，多在1周左右发现。外科医师应当警惕的是在远离胸导管部位手术时也可能发生异常胸导管及其分支的损伤，如肺叶切除、胸骨正中劈开切口的手术等。

3. 非外科手术(创伤)后乳糜胸

(1)锐器伤：颈部、胸部、上腹部子弹、刺刀穿入伤可能伤及胸导管及其主要分支。这些损伤在伤后多被附近其他重要脏器的损伤所掩盖，早期不容易发现。

(2)钝性伤：椎管内压力增高，椎体突然过度伸展，可造成膈上胸导管撕裂，以前曾有过损伤或疾病使胸导管固定于脊柱时更容易发生。此外，爆震伤、挤压伤或剧烈咳嗽偶亦可致胸导管破裂。

闭合性损伤所致胸导管破裂在受伤与临床症状出现前常有一个间隔期，大约2～10天，也可长达几周或几个月。胸导管破裂后在纵隔内形成胸膜外乳糜肿，此乳糜肿增大到一定体积后始破入胸膜腔。它多位于右下肺韧带基底部。闭合性损伤所致乳糜胸只有约50%能自行闭合，其余50%若不经外科手术治疗终不免导致死亡。

4. 非创伤性乳糜胸

(1)良性肿瘤：胸导管良性淋巴管瘤呈类似肿瘤样包块，形成单个或多个囊腔充满乳糜液，它易破入胸膜腔和心包腔，形成乳糜胸或乳糜心包。良性淋巴管瘤多发生于年轻病人。

(2)原发性胸导管恶性肿瘤：鲜有报告，而纵隔淋巴瘤或腹腔淋巴瘤是造成乳糜胸的重要原因。胸导管是恶性肿瘤播散的重要途径，晚期肿瘤病人活体或尸检时收集胸导管内淋巴液，发现恶性肿瘤细胞的出现率为16%～23%。

胸内或腹内原发性恶性肿瘤通过淋巴管继发地侵犯胸导管，一旦侵入管腔即可通过栓子或浸润进一步播散。恶性肿瘤侵犯胸导管的发生率估计为3.6%～30%。恶性肿瘤侵犯胸导管最终发生乳糜漏出，它可能是胸导管管壁本身被肿瘤侵蚀，也可能是肿瘤压迫胸导管造成梗阻，使胸导管内压力增加，其较大分支扩张后破裂。另一种情况是肿瘤将胸导管固定于附近脏器，此时很简单的呼吸运动或心脏跳动即可造成胸导管撕裂。

有人曾在肿瘤所致乳糜胸病人术前、术中行淋巴管造影，发现造影剂顺利地通过胸导管或侧支，未见到梗阻，这种乳糜瘘是由于肿瘤侵蚀管壁造成筛状穿孔所致。

(3)肿瘤性乳糜胸：可为单侧或双侧，乳糜胸后发生乳糜腹常提示腹膜后肿瘤，胸膜的恶性肿瘤也可合并乳糜胸，它系肿瘤造成多个胸膜乳糜瘘。

1)特异性炎症：胸腔、腹腔的细菌可带入胸导管，引起胸导管的特异性炎症，如胸内结核、丝虫病侵犯阻塞胸导管引起乳糜胸。纵隔放疗后的纤维化亦可产生乳糜胸。

2)循环障碍：胸导管进入左锁骨下静脉和左颈总静脉交界处的梗阻可致乳糜胸。其原因可为栓塞、炎症、肿瘤、创伤或某些尚未清楚的因素。

【诊断】

1. 胸腔穿刺或胸管引流

胸腔穿刺或胸管引流发现乳糜液即可诊断，但是乳糜胸的病因诊断常不容易，有时需数月、数年，有的甚至需要尸检时方才明确产生乳糜胸的病因。

2. 病史

对诊断先天性和创伤性乳糜胸有重要价值。

(1)新生儿乳糜胸开始为胸腔积液，喂奶后才出现乳糜。

(2)手术后乳糜胸常在术后7～10天进食后出现。

(3)闭合性创伤后乳糜胸多有外伤史，症状出现前常有一间隔期。乳糜液中加入乙醚后摇动，脂肪溶解，牛奶样混浊变澄清即可肯定诊断。苏丹Ⅲ染色后在显微镜下检查可见脂肪球对于乳糜胸有特殊诊断价值。

3. 淋巴管造影

乳糜胸除表现胸腔积液外无特异性X

线征象。淋巴管造影术自1963年由Heilman和Collins首次描述以来，应用不断增多。淋巴管造影能直接观察淋巴系统的形态改变，如狭窄梗阻，并能显示淋巴外漏的部位和范围，有时可以帮助病因诊断。淋巴管造影是一有创伤的检查，操作稍复杂，有一定的禁忌证，有可能引起某些并发症。近年来，利用放射性核素淋巴显像技术诊断乳糜胸的报告逐渐增多。核素淋巴显像借助淋巴系统对标记化合物胶体颗粒或大分子的渗透吸收、转运、摄取和吞噬等作用，以显示淋巴通路的形态结构与引流功能，是一种生理性的无创检查，简单易行，无副作用或并发症，并可重复应用，对于乳糜外溢不仅定性也能做定位诊断，并可用以术后监测疗效或预后。

4. 其他

理论上许多检查都能对乳糜胸做出诊断，也能确定胸导管漏口的部位、范围、程度以及乳糜胸的病因。但是临床实际上却并非如此，有些乳糜胸，特别是非外伤性(自发性)乳糜胸，淋巴造影或核素淋巴显像对胸导管漏口的定位常常是含糊不清。乳糜胸的病因确定常常无法明确，尽管进行了淋巴造影、核素淋巴显像、骨髓穿刺、肝活检、淋巴结活检甚至开胸活检，也未能获得确切的病因。对此种非创伤性乳糜胸，胸外科医师有时只有先处理乳糜胸，减轻病人的临床症状，病因诊断则放在第二位。

【鉴别诊断】

在鉴别乳糜液时应区分假性乳糜。

假性乳糜常因肿瘤或感染引起，此种液中含有卵磷脂蛋白复合物，外观也呈牛奶状，而细胞变性产生的脂肪很少，用苏丹Ⅲ染色无脂肪球出现，比重<1.012，沉渣中有大量细胞，淋巴细胞不构成主要成分，蛋白质和胆固醇含量低于真正乳糜液。鉴别有困难时，可给病人进食混有亲脂性染料(苏丹Ⅲ)的液体，再抽胸水送检。某些结核病病人的胸水亦呈牛奶状，容易与乳糜胸混淆，此种胸水系胆固醇性质的胸腔积液，胸水中胆固醇结晶浓度很高。创伤性乳糜胸的胸液常混有血液，尤其开始时为血性，有时误认为结核病。

【治疗】

1. 保守治疗

(1)对于先天性和创伤性乳糜胸，大多数学者认为先行一个时期的保守治疗，当效果不佳时再施行手术为宜。保守治疗的时间以病人对于丧失乳糜液的耐受程度决定，当丢失量很大，保守治疗不应超过2～3周，以免发生严重的代谢紊乱和机体衰竭。医源性(外科手术后)乳糜胸，外科处理应更积极些，更早些进行结扎胸导管手术。由于对于液体、电解质和营养缺乏的深入理解，特别是静脉高营养的临床应用，有人认为严格积极的保守治疗，手术后乳糜胸很少需要外科手术。

(2)保守治疗一般包括持续胸腔穿刺，当效果不显著时改用大口径的胸管引流。胸腔内注入刺激性物质，除了上述的各种胸膜粘连刺激剂外，有人报告胸膜腔内注入纤维蛋白胶成功治疗乳糜胸。限制病人饮食，给予无脂肪高糖高蛋白的食物，尤其给予三酰甘油食物。有人采用禁食、胃肠抽吸、完全胃肠外营养，静脉输注全血、血浆蛋白、维生素、电解质，经肋间胸腔插管观察引流量及促使肺复张等。在保守治疗期间，每日测定血浆蛋白、电解质、血细胞和胸部X线检查。

2. 手术治疗

(1)外科治疗的因素：在保守治疗无效时需考虑行外科手术治疗。是继续保守治疗还是改为外科处理应考虑到以下几个因素：

1)造成乳糜胸的病因。

2)乳糜瘘存在的时间长短。

3)每日胸腔引流量的多少。

4)营养缺乏和免疫功能损害的程度。

5)病人对于乳糜丢失的耐受能力。

(2)手术方法

1)外科处理乳糜胸有两种手术方法被普遍接受,即直接闭合胸导管瘘和直接缝扎膈上胸导管。

第一种情况单侧乳糜胸经有胸液的一侧进胸,特别是术后乳糜胸,此时直接处理损伤的胸导管比较容易。寻找胸导管漏口是手术中的困难问题。由于解剖变异和纵隔内大量纤维素凝块沉着,广泛解剖纵隔不仅找不到漏口,反而可使单侧乳糜胸变成为双侧乳糜胸。为此,有人建议术前 3～4 小时口服牛奶,或口服混有亲脂性染料的牛奶,食管壁内注射染料,开胸时自大腿注入 1%的伊文思蓝,手术台上行淋巴管造影等方法以帮助手术时辨别漏口。但有学者认为清亮乳白色乳糜液在手术台上能清楚显示,高浓度染料很容易逸出使很多组织着色,反而影响观察解剖结构。一旦发现漏口,双重缝扎漏口远近断端并缝合纵隔胸膜,最后缝扎膈上胸导管。

人们认为这三点是乳糜胸手术技术上的关键。但是临床上有时无法找到漏口,特别当纵隔胸膜广泛浸渗乳糜时,此时仅在乳糜漏出的一处或多处缝合纵隔胸膜并于右侧膈上结扎胸导管即可。也有学者提出对于手术中未能找到胸导管瘘口的病例,可以行部分胸膜切除并适当胸腔引流,也可能达到治疗的目的。有人提出,单纯缝扎右膈上胸导管而不去处理胸导管瘘就能获得有效治疗,即不必企图找到胸导管漏口,只要找到膈上胸导管予以牢靠的缝扎,继之严密缝合纵隔胸膜,用纱布涂揩壁层胸膜诱发术后胸膜腔内的粘连,绝大多数病例可获得手术成功,术后乳糜胸完全消失。因此,推荐单侧或双侧乳糜胸均经右侧进入胸膜腔为宜。笔者体会经右侧进胸好,主要是右侧进胸,膈上胸导管位置比较固定,寻找和结扎胸导管比较容易,手术后能有效地控制乳糜外漏。最近,有人报告借助于体外压力泵行胸腹腔引流,将胸内乳糜液引流到腹腔,成功地治疗新生儿乳糜胸。

2)非创伤性乳糜胸治疗比较困难,主要原因是其病因难以确定。对于非创伤性乳糜胸的病例,已知病因者可以直接处理原发病和保守治疗,已知肿瘤引起者可用放疗或化疗。若原发病因并不明确,直接治疗原发病常无的放矢,保守治疗多费时费力,效果难以估计。因此,在这种情况下,结扎膈上胸导管不失为一减轻临床症状的权宜之计。对晚期肿瘤病人也可试用,但是恶性肿瘤病人结扎胸导管成功机会不大。除了结扎胸导管以外,壁层胸膜切除或应用胸膜刺激剂,如碘酊处理过的滑石粉,干纱布擦拭壁层胸膜,诱发胸膜产生粘连从而使胸膜腔闭塞,也是成功治疗乳糜胸的重要措施。由此可看出,原因未明的乳糜胸需尽力求得病因诊断,这需要全面体检和完全定量的化验检查,开胸探查仅为最后手段。若开胸探查不能切除病变,可行活组织检查,便于术后更合理地治疗。若未发现胸导管病变,此时手术可直接处理乳糜胸,包括胸导管结扎和壁层胸膜切除。

第十七节　心脏大血管损伤

【概述】

随着社会汽车所有量的增加,交通事故剧增,刀戳伤事件的频发,介入性心脏诊疗技术在临床上的广泛应用,心脏大血管损伤发生率日趋增多。心脏大血管损伤病情凶险,可引起大量失血和/或急性心脏压塞而导致迅速死亡。输血、补液和应用升压药物可使80%~90%病人获救。

对心脏大血管损伤迅速做出诊断及有效的抢救治疗是提高其治愈率的最重要因素。其中大部分病例经心包穿刺减压和/或施行手术缝合心脏大血管伤口抢救生命,但部分病人住院期间经急救处理后因心腔内结构损伤、心脏异物和大血管损伤等,后遗症需择期进一步诊断和处理。心脏大血管损伤一般可分心脏闭合伤、心脏穿透伤和大血管损伤3类,但通常为综合表现。

【治疗】

1. 胸外伤病人出现烦躁或意识障碍、面色苍白、皮肤湿冷、血压下降及脉搏细速等休克症状,即应考虑有心血管损伤可能。在抗休克、快速输液输血的同时,有条件病例可做床边胸部摄片及心脏超声检查,血胸病人立即做胸穿或胸腔闭式引流,并严密观察病情变化。

2. 严重胸外伤病人,特别在心前区锐器损伤者,须高度警惕心脏损伤的可能。若病人出现血压下降、脉压差小、心音降低及颈静脉怒张时,即可拟诊心脏压塞。心包穿刺既有助于诊断,又可缓解填塞症状,为观察病情变化或进一步手术创造条件。一般采用剑突下心包穿刺。为避免穿刺针损伤心脏,可在床头B超引导下进行。

3. 若有严重胸内大出血或急性心脏压塞症状出现,应果断急诊开胸,不能强调系统检查而失去抢救良机。部分病例伴有心内结构损伤,如瓣膜撕裂、乳头肌腱索断裂、室间隔穿孔等,可闻及响亮心脏杂音,心脏超声检查可以确诊。胸部钝性伤,虽无明显创口,若临床表现病情严重,心功能不全,应警惕有心肌挫伤或闭合性心血管损伤的可能。

一、心脏钝性闭合伤

【概述】

胸部严重挤压伤可引起心脏挫伤,致伤原因如有高速驶车突然减速、方向盘挤压、高处坠落等。心脏受伤的程度不一,可从心肌挫伤直到心肌破裂。也可伤及室间隔、瓣膜及乳头肌、腱索等。

心脏闭合性伤主要表现为心脏挫伤,轻者为心外膜或心内膜下心肌出血,少量心肌纤维断裂,重者为心肌广泛挫伤、大面积心肌出血,甚至坏死。心脏挫伤修复后可能遗留瘢痕,严重者可能日后发生室壁瘤。严重心脏挫伤的致死原因多为严重心律失常或心力衰竭。

【诊断】

1. 症状

轻度心脏挫伤可无明显症状,中、重度心肌挫伤者伤后可出现前区或胸骨后疼痛伴心悸、气短、心绞痛,甚至休克症状。

2. 体征

心前区可听到心包摩擦音，脉搏较快弱，有时不规则。有心衰者可出现肝肿大及下肢水肿。若合并室间隔及瓣膜损伤者心前区可听到病理性杂音。

3. 辅助检查

(1)胸部 X 线摄片：由于心包渗液或心包腔积血，心影可普遍增大。

(2)心电图：可呈现类似心包炎的 ST-T 改变，并可出现早搏、房颤及传导阻滞等心律失常表现。

(3)超声心动图：可显示心脏结构和功能变化。

(4)化验检查：磷酸肌酸酶及其同功酶(CK、CK-MB)、乳酪脱氢酶及其同功酶(LDH、LDH_1、LDH_2)和心肌肌钙蛋白(cTn)I 或 T 的活性测定可明显升高，血沉增快。

【鉴别诊断】

1. 单纯心肌挫伤很少阳性体征，心电图检查诊断价值较大，表现为 ST 段抬高和 T 波倒置低平。多为心动过速、期前收缩和阵发性房颤。

2. 血清磷酸肌酸激酶同功酶 CPK-MB 和乳酸脱氢酶同功酶 LDH_1 和 LDH_2 有诊断价值。

【治疗】

1. 单纯心肌挫伤者应给氧，卧床休息直至心电图恢复正常。主要为休息、严密监护、吸氧、镇痛等。

2. 临床特殊治疗主要针对可能致死的并发症，如心律失常和心力衰竭，这些并发症一般在伤后早期出现，但也有迟发者。

3. 心脏挫伤后是否会发生严重并发症常难以预测，一般主张以急诊室病人的血流动力学是否稳定和心电图描记是否异常作为进入监护室的标准。有心衰者应予强心利尿治疗。若合并瓣膜破裂、室间隔穿孔等，应在体外循环下行手术修补。

二、心脏穿透伤

【概述】

多由于利刃、弹丸、弹片经胸腹壁穿透心脏所致，以右心室最多见，依次为左室，左、右心房。凡上腹、腋窝及后背部的穿透伤均须怀疑心脏伤。

由于心脏外包以坚硬无伸缩性的心包，若心包伤口小或为凝血块堵塞，血液迅速积聚于心包腔可引起急性心包填塞。

【诊断】

1. 症状

急性心包填塞者呈休克状态，皮肤湿冷，呼吸快，烦躁不安，目光散漫，检查不合作。

2. 体征

血压下降，脉搏细速，心音弱远及颈静脉怒张等心包填塞体征。若伴有室间隔穿孔，心前区可听到杂音。

3. 胸腹壁穿透处可见血流涌出或溢出。

4. 辅助检查

(1)X 线检查，心影增宽，有时心包腔内可见液平面，透视下心脏搏动减弱。

(2)B 超可见心包腔内液平。

(3)中心静脉压测定有助于鉴别出血及心包填塞。

【鉴别诊断】

根据病人入院情况，X 线照片等不难鉴别。

【治疗】

1. 心包穿刺

心包内急性积血 150～200ml 即可导致严重休克，穿刺抽血 10～20ml 即可明显缓解症状。若心肌裂口小，经心包穿刺或引流后可自行止血愈合。

2. 手术

(1)急诊剖胸手术：对于胸内进行性大出血、急性心脏压塞者，需分秒必争组织抢救，立即行急诊开胸手术，以期达到迅速止血，解除心脏压塞，挽救病人生命。即使病人处于濒死状态，亦应大力抢救，紧急时可不经辅助检查，直接在急诊室行剖胸手术，不可轻易放弃治疗。根据伤情采用伤侧进胸或胸部正中切口，迅速进胸，寻找出血部位，酌情采取不同方法修补。一般以右室穿透伤最多见，其次为左室、右房等。多数病例能以手指按压止血，然后用带垫片无损伤缝针修补裂口。

(2)心内结构损伤的治疗

1)当心脏舒张期心室处于充盈状态时，如胸部、心脏突然遭受闭合性压缩性暴力，可导致心肌挫伤、心脏破裂，甚至引起心内结构损伤，后者有二尖瓣、三尖瓣、主动脉瓣撕裂，二尖瓣乳头肌、腱索断裂、室间隔破裂穿孔等。合并心内结构损伤病人，除胸外伤症状外，常迅速出现心力衰竭。根据心脏听诊、心脏二维彩色多普勒超声检查，即可明确心内结构损伤部位。

2)治疗除胸外伤常规处理外，还需要强心、利尿药物控制心衰，维持心功能。关于创伤性闭合性室缺、瓣膜损伤的手术时机问题，则取决于室缺分流量或瓣膜关闭不全的严重程度和临床表现。若室缺分流量小或二尖瓣、主动脉瓣反流在中等度以内，用药物治疗能有效控制充血性心力衰竭。一般认为手术最佳时机为伤后 3 个月，届时心肌创伤反应已消失，室缺裂口边缘有瘢痕形成，修补牢固，手术安全性大。若伤后进行性心衰不能控制，则必须及早进行手术治疗。这类病人由于心肌挫伤和胸部其他合并伤存在，增加了手术危险性和复杂性。

三、大血管损伤

【概述】

胸腹部闭合性损伤，常可伤及胸主动脉。最常见的损伤部位为邻近左锁骨下动脉的降主动脉，其次为主动脉根部。

【诊断】

1. 临床表现

主动脉损伤有以下几类：

(1)主动脉部分或全部横断，伤员多在数分钟内大出血死亡。

(2)主动脉损伤出血后，由于主动脉外膜及纵隔胸膜的阻挡，局部形成血肿，伤员可短暂生存，但常在数天内因再次大出血死亡。

(3)主动脉内膜及中层损伤而外膜完整，形成假性动脉瘤，伤员可无明显症状，常在 X 线检查中发现。

2. X 线检查

可显示上纵隔阴影增宽，主动脉造影可明确主动脉损伤的部位及范围。

【鉴别诊断】

根据出血情况和位置等容易鉴别。

【治疗】

降主动脉损伤可经左侧后外切口径路，在左心转流下修补，若血管损伤范围小，受损血管切除后，吻合时如无张力，则可行端端吻合；若血管损伤范围广泛者，应切除后植入人造血管。升主动脉损伤应经纵隔劈胸骨径路在体外循环下修补。

第十八节　胸廓骨折

【概述】

胸廓由胸骨、12 对肋骨、12 个胸椎相互连结共同构成。在胸廓骨折中，肋骨骨折最为常见，约占 90%。肋骨骨折常发生在第 4～10 肋。第 1～3 肋较短，且有肩胛骨、锁骨保护，不易骨折。第 11～12 肋为浮肋，活动度大，骨折少见。胸骨骨折多由较大直接外力或前胸受挤压所致，常发生于胸骨柄与胸骨体交界部，如果造成第 1～3 肋或第11～12 肋骨折，则往往外力打击很大，应密切注意同时有无合并胸内或腹内器官损伤。

由于致伤暴力不同，可以产生单根或多根肋骨骨折，每根肋骨又可在一处或多处折断。单处骨折如无胸内脏器损伤，多不严重。但有相邻的几根肋骨同时两处以上骨折可造成连枷胸，产生反常呼吸运动，严重影响呼吸和循环功能。肋软骨骨折常发生在肋软骨与肋骨或与胸骨连接处，并易脱位。胸骨骨折的部位多发生在胸骨体部或柄体交界处，由于容易合并胸内脏器损伤，病死率达 25%～45%。

【病因】

肋骨骨折一般由外来暴力所致。直接暴力作用于胸部时，肋骨骨折常发生于受打击部位，骨折端向内折断，同时胸内脏器造成损伤。间接暴力作用于胸部时，如胸部受挤压的暴力，肋骨骨折发生于暴力作用点以外的部位，骨折端向外，容易损伤胸壁软组织，产生胸部血肿。开放性骨折多见于火器或锐器直接损伤。

此外，极少数病例肋骨骨折发生在骨质疏松、骨质软化或原发性和转移性肋骨肿瘤的基础上，称为病理性肋骨骨折。胸骨骨折多由直接暴力所致。

【诊断】

1. 外伤史

如有胸部外伤史，胸壁有局部疼痛和压痛，咳嗽及深吸气时疼痛加剧等临床症状；体检时可有胸骨区肿胀、明显压痛，胸廓挤压试验阳性，应想到胸廓骨折可能。如果压痛点可触到摩擦音，诊断可确立。如果胸壁出现反常呼吸运动，说明有多根多处肋骨骨折。合并肋骨骨折时可有反常呼吸运动。骨折重叠移位时，可触及畸形及骨摩擦音或骨折端随呼吸移动。

2. 临床特点

(1)疼痛：可有胸骨区疼痛、肿胀，骨折部位疼痛最明显，深呼吸、咳嗽或身体转动使疼痛加剧。疼痛使伤侧呼吸活动度受限，不能有效排痰，容易造成肺部并发症。骨折部位压痛明显，可产生骨摩擦音。

(2)体征：胸壁伤处局部可能有肿胀或局部血肿。骨折移位时可见局部变形。连枷胸病人可见软化胸壁与正常胸壁在呼吸时呈反常运动，病人可有呼吸困难、发绀，甚至休克。如合并胸膜，胸内脏器损伤，则有相应的症状和体征。

无合并损伤的肋骨骨折称为单纯性肋骨骨折。除了合并胸膜和肺损伤及其所引起的血胸或(和)气胸之外,还常合并其他胸部损伤或胸部以外部位的损伤,诊断中尤应注意。

第1肋或第2肋骨骨折常合并锁骨或肩胛骨骨折,并可能合并胸内脏器及大血管损伤、支气管或气管断裂、或心脏挫伤,还常合并颅脑伤;下胸部肋骨骨折可能合并腹内脏器损伤,特别是肝、脾和肾破裂,还应注意合并脊柱和骨盆骨折。但是,当第7肋以下的肋骨骨折时,由于骨折处肋间神经受刺激,产生传导性腹痛。

3. X线检查

不但可以观察骨折的情况和部位,而且可以了解胸内脏器有无损伤及并发症。X线胸片上大都能够显示肋骨骨折,但是,对于肋软骨骨折、"柳枝骨折"、骨折无错位、或肋骨中段骨折在胸片上因两侧的肋骨相互重叠处,均不易发现,应结合临床表现来判断以免漏诊。伤后3～6周再次胸部摄片,可以显示骨折后有骨痂形成阴影。胸骨骨折则在胸骨侧位片才能清楚显示骨折。

【鉴别诊断】

应注意与腹腔脏器损伤所引起的腹痛相鉴别。

【治疗】

胸廓骨折的治疗原则为止痛、恢复胸壁功能和防治并发症。

1. 单纯闭合性肋骨骨折的治疗

(1)止痛

1)可口服或肌内注射止痛剂。

2)肋间神经阻滞和痛点封闭。由于肋间神经的支配范围不十分明确,所以阻滞范围一般应包括骨折部位上、下各1～2个肋间。痛点封闭可用0.5%～1%普鲁卡因溶液10ml,直接注入骨折部位及其周围。药液作用一般持续6～12小时,必要时可重复施行。

(2)中医中药治疗:一般常用活血化淤、通络药物,用中药接骨散治疗肋骨骨折,对减轻骨折局部软组织肿胀和疼痛,加速骨折愈合有良好效果。

(3)积极鼓励和协助病人咳嗽、排痰及早期下床活动,对减少呼吸系统并发症非常重要。

2. 连枷胸的治疗

(1)纠正反常呼吸运动

1)厚敷料固定包扎:适用于软化胸壁范围较小者或紧急处理时暂时使用。方法是用棉垫数块或沙袋压迫覆盖于胸壁软化区,并固定包扎。注意压力适中,不宜过紧,以免肋骨骨折端嵌入胸膜腔内,发生气胸、血胸等并发症。

2)胸壁牵引固定:在局部麻醉下用手术巾钳夹住游离段肋骨,或用不锈钢丝绕过肋骨上、下缘,将软化胸壁提起,固定于胸壁支架上,或用牵引绳通过滑车进行重量牵引,牵引时间为2～3周。

3)呼吸机"内固定":适用于伴有呼吸功能不全的病人。施行气管插管或气管切开术。连接呼吸机进行持续或间歇正压呼吸2～4周,待胸壁相对稳定、血气分析结果正常后逐渐停止呼吸机治疗。

4)手术内固定:适用于合并有胸内脏器损伤需开胸手术的病人。可在手术时切开胸壁软组织,暴露肋骨骨折断端,用金属缝线固定每一处骨折的肋骨。对于双侧前胸部胸壁软化,可用金属板通过胸壁后方将胸骨向前方托起,再将金属板的两端分别固定于左右两侧胸廓的肋骨前方。

(2)止痛:硬膜外麻醉止痛效果满意,可使病人长时间保持无痛状态,同时可以明显地增加肺活量,对保持呼吸道通畅及预防肺功能不全有重要作用。一般在72小时后逐渐减量或改用全身止痛剂。

(3)其他治疗:包括抗休克、防治感染和处理合并损伤。

3. 肋软骨骨折及脱位的治疗

可根据轻重选用以下方法:

(1)给予止痛剂;

(2)局部痛点封闭;

(3)外敷止痛膏;

(4)手术治疗,在局麻下,切除骨折断端各1～2cm,使其断端不互相摩擦,对缓解疼痛疗效佳。

4. 胸骨骨折的治疗

(1)无移位的骨折:可采取卧床休息2～3周,肩胛区垫以小枕,骨折部位用沙袋压迫,或者采用胸带包扎固定2～3周,并给予适当止痛剂。

(2)有移位的骨折

1)闭式复位:成角畸形者局部加压即可复位,有重叠畸形时,可在局麻下,令病人胸椎过伸,双臂上举过头,然后用手在骨折处加压使之复位,再用胸带包扎固定2～3周。

2)手术复位:适用于闭式复位不成功或合并有胸内脏器损伤需手术治疗者。可在骨折处做胸骨正中切口或横切口,暴露骨折区,用钝性骨膜剥离器撬起骨折断端,使之上、下端对合,然后在骨折线上、下方1cm处钻孔,用不锈钢丝缝合固定。手术后宜指导病人进行呼吸锻炼。

5. 开放性骨折的治疗

及早施行清创术。清除碎骨片及无活力的组织,咬平骨折断端,以免刺伤周围组织。如有功间血管破损者,应分别缝扎破裂血管远、近端。剪除一段肋间神经,有利于减轻术后疼痛。胸膜破损者按开放性气胸处理。术后常规注射破伤风抗毒血清和给予抗生素防止感染。

第十九节　急性创伤后呼吸功能不全

【概述】

此综合征以前被称为挫伤性肺炎或"创伤性湿肺"。综合征的实质是病人在胸部损伤后,在支气管和肺泡内积聚大量的血液、血浆、水肿液、漏出液和支气管分泌物的混杂液体,而病人无能力将其咳出,加以伤后释出多种细胞因子使肺泡膜与内皮损伤,导致肺间质水肿等因素,引起严重缺氧。此综合征也可继发于脑、腹部、四肢等创伤后。

【发病机制】

肺挫伤后,呼吸运动加快,支气管肺泡被血液堵塞,淤血也引起支气管反射性痉挛,肺泡细胞缺氧,组织通透性增加,甚至血浆也大量渗入肺泡内。近20年来的研究显示,创伤引起的各种作用于血管的活性物质和细胞毒素,流经肺循环时损伤肺毛细血管内皮细胞,使肺毛细血管的通透性增加,肺泡间质水肿,进入肺泡内的血浆蛋白质形成透明膜,失去气体交换的能力,实为微型肺不张,严重缺氧。

病人不能从呼吸道排出这些液体的原因主要是无力咳嗽。创伤后未被控制的胸痛、膈肌升高、连枷胸引起的反常呼吸运动和中枢神经系统被抑制都是干扰有效咳嗽的因素。

遭受严重的钝性胸部创伤后,某些病人只引起局部肺挫伤,而另一些病人则为弥漫性肺挫伤。继之,发展为呼吸窘迫综合征,其原因尚不清楚。当然,创伤的严重程度是一个明显的因素,创伤后大量输血补液可能是另一个重要因素。当遭受高速、低重量的钝性创伤时,如果声门关闭或气管有梗阻,则加重肺挫伤的程度,这个原理得到动物实验的征实。肺组织对各种类型损伤的反应都是相同的形式,最终发展为实变。经实变区的血未经氧合形成分流入肺静脉系,未经气体交换引起的低氧血症,肺顺应性降低和过度通气(创伤后呼吸加快)引起的低碳酸血症,构成呼吸窘迫综合征的主要病理生理异常。

【诊断】

1. 临床特点

胸部损伤后,病人通常出现无效的干咳,很快发展为进行性呼吸困难,呼吸深快。呼吸频率增速,可达30~50次/分。在急诊接待这种病人时,应高度怀疑为呼吸窘迫综合征。

2. 体检

胸部体征常不如症状明显,呼吸音增强,发现双肺有分散、细小的湿啰音,咳嗽后不能完全消失,局部有喘鸣音。

3. 实验室检查

严重低氧血症,开始为低碳酸血症,随后发生酸中毒。

上述体征与合并有支气管痉挛的肺水肿体征相似,但其程度和分布范围较初期X线胸片上所见还要严重。

4. 胸部X线检查

在早期只发现肺纹理增多,少数绒毛状不透明的阴影,不久则出现双肺弥漫性浸润性阴影,很快变成真正的“暴风雪”,只有很小部分有功能的肺组织。

【鉴别诊断】

1. 诊断标准

各医院对呼吸窘迫综合征的诊断标准虽不尽相同,但目前国内对具备下列资料者均认为应该确诊。

(1)呼吸>35次/分。

(2)呼吸空气时 $PaO_2 \leqslant 8.0kPa$ (60mmHg),或 $PaO_2/FiO_2 \leqslant 300$ (PaO_2 以mmHg计算);胸片示双肺弥漫性浸润性阴影;静态肺顺应性 $\leqslant 50ml/cmH_2O$;Q_t/Q_T(分流率)$\geqslant 20\%$;PCWP $\leqslant 2.13kPa$ (16mmHg)。

2. X线胸片

必须重复直立位X线胸片。在初期通常这些表现,首先出现在受冲击一侧。

根据上述资料即可做出初步诊断。

【治疗】

目前,对呼吸窘迫综合征的发病机制尚未十分清楚,对其治疗基本上属支持疗法尽力维持氧合功能和足够的心排血量,以保持重要器官的功能。

1. 促使病人咳嗽和排痰

应将病人放在半坐位,在氧气充足,湿化的床罩内,做肋间神经封闭以控制胸痛,促使病人咳嗽;应考虑做鼻气管吸痰,经支气管镜吸引及气管切开吸痰;采用小剂量氨茶碱对支气管痉挛有效,有心律失常者慎用。

2. 控制静脉输液量

(1)如果诊断之前在急救期间已因过量输液产生超负荷,应静脉给予利尿剂,如呋塞米20~100mg,视病情而定。

(2)由于过量输液,特别是血浆,使渗漏入肺泡和肺间质的液体增加,加重肺水肿,故应严格控制入量,一般输液量控制在1ml/(kg·h)。

3. 药物治疗

(1)在实验性研究创伤后肺实变的各种类型时,发现激素对治疗肺挫伤有效,可能由于它能影响细胞膜的通透性。

(2)大部分病人并发支气管炎,故建议及早使用抗生素,应根据感染情况调整其类别和用量。有人建议用祛痰药和黏液溶解剂,但其效果尚不明显。

(3)为改善肺循环及支气管痉挛可用受体阻滞剂和酚妥拉明5～10mg静脉滴注。

(4)为预防因应激性溃疡引起消化道出血,可给予西咪替丁等H_2受体拮抗剂。

一旦确诊,就要考虑急送加强治疗病房或急诊做气管切开术,以吸除痰液,降低呼吸道阻力,减小呼吸死腔和呼吸做功。

4. 机械通气

合理、及时应用机械辅助通气,可降低严重病例的病死率。若间歇正压通气仍不能维持PaO_2在8.0kPa(60mmHg)以上,应使用呼吸末正压通气(PEEP),根据病情,可给予0.490～0.981kPa(5～10cmH_2O)的正压。最佳的PEEP,使Qs/Ot降至最小,心排出量最大。这种正压呼吸可以张开狭窄的细支气管和不张的肺泡,吸入更多的氧气进行气体交换。在使用PEEP时要注意观察呼吸道内压力,预防心排血量下降,以减少气压伤和影响回心血量。病情好转停用PEEP时,以逐步降低正压逐渐撤除为宜。

【预后】

呼吸窘迫综合征病人对麻醉和手术的耐受力极差,是进行任何手术的禁忌证。来急诊室的病人,往往由于为肯定诊断花费很长时间,最后终于确诊,但病情已发展到危重阶段,且常因心血管、脑、肾和肝等脏器同时或相继出现功能衰竭而致死。目前,病死率仍高达50%,病程长的成活病例在后期可能并发肺间质纤维化而致残。

第二章

胸壁胸膜疾病

第一节　先天性胸壁畸形

【概述】

胸壁先天性发育异常导致外形及解剖结构改变，形成各种胸壁畸形。以胸骨、肋骨凹陷畸形(漏斗胸)和凸出畸形(鸡胸)较为多见。

一、漏斗胸

【概述】

漏斗胸(funnel chest)是胸骨连同肋骨向内向后凹陷，呈舟状或漏斗胸骨体剑突交界处凹陷最深。

【病因】

其病因尚不清楚，目前有 2 种看法。一是认为由于肋软骨生长不协调，胸骨中下部两侧的肋软骨生长过快，将胸骨向后挤压而成；二是膈中心腱过短，膈肌纤维附着于胸骨下端及剑突部将其向后牵拉所致。

【诊断与鉴别诊断】

1. 较轻的漏斗胸无明显症状。畸形严重的患儿，由于凹陷部压迫心、肺，影响心肺功能，导致活动能力受限，活动时出现心慌、气短和呼吸困难。并容易发生上呼吸道感染及肺部感染，可因反复感染而引起支气管扩张。

2. 体征除胸廓畸形外，常见凸腹及轻度驼背。

3. X 线侧位胸片可见下段胸骨向后凹陷，与脊柱的距离缩短。

4. CT 图像凹陷更为确切清晰。

【治疗】

漏斗胸的手术治疗应根据其严重程度，

对心肺功能影响及畸形的发展趋势而定。3岁前有假性漏斗胸,部分病人可自行消失,故暂不宜手术。一般在3～5岁后即可手术治疗,早期手术效果较好。

手术原则:

1. 切断膈肌与胸骨、剑突的附着部分,充分游离胸骨和肋骨背面。

2. 将所有下陷肋软骨与肋骨、胸骨的连接处切断,过长者楔形切除一小段。

3. 在胸骨柄于胸骨体交界处平面横断,抬起下陷部分,矫正整个胸廓畸形,并妥善固定,称为胸肋抬举术。

还有一种胸骨翻转术,即按"1"步骤完成后,自上而下沿凹陷的肋软骨边缘切断肋软骨与肋间肌,再横断胸骨,形成游离的胸骨肋软骨骨瓣,做180°翻转后放回原位缝合固定。手术方法的选择应根据具体情况而定,年龄较小(15岁以下)、畸形范围小、凹陷浅者,多选择胸肋抬举术;年龄较大、畸形严重者,以选择胸骨翻转术为宜。

二、鸡　胸

【概述】

鸡胸又称鸽胸(pectus carinatum or pigeon brest)为胸骨前凸,两侧肋软骨和肋骨凹陷。畸形分为2型:

Ⅰ型:胸骨柄、胸骨体上部及相应肋软骨向前突起,胸骨体中下部渐向后凹陷,剑突又弯向前方。胸骨纵切面呈Z字形。

Ⅱ型:胸骨整体向前突出,剑突朝向背部,胸骨两侧肋软骨明显向内凹陷。

【诊断及治疗】

畸形轻者无临床症状,一般并不迫切需要手术矫治。

严重者可将内陷的肋软骨和肋骨行骨膜下切除,再将过长的骨膜做纵形缩短缝合,使之收紧变直矫正畸形。

第二节　非特异性肋软骨炎

【概述】

肋软骨炎(tietze disease)是肋软骨非化脓性炎症,临床较为常见。好发于青壮年,女性多于男性。多位于第2～4肋骨,单侧较多。

【病因】

本病病因不明,可能与病毒感染,慢性损伤有关。病理切片肋软骨多无异常,只是发育较粗大。

【诊断与鉴别诊断】

1. 局部肋软骨轻度肿大、凸起,有疼痛及压痛,咳嗽、上肢活动或转身时疼痛加重。

2. 病程长短不一,可自数月至数年不等,时轻时重,反复发作。

3. X线检查及实验室检查多无异常发现。但可排除胸内病变、肋骨结核及骨髓炎等。

【治疗】

1. 原则上采用非手术治疗。抗生素和各种理疗均效果不明显,一般采用对症治疗,如局部痛点封闭。

2. 若长期应用各种治疗无效，且症状较重或不能排除恶性肿瘤时，可将肋软骨切除。

第三节　胸壁结核

【概述】

胸壁结核(tuberculosis of chest wall)是指胸壁软组织、肋骨或胸骨的结核病变。

【病因】

胸壁结核多继发于肺或胸膜结核。结核杆菌主要用过淋巴系统、血行播散或直接扩散而累及胸壁各层组织，包括骨骼系统和软组织部分。

胸壁结核好发于腋后线前方的第 3～7 肋骨部，经穿透肋间肌蔓延至胸壁浅部皮下层，往往在肋间肌内外各形成一个脓腔，中间有窦道相通呈哑铃状；有的脓肿穿通肋间肌后，因重力坠积作用脓液向下向外流注而表现为侧胸壁、脊柱旁或上腹壁脓肿。

脓肿如有继发感染，可自行破溃，也可因穿刺或者切开引流形成经久不愈的窦道。

【诊断与鉴别诊断】

1. 胸壁结核多无明显全身症状，若原发结核病变尚有活动，可有低热、盗汗、乏力及消瘦等症状。多数病人除有局部不红、不热、不痛的脓肿外，几乎没有症状，故称为寒性脓肿。

2. 若脓肿穿破皮肤，常排出稀薄、混浊、无臭味的脓液，常伴有干酪样物质，形成的溃疡或者窦道经久不愈。若合并化脓菌感染时，可出现急性炎症的局部表现和全身症状。

3. 胸壁出现的无痛性肿块，按之有波动，或者肿块穿破皮肤形成经久不愈的窦道，首先应考虑胸壁结核。

4. 穿刺若抽得无臭味脓液或混有干酪样物质，常规涂片及细菌培养阴性，多可明确诊断。穿刺部位应选在脓肿上方，避免垂直刺入而致脓液沿针管流出形成窦道。

5. 胸部 X 线检查有时可发现肺、胸膜或者肋骨结核病变，但 X 线检查阴性并不能排除胸壁结核的诊断。已形成胸壁窦道者，取窦道肉芽组织活检可帮助明确诊断。

【治疗】

1. 全身治疗

由于胸壁结核是全身结核的一部分，故首先应注意全身治疗，如休息、营养及规范的抗结核药物治疗。

2. 切开引流

有活动性结核时不宜手术治疗，对未合并细菌感染的胸壁结核，禁忌行脓肿切开引流。只有伴发混合感染时，才可行脓肿切开引流。脓肿较小或者年老体弱者，可行穿刺排脓后注入链霉素 0.5g，并加压包扎，每 2～3 天 1 次。若胸壁结核病灶范围大，药物治疗效果不佳，或已形成窦道并反复感染的应在原发病灶稳定的情况下手术治疗。

3. 手术治疗

原则要求彻底的清除病变组织，包括受侵的肋骨、淋巴结和有病变的胸膜，切开窦道，彻底刮除坏死组织和肉芽组织，胸壁创面切取周围肌瓣填塞以消灭残腔，术毕加压包扎，必要时放置引流条，术后继续抗结核治疗 6～12 个月。

第四节 胸壁肿瘤

【概述】

胸壁肿瘤(neoplasm of chest wall)是指发生在胸壁深层组织的肿瘤,如骨骼、肌肉、血管和神经等组织肿瘤,不包括皮肤、皮下组织及乳腺的肿瘤。

胸壁肿瘤分为原发性和继发性两大类。原发肿瘤又分为良性及恶性两种。

1. 常见的原发良性肿瘤有脂肪瘤、骨纤维瘤、软骨瘤、骨软骨瘤、骨囊肿等。原发恶性肿瘤多为各种肉瘤如纤维肉瘤、骨肉瘤、骨软骨肉瘤、血管肉瘤、横纹肌肉瘤、神经纤维肉瘤等。

2. 继发性的胸壁肿瘤几乎都是其他部位的恶性肿瘤转移而来,以转移至肋骨多见,常造成肋骨的局部破坏或病理性骨折,引起疼痛,但肿块多不明显。

【诊断与鉴别诊断】

1. 主要根据病史、症状和肿块的性质来判断,一般生长迅速、边界不清、有持续疼痛者多为恶性或是良性肿瘤有恶变的征兆;生长缓慢、边缘清晰,除在胸壁查到包块外无其他症状者多为良性。

2. X 线、CT 及超声检查有助于诊断。必要时可行肿瘤穿刺或切取部分组织做病理切片检查以明确诊断。但取组织活检最好与切除计划联系起来一起进行。

【治疗】

原发胸壁肿瘤无论良性还是恶性,只要在条件允许的情况下都应尽早手术治疗。继发性胸壁肿瘤若原发灶已切除,也可行手术治疗。

手术原则:

1. 良性肿瘤可局部切除,但某些具有易复发和恶性变的良性肿瘤,如软骨瘤、骨软骨瘤、骨巨细胞瘤等应适当扩大切除范围。

2. 恶性肿瘤必须行胸壁大块组织切除,并行淋巴清扫。

3. 胸壁大块组织缺损必须同期修补以闭合胸膜腔和维持胸壁稳定。恶性胸壁肿瘤术后,仍应联合化疗或放疗,以提高治疗效果。

第五节 脓 胸

【概述】

胸膜内积存有脓液即称为脓胸。脓胸是一严重威胁人们健康的疾病,当病人从严重肺部感染渡过以后,他们中约有 10%发生脓胸这一合并症,从而开展了以前未能进行的许多胸内疾病的外科手术。结果手术后脓胸合并症的上升成为脓胸的主要内容。

手术后脓胸与肺炎后脓胸特点不同,处理方法也不尽一致。如今各种有效抗生素和外科手术技术的提高,术后脓胸也不多见。

【病因病理】

1. 发病原因

原发性脓胸临床极为罕见,绝大多数是胸膜腔内继发感染所致。继发感染中约60%从邻近胸膜腔的脏器或组织感染而来,其中肺部感染最为常见。肺炎后脓胸产生机制可能是细菌和感染物堵塞了肺部淋巴管,致淋巴液逆流,感染通过淋巴管从肺部病灶传递到胸膜腔;或者是肺炎直接扩散至胸膜腔,细菌产生溶组织酶引起组织坏死和微小脓肿形成,终末小支气管的脓肿破溃可直接污染胸膜腔产生脓胸。所以,胸膜腔内有死腔存在,胸膜腔内有积液成为细菌培养基,加上细菌污染的共同作用才引起了脓胸。

临床上所谓的"原发性脓胸"实际上都是亚临床肺炎。其他引起脓胸的原因还有来自纵隔内的感染,如食管破裂最终会造成脓胸,若曾有过器械或内镜检查的病史可帮助诊断脓胸和产生的原因,但是缺乏产生脓胸的明显诱因时,应尽力寻找,也应警惕自发性食管破裂的可能。某些少见的情况亦可造成脓胸,如颈后深部软组织感染、胸壁感染、胸椎感染以及极罕见的纵隔淋巴结感染等。在附近脏器感染蔓延所致脓胸中,临床上膈下脓肿并不少见,它常常造成胸腔反应性积液,偶尔严重感染蚀破膈肌也可直接感染胸膜腔。隐袭发生的腹腔内脓肿有时也有类似情况发生。

细菌直接种植胸膜腔也是产生脓胸的一个原因,它占35%~40%,如胸腔诊断性穿刺、胸膜腔置管引流、较大的胸腔内手术操作以及食管或肺等污染性手术,均可造成手术后脓胸。另外,胸部创伤有两个因素对于脓胸产生最重要,胸壁穿透伤和血气胸,前者是因为附有细菌的异物存留于胸膜腔,后者是因胸腔穿刺、置管或邻近肺组织的感染污染胸膜腔,从而继发血胸感染。已有材料表明血气胸比单纯血胸或单纯气胸更容易继发感染。少见的胸外伤所致脓胸还有食管钝性破裂和急性膈破裂造成肠嵌顿绞窄坏死等。更少见的是血源性细菌播散发生在一侧全肺切除后脓胸,在脓胸发病原因中,它占不到1%。

2. 病理改变和分期

胸膜腔有较强的抗感染能力,但当胸腔有积血时,或胸腔内致病菌较多或致病力强或病人体质较差时,胸腔感染机会明显增加。胸科手术后的病人均存在胸腔感染的各种诱因,任一环节的失误都可导致胸腔感染即脓胸。发生脓胸有一系列病理变化,了解这些变化,对不同时期的病人采取不同的治疗措施,是选择正确治疗的关键。脓胸可因发生时间长短分为急性及慢性脓胸期。其病程可分为3期:急性渗出期、纤维素化脓期及机化期。详细内容请参见第七章第四节。

3. 脓胸的致病菌

在有效的抗生素发现以前,肺炎球菌和链球菌是脓胸最常见的致病菌。目前,抗生素广泛大量应用,葡萄球菌已成为呼吸系统最常见的致病菌了,尤其是2岁以下的儿童脓胸病例,92%培养出来的细菌是葡萄球菌。其次的致病菌还有革兰阴性菌,如假单胞菌属、肺炎杆菌、大肠杆菌、产气杆菌、变形杆菌和沙门菌等。细菌培养技术的提高,以上这些细菌引致脓胸越来越多地被辨识出来。

【诊断】

1. 临床表现

肺炎后脓胸并无特殊的临床表现。对于一急性肺部感染的病人,合并有胸膜腔积液,应时刻想到急性脓胸的可能。典型急性脓胸病人常见主诉有患侧胸部疼痛、沉重感。全身症状可有发热、疲乏无力、心跳、呼吸增快,有时病人可有咳嗽并咳出脓痰。体格检查可发现受累侧胸廓呼吸动度减弱,肋间隙饱满增宽，叩诊有疼痛发现浊音，听诊可闻及胸膜摩擦音，呼吸音减低或消失；肺实变可闻及支气管性呼吸音，胸腔积液则听不到呼吸音。

2. 放射学检查

(1)胸部X线片：可能显示肺炎或肺组织炎以及中等量胸腔积液，或一侧胸腔因大量积液变得完全不透明。当然不含气的肺组织与胸腔积液在X线片上具有相同的密度，面对一侧胸腔灰白一片完全不透明，放射科医师单从X线片上很难说出有多少不张的肺或肺实变，又有多少是胸腔积液。此时，另外大量胸腔积液时，气管与纵隔可被推移向健侧，而肺不张时气管和纵隔可被拉向患侧。有时纵隔移位可产生严重的呼吸循环障碍，出现明显的临床症状。

(2)超声检查：对于胸腔积液与肺实变、肺不张的鉴别提供较大帮助。

(3)胸部CT：能清楚显示胸膜腔内的病变，如积液的量、部位以及肺内病变等。

(4)穿刺检查：一旦证实胸腔内有积液，即应行胸膜腔诊断性穿刺。有人提出，穿刺液的大体形态特征和臭味对脓胸诊断及处理最有价值。稀薄的脓液，即使培养出细菌，胸腔穿刺和抗生素治疗就可取得明显的治疗效果，稠厚的脓液则需要外科手术处理。

3. 细菌培养和药物试验

胸腔穿刺抽出的胸液要送细菌培养和药物敏感度试验，包括革兰染色、厌氧菌培养。最近的研究表明，耐青霉素的金黄色葡萄球菌、革兰阴性菌和厌氧菌是造成脓胸的最主要病菌。Bartlett等也提出76%的脓胸病人或者单独(35%)有厌氧菌，或者合并(41%)有需氧菌。

在胸腔积液的分析检查中，最有争论的是关于胸液的生化指标。某些学者认为，若胸液内的pH值低(＜7.0)，葡萄糖含量低(＜50mg/dL)，LDH含量高(＞1000IU/L)，则应行胸腔引流。因为这些参数预示着将要发生脓胸等合并症，这些生化指标改变在细菌染色和培养结果出来以前即已显示。解释原因是由于白细胞活性以及酸性代谢产物增加的结果。

病人已经接受了抗生素治疗后，其临床症状、体征可有相当的变化。抽出的胸液仅可见稍许有些混浊，在50%的病例细菌培养往往无细菌生长。尽管细菌培养结果阴性，但是胸腔内感染依然存在，这是因为抗生素对细菌培养的掩盖作用，也可能是未进行全面的细菌培养，如厌氧菌培养。在进行胸液细菌培养的同时，还需要做痰细菌检查和培养，它的意义在于产生肺部感染的致病菌同时也是造成脓胸的致病菌。若连续多次细菌培养均为阴性，而病人对治疗无明显改善，此时应怀疑是否脓胸因结核菌或真菌感染所致。纤维支气管镜检查的目的是除外气管或支气管内有无肿瘤存在，有无异物存留。此外，通畅的呼吸道对于胸管引流后肺的膨胀或以后行胸膜纤维板剥脱手术均是必不可少的。

【鉴别诊断】

1. 脓胸和肺内脓肿的鉴别对治疗有较大的意义

虽然两者的治疗原则均是抗感染和脓液引流，但是脓胸依靠胸管引流出脓液，而肺脓肿则需要体位引流达到治疗的目的。若将胸管误插入肺脓肿内，则可能会产生脓胸、气胸、支气管胸膜瘘和出血等合并症。但是若肺脓肿周围有较多的增厚的胸膜和纤维化的肺组织所包围，也不一定会发生以上合并症。关键要看肺脓肿的位置，紧贴胸膜的肺脓肿并无太大的危险。出现气液平面对于两者的鉴别也没有更大的帮助，因为包裹性脓胸也可以出现气液平面，如气体可来自于产气杆菌,胸腔穿刺,以前气胸未完全吸收,有支气管胸膜瘘等。

2. 胸部 CT 鉴别诊断

一般来讲,脓胸的脓腔形态比较均匀,位置靠近胸壁,垂直向和水平向比其横向更大。相对典型肺脓肿多呈球形,并不一定贴近胸壁,肺脓肿周围有较重的肺组织感染。此时,肺炎症状逐渐减轻或消失,但是病人仍持续有发热。最终脓胸可形成皮下脓肿自发从胸壁破溃,或蚀破支气管形成支气管胸膜瘘。此时,病人可有咳嗽、咳痰,有时咳出臭味的脓性痰。支气管胸膜瘘形成后,若引流量大,应嘱病人侧卧病侧位于下方,以免大量呼吸道分泌物和脓胸液体流入健侧造成窒息。

3. 急性脓胸发作与慢性期鉴别

6 周后即进入脓胸的慢性期。慢性脓胸多是由于急性脓胸未能及时发现,或者虽然发现了却未能适当治疗,引流不彻底而致。另外,某些病人是因为胸内有异物存留、存在支气管胸膜瘘、邻近脏器有慢性感染,如肋骨骨髓炎,膈下脓肿,还有些病人是因患有肺结核病。病人多表现消瘦,全身衰弱,呈现贫血,营养消耗,低蛋白血症,还有慢性全身中毒症状,如乏力、低热、食欲不振等。体检可发现病人患侧胸廓塌陷变形,肋骨聚拢,肋间隙缩窄,纵隔移向患侧,呼吸音明显减低,有时并可见杵状指(趾)和脊柱侧弯(脊柱弯向对侧)。

慢性脓胸的放射学检查可发现胸膜广泛增厚、钙化或异物存留。有支气管胸膜瘘则可显示气液平面。包裹性脓胸脓腔较小或有窦道存在,可注入造影剂显示脓腔大小和范围以及与支气管胸膜瘘的关系。

【治疗】

1. 急性或移行性脓胸的治疗

正常胸膜腔,只要肺能完全膨胀就有很强的抵御细菌侵入的能力。肺部感染出现胸腔积液,以后发展至慢性脓胸,意味着肺内感染未能有效控制。一旦肺炎得到有效控制,胸膜腔本身即有能力清除积液和残渣。因此,处理肺炎后胸腔积液重点应放在治疗肺部感染。处理慢性脓胸的许多方法,像开放引流、胸廓成形术、胸膜纤维板剥脱术都是因为身体本身缺乏肺部病变自愈的能力。继发于肺炎的胸膜腔积液,可能是清稀浆液性的,或云雾状混浊状的,或完全是脓性的。后两种胸液可以诊断为脓胸。

(1)急性和纤维脓性脓胸治疗的原则:①全身和局部应用有效的抗生素控制感染;②充分引流排净胸腔内积液;③促使肺复张闭塞胸膜腔。

(2)胸腔穿刺:是最简单有效的排除胸腔积液的方法。首先确定积液的位置,采用大号粗针进行穿刺,渗出性稀薄的积液有时一次穿刺即可抽净,加上应用敏感的抗生素,治疗效果极佳。当脓胸已有包裹时,脓腔定位并不容易。此时,胸部正侧位胸像帮助不大,胸部 CT 和超声检查对定位有重要作用。若胸穿抽出的稠厚脓液,送化验检查显示低 pH,低葡萄糖量,高 LDH,则应胸腔闭式引流,以尽快排净胸内积液,使肺重新复张。若胸液显示未被细菌污染,系因支气管内肿瘤或限制性肺炎而致肺不能膨胀,此时不宜插管引流,因为可能会造成胸膜腔污染和脓胸形成。至于采取哪种胸管(橡皮管、蘑菇头状或硅胶管),或是什么方式(切开或套管针)进行置管,依每个医师的偏好决定,目标是充分引流尽快促使肺复张。需注意的是置管多少具有一定的盲目性,小心勿损伤膈肌将胸管插入膈下。

当脓液比较稠厚时,穿刺不容易获得较多脓液,此时胸腔置管行闭式引流可有较大效果,它帮助排空胸内脓液,也促使肺尽快复张。有时反复胸腔穿刺后，胸内脓液逐渐变得黏稠，并因纤维素沉着，使游离的胸腔出现分隔，无论穿刺或胸腔闭式引流均不能有效排出脓液，在这种情况下，肋骨切除胸腔引流术便有指征。具体方法在全身麻醉下，切开胸壁及肌层，切除一小段肋骨，完全打通胸膜腔内所有的分隔，再吸净胸内脓液，冲洗胸腔，最后另孔置放胸腔引流管，接闭式引流瓶。病人一般状况不好，可采用局部麻醉进行。术后是否行负压吸引，则视各自情况酌情处理。据笔者的体会，负压吸引并非如理论上所说有那么多的优点，单纯闭式引流不加负压吸引同样取得良好治疗效果，关键是胸管引流要通畅。胸管放置约 2～3 周后，脓腔缩小，胸管的液面不再上、下波动，脓液量逐渐减少，当每日引流量＜2ml，则可改成开放引流。胸腔开放引流的条件是胸内脓腔已经形成包裹，纵隔相对固定，胸管通向大气，亦不会产生纵隔摆动，肺组织亦不会被压缩。具体方法是在距离胸壁约 1cm 处剪断胸管，用安全别针和胶布固定胸管，以免胸管脱出或滑入胸膜腔，每日交换敷料。以后随着肉芽组织生长和纤维化逐渐填塞脓腔，胸管逐渐被推出，剪短，最后由肉芽组织自行将胸管完全推出胸膜腔，达到脓胸的完全治愈，在开放胸腔引流的过程中可进行脓腔造影。以了解脓腔的大小。注意不要主观地将胸管向外拔出，以免遗留残腔，日后脓胸再发。当然，在治疗脓胸的同时，亦要治疗肺内的原发病灶，否则脓胸的治疗也不会彻底。

(3)注入纤维素溶酶：对于稠厚黏滞的脓液，为了引流通畅，有人推荐胸腔内注入纤维素溶酶。常用的方法是 25 万 IU 的链激酶溶于 100ml 的生理盐水内注入胸膜腔，目的为刺激纤维素液化促进引流。纤维素溶解酶仅用于脓胸的早期阶段，到了慢性期脓腔已形成包裹，纤维素溶解酶无任何作用。另外，在使用溶解酶时应慎重，偶尔有病人对此发生过敏反应。

对于急性脓胸，传统的治疗是胸腔引流，但是早在 20 世纪初即有作者推荐早期胸膜剥脱治疗急性脓胸。Lilienthal 是第一位介绍早期胸膜剥脱概念，以后不断有多篇报告赞同这一做法。最近，Fishman 和 Hoover 报告了他们应用早期开胸行胸膜剥脱术治疗先天性免疫缺陷及药物成瘾的病人的脓胸，整个存活率优于长期置管胸腔引流。早期开胸行胸膜剥脱术的指征为病人一般状况好，脓胸已形成多房性分隔，或单纯依靠胸腔引流肺组织不能自行膨胀，此时单纯脏胸膜剥除即可达到治疗目的，因为一旦胸膜腔被排空肺迅速膨胀，壁层胸膜自然变薄。

2. 慢性脓胸的治疗

急性脓胸未能及时发现；或虽然被发现却没有合理、正确地治疗；或肺内病变未得到有效的处理，如存在支气管胸膜瘘、异物存留；或邻近脏器有感染灶存在，如膈下脓肿、肋骨骨髓炎或肺本身特异性感染，如结核病等。以上多种原因均可造成慢性脓胸。到了这个阶段，肋骨切除引流或开窗引流，开始尚可有某些作用，但是若脓腔已经形成包裹固定，脓腔不再缩小，此时则需行胸膜纤维板剥脱、胸壁塌陷、肌肉瓣填塞残腔等胸廓成形术。

(1)慢性脓胸的治疗原则：是改善病人的全身状况增强病人体质，消灭胸内残腔，保持肺的呼吸功能。慢性脓胸病人因长期感染和慢性消耗，往往有营养不良，全身衰弱。治疗应包括纠正水电解质紊乱和贫血、低蛋白血症，增加蛋白质和维生素的摄入，改善肺功能，减少痰量。鼓励病人轻度活动和锻炼，以提高手术的耐受力。

(2)手术治疗：有改进脓胸的引流、胸膜纤维板剥脱术、胸廓成形术和胸膜肺切除术。

1)改进脓胸引流：最简单的方法是更换

较粗的引流管或做一较大的胸腔造口，最好切除一段肋骨以使脓液得到充分引流。这是一个较小的手术操作，需在脏胸膜与壁胸膜之间形成较多的粘连，用于一般情况不佳，胸膜残腔不大且有可能较早地自行闭合的病人。具体方法前已叙述。肋骨切除胸管引流需要肉芽组织生长填塞残腔，故所需时间较长，剪断胸管和交换敷料较麻烦。

2)胸壁开窗引流术：最早是由 Eloesser 提出用于引流急性结核性胸膜炎，以后有作者加以评价。其主要做法是在脓腔之上切除 2～3 根肋骨，然后再游离皮片，将之翻入胸腔缝到壁胸膜上形成脓腔的衬里，进行持续引流。开窗引流的优点是可以在直视下清除坏死的组织和纤维素碎片，以后随着脓腔的缩小变成无菌的干腔。用抗生素充满后闭合窗口或残腔太大无法自行闭合可用肌瓣填塞残腔。开窗引流有时也为以后胸廓成形术和其他手术创造条件。

3)无菌残腔技术：一侧全肺切除后脓胸的治疗可采用无菌残腔技术，这是 Clagett 等人对于治疗慢性脓胸的贡献。其基本做法是通过原手术切口进行前胸壁开窗术，每日脓腔灌洗持续 4～8 周，当判断残腔已经干净无菌时，再将皮瓣拆除，腔内灌满抗生素溶液，分层缝合胸壁开窗伤口。虽然各组报告的结果不尽相同，但是总的说来不合并支气管胸膜瘘的病人约半数可获得治疗成功，若有支气管胸膜瘘，则有效率约为 5%～10%。无菌残腔技术也可用于未行肺切除的脓胸病人，效果颇佳。

自从 Abrashanoff 首次报告应用肌肉瓣填塞术治疗感染性胸膜残腔后，不管是闭式胸腔引流还是胸壁开窗，均获得良好治疗效果，得到了广泛的应用。应用此技术关键是腔内要有生机的肌肉组织。当然选择肌肉不仅是存活一个条件，还要考虑脓腔的部位、大小和形状。同时应注意保护其血运、神经和成块的肌肉。手术时应保证使整块肌肉充满脓腔，不遗留间隙，以免日后脓胸再发。小的(<2mm)支气管胸膜瘘不必缝合，大的支气管胸膜瘘应修剪后严密缝合关闭。术后脓腔引流要保留 10～12 天。

4)胸膜剥脱术和脓胸切除术：目的都是促使肺膨胀以充满胸内残腔，胸膜剥脱是清除增厚的胸膜纤维板，脓胸切除是彻底清除脓腔和其内容物。手术成功要求脏胸膜的完整，更重要的是肺能够膨胀填满整个胸膜腔。有时为了彻底清除慢性感染的来源，不得不切除邻近的肺段或肺叶，极少情况下需做全胸膜肺切除术。

5)胸廓成形术：应用在单纯胸管引流感染的胸膜腔不能闭合，没有满意的肌肉瓣填塞或不能填满脓腔，或者肺不能有效膨胀，这样需要胸壁本身塌陷来消灭残腔了。去除几根肋骨减少胸腔的体积再使感染的胸腔塌陷以消灭脓腔的概念首先由 Scheede 和 Eastlander 提出的，以后经学者不断改进，使此种技术逐渐完善。安全有效地施行此手术的基本要点是：全面考虑病人对于手术的耐受力，手术可一次或分次完成；为了保持颈部、肩带和上胸廓的骨性结构的完整性，保留第 1 肋是必要的；当椎旁间隙亦要塌陷时，切除肋骨应达到肋骨横突；为美观、结构完整，也为保护肺功能，前胸下部肋骨切除应持保守态度；有良好的术前准备，包括营养、水电解质平衡、纠正贫血、加强锻炼，小的支气管胸膜瘘有术后可自行闭合，大的瘘口需严密缝合。过去数十年来，胸廓成形术在临床上的作用越来越少了，主要原因是病人难以耐受这种破坏性较大的手术。最近的报告显示胸膜外胸廓成形术对于选择性病人有极好的效果。Hopkins 等报告，一组 30 例病人，手术死亡率为 10%，82%的存活者取得脓腔持续性闭合。

第六节 胸膜肿瘤

【概述】

胸膜肿瘤可分为原发性和转移性两类。原发性胸膜肿瘤又可分为良性和恶性两种，原发性胸膜良性肿瘤包括脂肪瘤、内皮瘤、血管瘤及良性巨块型间皮瘤。胸膜良性肿瘤生长缓慢，很少有症状，多在X线检查中发现，手术切除即可痊愈。原发性胸膜恶性肿瘤也称间皮瘤。以下就间皮瘤做详细讨论。胸膜间皮瘤可起源于脏层、壁层、纵隔及横膈胸膜，是一种少见的肿瘤。近年来，大家已公认胸膜间皮瘤为原发性胸膜肿瘤，但至今在临床及病理诊断上尚存在一定的困难。

一般又将胸膜间皮瘤分为局限型和弥漫型两种，局限型间皮瘤多为良性，而弥漫型间皮瘤多为恶性。

1. 局限型间皮瘤

良性局限型间皮瘤，生长缓慢，一般无症状，多在X线检查中发现。肿瘤生长于脏层或壁层胸膜，大小不等，表面光滑或有结节，肿瘤范围局限，质地均匀，在X线检查中难以同胸内其他肿瘤相鉴别，大多数在手术切除后经病理检查才得出诊断。可分为纤维型、上皮型或混合型。局限型间皮瘤也可具有潜在恶性，临床上常伴有胸腔积液，手术切除后容易复发或转移，此种局限型间皮瘤多为上皮型或混合细胞型。

2. 弥漫型间皮瘤

恶性弥漫型间皮瘤是主要的原发性胸膜肿物。近年来，胸膜恶性间皮瘤发病率增高与石棉类物质的使用有关。实验证明，于动物胸膜腔内注入石棉混悬液，可以诱发恶性间皮瘤，而且也曾在间皮瘤中发现石棉纤维。Whitwell分析52例恶性间皮瘤病人，其中33例从石棉接触到开始出现症状的间隔时间为13～63年，平均42年。

【临床表现】

1. 恶性弥漫型间皮瘤早期缺乏特异性的临床症状，故不容易诊断。早期可有胸闷、气短、胸痛、消瘦和咳嗽，少数有咯血。中晚期往往有大量胸腔积液。胸腔积液黏稠，穿刺后可再出现积液。后期可出现恶病质、呼吸衰竭等。

2. 可有锁骨上淋巴结、腋下淋巴结转移和肺内转移。肿瘤也可侵及心包膜引起心包填塞。少数病例同时伴发腹膜间皮细胞瘤。

【诊断与鉴别诊断】

1. 主要依靠胸腔积液检查和病理检查。X线检查可以发现胸膜腔积液，胸部平片往往看不到胸膜腔肿块或肺内病变。胸膜腔内注气造影检查可有助于判明肿瘤大小和位置。

2. 胸腔积液检查是一个重要的诊断方法。胸液突出的特点为黏稠，甚至可拉成丝状或堵塞针孔；可为黄色、鲜红血性或陈旧血性；如无出血，胸液细胞总数和白细胞不多，比重很大，可为1.020～1.028，Rivalta试验阳性。细胞学检查虽不能得到直接的恶性瘤细胞诊断，但如见到大量间皮细胞，则足以帮助临床考虑到恶性弥漫型间皮瘤的可能。

3. 胸膜活检的结果，决定于是否穿刺到病变所在的部位。

4. 如有淋巴结转移时，其细胞形态可为腺癌或单纯癌。开胸探查时可见胸膜表面呈广泛膜状，散在粟粒状、结节状或板状肿瘤。活检可得到确切的病理诊断。

【治疗】

1. 恶性弥漫型间皮瘤由于病变广泛，难于彻底切除。它对抗肿瘤药物也不敏感，且有播种生长的特性。有人试用米帕林、氮芥胸腔内使用，同时加用激素，可能有一定的疗效。32P 及胶体 138Au 胸腔内局部治疗可能抑制胸腔积液的生长速度。

2. 恶性弥漫型间皮瘤及少见的胸膜纤维肉瘤预后均欠佳，一般确诊后生存时间仅几个月到数年。近年有的学者主张采用广泛切除手术，切除的范围包括：脏层、壁层胸膜、一侧全肺及部分心包和膈肌。手术切除范围广泛，创伤大，而疗效却没有明显改进。

【并发症】

主要包括以下 3 类并发症：

一、局限型胸膜间皮瘤

(一)局限型良性胸膜间皮瘤

【病因】

局限型良性胸膜间皮瘤(localized benign mesothelioma)多发生于脏层胸膜，少数来自壁层胸膜，大多数肿瘤有蒂，并长入胸膜腔，肿瘤直径一般不超过 10cm。发病与接触石棉有关。

【诊断与鉴别诊断】

1. 症状

大部分病人无症状，常在 X 线胸部检查时发现，少部分病人有咳嗽、胸痛、呼吸困难、也可有发热、咯血及肥大性肺性骨关节病等症状。部分局限型良性胸膜间皮瘤病人可出现血性胸液，但并非为恶性，肿瘤完全切除后可消失。

2. 胸部 X 线及 CT 检查

可见圆形或分叶状肿块，常位于肺的周边或叶间隙投影部，与胸膜相连，边界清晰。若肿瘤有蒂，肿瘤可随着体位而改变。

【治疗】

局限型良性胸膜间皮瘤应手术切除，对孤立的肿瘤可局部切除，对壁层胸膜、纵隔、膈肌等部位的肿瘤，应尽可能切除干净。对肺实质内的肿瘤，可行肺切除术。

局限型良性胸膜间皮瘤彻底切除后预后良好。

(二)局限型恶性胸膜间皮瘤

【诊断与鉴别诊断】

局限型恶性胸膜间皮瘤(localized malignant mesothelioma)与局限型良性胸膜间皮瘤在临床上很难区别。

局限型恶性胸膜间皮瘤病人的症状及 X 线胸片、CT 检查与局限型良性胸膜间皮瘤相似，当肿瘤侵犯胸壁造成骨破坏时才有助于诊断。

【治疗】

局限型恶性胸膜间皮瘤应尽可能手术彻底切除，完全切除者预后佳且不需放疗或化疗，未能完全切除的术后仍应辅以放疗及化疗。

二、弥漫型恶性胸膜间皮瘤

【病因】

弥漫型恶性胸膜间皮瘤(diffuse malignant mesothelioma)国外发病率高于国内，各为0.07%～0.11%和0.04%。死亡率占全世界所有肿瘤的1%以下。近年有明显上升趋势。50岁以上多见，男女之比为2∶1。病因与接触石棉有关，但发病与接触石棉的量及时间长短无明确关系。潜伏期可达20～40年以上。此外，尚于长期接触放射线、胸膜瘢痕及某些特发性因素有关。

主要发于壁层胸膜，无包膜，主要沿胸膜浸润扩张，常累及脏层胸膜、心包和纵隔，并可转移至肺、肝脏。多伴有大量黏稠的浆液和浆液血性胸液。其中含有较多透明质酸。患侧胸膜呈骈胝样或粗大结节样增厚。增厚的胸膜将胸膜腔大部充填闭塞。切面呈斑纹样，有出血和坏死灶或囊性变。镜检有上皮样组织排列成乳头样或腺管样，也可形成肉瘤样变，或两者兼有的组织结构。

【诊断与鉴别诊断】

1. 分期

根据肿瘤所累及的范围可将其分为Ⅳ期。

Ⅰ期：肿瘤局限在同侧胸膜和肺。

Ⅱ期：肿瘤侵犯胸壁或纵隔脏器（食管、心脏），胸内淋巴结有转移。

Ⅲ期：肿瘤穿透膈肌侵犯至腹腔，对侧胸膜受侵，胸外淋巴结有转移。

Ⅳ期：远处血行转移。

2. 症状

弥漫型恶性胸膜间皮瘤早期多无特殊临床症状，病情常隐匿性加重，主要症状有胸痛、咳嗽、气短、消瘦、发热、杵状指（趾）及肥大性关节炎。大多数病人合并有胸腔积液。

3. X线胸片及CT检查

可见胸膜明显、结节状块影及胸腔积液。

4. 胸腔穿刺抽液

胸水多呈黄色或血性，黏稠，甚至可拉成条状或堵塞针头，胸膜穿刺活检对诊断有重要意义。

5. 其他检查

以上检查若还不能明确诊断则可行胸腔镜检查，切取标本做组织学、免疫组化及电镜检查以明确诊断。

【治疗】

1. 弥漫型恶性胸膜间皮瘤由于病变广泛，难以彻底切除，目前多采用姑息性疗法。

2. 对Ⅰ期病人，身体情况良好的，可行胸膜切除术或胸膜外全肺切除术，术后辅以化疗、放疗及免疫治疗，有利于病人延长生存时间。

3. 对于其他各期的病人，应采用化疗、放疗及免疫治疗的多种模式治疗，对不能手术的病例亦有一定疗效。

三、肿瘤性胸腔积液

【概述】

肿瘤性胸腔积液占全部胸腔积液的38%～53%，其中胸膜转移性肿瘤和胸膜弥漫性恶性间皮瘤是产生恶性胸腔积液的主要原因。

【发病机制】

1. 淋巴系统引流障碍

淋巴系统引流障碍是肿瘤性胸腔积液产生的主要机制。累及胸膜的肿瘤无论是原发于胸膜或转移至胸膜均可堵塞胸膜表面的淋巴管，使正常的胸液循环被破坏，从而产生胸腔积液；另外，壁层胸膜的淋巴引流主要进入纵隔淋巴结，恶性肿瘤细胞在胸膜小孔和纵隔淋巴结之间的任何部位引起阻塞，包括在淋巴管内形成肿瘤细胞栓塞、纵隔淋巴结转移，均可引起胸腔内液体的重吸收障碍，导致胸腔积液。

2. 肿瘤细胞内蛋白大量进入胸腔

胸膜上的肿瘤组织生长过快，细胞容易脱落，进入胸膜腔的肿瘤细胞由于缺乏血运而坏死分解，肿瘤细胞内蛋白进入胸腔，使胸膜腔内的胶体渗透压增高，产生胸腔积液。

3. 胸膜的渗透性增加

恶性肿瘤侵犯脏层和壁层胸膜、肿瘤细胞种植在胸膜腔内均能引起胸膜的炎症反应，毛细血管的通透性增加，液体渗入胸膜腔。

4. 胸内压降低、胸膜毛细血管静水压增高

肺癌引起支气管阻塞，出现远端肺不张，导致胸内压降低，当胸膜腔内压由－1.176kPa（－12cmH_2O）降至－4.7kPa（－48cmH_2O）将会有大约200ml的液体积聚在胸膜腔内。肺部的恶性肿瘤可以侵犯腔静脉或心包，引起静脉回流障碍，胸膜表面的毛细血管静水压增高，胸腔积液产生。

5. 其他

原发性肺癌或肺转移性肿瘤引起阻塞性肺炎，产生类似肺炎的胸腔积液；肿瘤细胞侵入血管形成瘤栓，继而产生肺栓塞，胸膜渗出；胸腔或纵隔放射治疗后，可产生胸膜腔渗出性积液；恶性肿瘤消耗引起低蛋白血症，血浆胶体渗透压降低，导致胸腔积液。

肿瘤性胸腔积液的产生往往是多种因素的综合作用。由肿瘤对胸膜的直接侵犯或原发于胸膜的肿瘤引起的胸腔积液，常为血性，胸腔积液中多能找到肿瘤细胞，胸膜活检的阳性率高，一般视为外科手术的禁忌证。而由阻塞性肺不张、阻塞性肺炎、肺栓塞、低蛋白血症、放疗后胸腔积液以及肺门淋巴结肿大等引起的继发性胸腔积液，在查明胸膜没有被肿瘤侵犯的情况下，不是绝对的外科手术禁忌证。

【诊断与鉴别诊断】

1. 临床症状和体征

（1）大约1/3的肿瘤性胸腔积液病人临床上无明显症状，仅在查体时发现胸腔积液。其余2/3病人主要表现为进行性加重的呼吸困难、胸痛和干咳。

（2）胸痛与肿瘤的胸膜侵犯、胸膜炎症和大量胸腔积液引起壁层胸膜牵张有关。持续性胸痛多是壁层胸膜被侵犯的结果；膈面胸膜受侵时，疼痛向患侧肩膀放射；大量胸液牵张壁层胸膜引起的往往是胀痛和隐痛。

（3）咳嗽多为干咳，由胸腔积液刺激压迫支气管壁所致。

（4）其他症状均为肿瘤晚期的表现，如体重下降、乏力、恶病质等。

（5）在体格检查时可发现患侧呼吸运动减弱，肋间隙饱满，气管向健侧移位，积液区叩诊为浊音，呼吸音消失。另外，消瘦、贫血貌等随着病情的进展而出现。

2. 放射学征象

（1）少量胸腔积液时，液体积聚在胸膜腔的最低部位—肋膈角，X线胸片上可表现为肋膈角变平，此时估计胸腔积液量约在200ml。

（2）中等量胸腔积液时，立位后前位X线胸片上可见到液体超过膈面以上，呈现内侧低，逐渐向外侧升高变陡的典型的渗液曲线。这一分界线是X线投照密度改变的过渡区，并不真正代表胸内液体存在的状态。

（3）CT检查可以清楚地显示胸腔内液体的存在以及液体量的多少。仰卧位时，液体积聚在胸腔背侧，可以见到肺脏被压缩的情况，Housefield单位为1～15，视胸液内容不同而有一些差异。同时，CT检查能对胸腔积液的病因有所提示，如肺内肿瘤、胸壁肿瘤，尤其是在病人接受人工气胸后进行CT检查可以提高肿瘤侵犯胸壁和纵隔诊断的准确性。一般来说，胸膜钙化常提示良性病变，如结核性胸膜炎、化脓性胸膜炎，胸膜间皮瘤病人偶见胸膜钙化斑。

3. 超声检查

胸腔积液在超声检查上呈液性暗区，同时能显示液平的宽度、范围、距体表的深度。超声检查可以显示胸腔积液的内部结构、液体回声的特征、病变的范围以及与邻近组织的关系。另外，在超声的引导下，可以准确地进行胸液穿刺、进行胸膜或胸膜下肿物的穿刺活检。

4. 胸液性质的检查

常规检查：恶性胸腔积液一般为渗出液。渗出性胸腔积液的特点是蛋白含量超过3g/100ml或比重超过1.016。胸腔积液具有下列一个或多个特征即为渗出液：

(1)胸腔积液的蛋白/血清蛋白＞0.5。

(2)胸腔积液LDH/血清LDH＞0.6。

(3)胸腔积液LDH＞血清LDH上限的2/3。

大部分胸腔渗出液因含白细胞而呈雾状，渗出性胸腔积液的细胞学检查白细胞计数在1000～10 000/μl之间，白细胞计数＜1000/μl为漏出液，而＞10 000/μl为脓胸。胸液中以中性粒细胞为主提示炎性疾病，以淋巴细胞为主时则多见于进展性结核病、淋巴瘤和癌症。红细胞计数超过10×10^5/μl的全血性胸液见于创伤、肺梗死或癌症。

胸液中葡萄糖水平低于血糖水平见于结核病、类风湿关节炎、脓胸及癌症。胸液pH值通常与动脉血pH平行，但在类风湿关节炎、结核病和癌性胸液中通常＜7.20。

5. 细胞学检查

在癌性胸腔积液病人中，大约60%病人第一次送检标本中就能查到癌细胞，如果连续3次分别取样，则阳性率可达90%。在分次取样时抽取几个标本有助于提高诊断率，因为在重复抽取的标本中含有较新鲜的细胞，早期退变的细胞在前面的胸腔穿刺中被去除。癌症导致的胸腔积液的机制除了直接侵犯胸膜外，还包括淋巴管或支气管阻塞、低蛋白血症。应当注意的是淋巴瘤病人的胸腔积液细胞学检查不可靠。

6. 胸膜活检

癌肿常累及局部胸膜，其胸膜活检阳性率约为46%，胸液细胞学联合胸膜活检可使阳性率达到60%～90%。

7. 胸腔镜检查

当传统的诊断方法无法明确诊断时，电视辅助的胸腔镜检查极有助于提高诊断率。胸腔镜可检查整个胸膜腔并对胸膜、肺和心包的可疑病变进行活检。经过胸腔穿刺和胸膜活检仍诊断不明确的病人，有80%～96%可做出诊断。另外，对癌性胸腔积液病人在进行胸腔镜检查的同时可施行滑石粉胸膜粘连术。

【治疗】

对引起胸腔积液的肿瘤的化疗和放疗有助于消除胸腔积液并改善呼吸道症状。由淋巴瘤、肺癌及乳腺癌阻塞淋巴管产生的胸腔积液，放射治疗可以去除阻塞病因，重建并改善胸液动力学，效果显著，对于影响呼吸动力学、威胁生命的胸腔积液，在未找到其他有效治疗方法之前胸腔穿刺有助于控制症状。

1. 胸腔穿刺

胸腔穿刺操作简单，能暂时缓解临床症状，但是，96%的病人癌性胸腔积液在1个月内再复发，平均再复发时间为4.2天。反复穿刺，可能导致低蛋白血症，并由此引起血浆胶体渗透压降低，加速胸腔液体的产生。另外，进展期癌肿病人通常处于分解代谢状态，胸液内蛋白的丢失可加重恶病质和营养不良。反复胸腔穿刺尚可引起脓胸、气胸、支气管胸膜瘘和包裹性胸腔积液等并发症。胸腔穿刺的目的是确定病因、确定胸液再积聚的趋势、受累侧肺脏的复张能力以及缓解呼吸道症状。

2. 胸膜粘连术

对放射治疗和化学治疗无效的,且有临床症状的肿瘤性胸腔积液需要在胸膜腔进行局部治疗,包括消除胸水、闭合胸膜腔,防止胸液积聚,以缓解症状。最常用的化疗药物包括博来霉素、氮芥、多柔比星、氟尿嘧啶和顺铂等,其中博来霉素为最常用的化疗药品,用于胸膜粘连的1个月内平均成功率达到84%。

四环素、多西环素作为有效的硬化剂曾被广泛应用,但有疼痛、发热等并发症。能提高硬化剂的扩散。

通过胸腔引流管将调成稀糊状的滑石粉注入或通过电视辅助的胸腔镜在直视下将滑石粉喷洒在胸膜表面。使用滑石粉的副作用包括疼痛和发热,偶有滑石粉微栓塞、局部肺炎、急性呼吸窘迫综合征及限制性肺疾病等。对那些有症状的癌性胸液并且预计生存期很短的病人来说,滑石粉胸膜粘连术是理想的方法,但此法不适于患良性疾病的年轻病人和那些预计将来可能需要胸部外科手术的病人。

一些中药制剂胸膜腔内注射亦有较好的胸膜粘连的效果,如鸦胆子乳剂、榄香烯乳,其作用原理尚不十分清楚,但这两种药物除能引起胸膜粘连外,尚有一定的抗癌作用,在应用时可以同时加用2%普鲁卡因,以免注入时引起疼痛。

3. 其他

(1)外科胸膜融合及胸膜切除术:采用开放性胸膜切除或胸膜划痕的方法可控制胸水复发,其有效率达95%,但由于需要胸廓切开,且有23%的并发症发生率和6%～18%的死亡率,故较少采用。对于预期有较长生存期,其他消除胸液的方法又不能奏效,并且存在胸膜增厚肺脏膨胀受限的病人,可以采用这种术式。

(2)胸-腹分流:Denver胸腹分流装置是一个带瓣膜的泵腔和有孔的胸腔、腹腔硅胶管组成。用人工挤压的方法,使胸液逆腹腔-胸腔压力梯度转运,瓣膜保证液体不能反向流动。胸腹分流适用于化学粘连术后反复胸腔积液或因心肺功能不全无法承受开胸术的病人。胸-腹分流装置容易被胸液内的沉渣和脱落的组织所堵塞。另外,肿瘤随胸液引流入腹腔形成肿瘤的种植是胸-腹分流装置在应用过程中所遇到的棘手问题。于化学粘连术后反复胸腔积液或因心肺功能不全无法承受开胸术的病人。

第三章

肺部疾病

【概述】

人体的呼吸系统是由呼吸道和肺组成。呼吸道包括鼻、咽、喉、气管和支气管，是气体进出肺的通道。肺左右各一，呈圆锥形，位于胸腔内、纵隔两侧、膈肌之上。右肺较左肺略大。脏层胸膜的斜裂深入组织将左肺分为上、下两叶，右肺因另有水平裂而被分为上、中、下等 3 个肺叶。两肺各有肺尖、肺底和两个侧面。肺内侧的肺门是支气管、肺动脉、肺静脉、神经和淋巴管进出肺的部位，这些结构被结缔组织包绕，称为肺根。

肺组织分实质和间质两个部分。肺实质是指各级支气管及其分支末端的肺泡。左、右支气管在肺门处分成第二级支气管，第二级支气管及其分支所辖的范围构成一个肺叶；每支第二级支气管又分出第三级支气管，每支第三级支气管及其分支所辖的范围构成一个肺段。而肺间质主要包括结缔组织、血管、淋巴管和神经等。间质内的毛细血管网是血液和肺泡之间进行气体交换的场所。而进行气体交换，即不断从空气中摄取氧气并排出二氧化碳，则是肺的主要功能。

影响肺功能的因素有：吸烟、大气污染、粉尘、刺激性气体和呼吸道感染等。这些因素均可能导致肺部疾病的发生。本章将着重讲述肺气肿、肺大疱、支气管扩张、肺脓肿、肺结核和肺肿瘤等肺部疾病。

【常见并发症】

以下 5 节各类疾病所涉及的常见并发症在各节分述。

第一节 肺气肿和肺大疱

一、肺气肿

【概述】

肺气肿是一种常见的、慢性的、进行性肺部疾病,属慢性阻塞性疾病。它是目前人类的第四大致死原因。肺气肿是由于终末细支气管远端(呼吸细支气管、肺泡管、肺泡囊和肺泡)的气道弹性减弱,而导致过度膨胀、充气和肺容积增大或同时伴有气道壁破坏的病理状态。

肺气肿多发于 45 岁以后,其发病率随着年龄的增长而增加。目前,随着吸烟和空气污染的日益加剧,肺气肿的发病率有增加的趋势。

【病因】

1. 吸烟

美国肺病协会的报告,80%~90%的肺气肿是吸烟造成的。吸烟能导致肺组织内嗜中性粒细胞和单核细胞渗出,并释放弹性蛋白酶和氧自由基。其中,弹性蛋白酶对支气管壁及肺泡间隔的弹力蛋白有破坏溶解作用;而氧自由基对肺组织细胞及微血管有破坏作用,其中一个机制是:可氧化 α_1-抗胰蛋白酶(α_1-antitrypsin, α_1-AT)活性中心的蛋氨酸,使之失活。α_1-AT 是弹性蛋白酶的抑制物。

2. 小气道感染

肺气肿常继发于慢性支气管炎,支气管哮喘和肺纤维化等疾病。以慢性支气管炎为例,由于炎性渗出物和黏液栓造成支气管阻塞,而慢性炎性刺激使其管壁增厚,造成管腔狭窄。另外,慢性支气管炎的肺组织中嗜中性粒细胞和巨噬细胞渗出的数量较多,二者释放大量弹性蛋白酶和氧自由基,导致肺组织结构的破坏。这样,久而久之,则引起肺气肿的发生。

3. 其他

肺气肿的发生还与大气污染、有害气体或粉尘吸入,以及遗传等因素有关。

【诊断与鉴别诊断】

1. 病史

有多年吸烟和慢性肺病史,尤其是慢性支气管炎。

2. 症状

除原有的慢性肺病临床症状外,出现逐渐加重的呼吸困难,以及气促、胸闷、发绀等缺氧症状。

3. 体征

早期体征不明显,随着病情发展,最终可形成肺气肿病人特有的体征,即“桶状胸”。另外,还可能出现呼吸运动减弱,触觉语颤减弱,叩为过清音,听诊呼吸音减弱等体征。

4. 主要的辅助检查

(1)X 线检查:胸廓扩张,肋间隙增宽,肋骨平行,横膈低平,肺纹理减少,肺野透光度增加。

(2)呼吸功能检查:残气量、肺总量增加、残气/肺总量比值增高。

【治疗】

1. 肺气肿的治疗以吸氧、消除肺部感染、支气管解痉等内科治疗为主。肺气肿病人常在冬季因并发呼吸道感染而加重，应采取综合措施进行治疗：使用敏感的抗生素、给予止咳祛痰药和支气管扩张剂、改善通气吸氧等，缓解期除继续止咳祛痰、平喘吸氧外，还应设法增加机体抵抗力和继续改善肺通气功能，如体育锻炼、缩唇呼吸。

2. 外科治疗则限于肺移植。目前，肺移植面临供体少、费用高和术后长期服用免疫抑制剂等问题。

3. 近年来，肺减容术，一种通过切除部分过度膨胀肺组织的新术式，在肺气肿的治疗上取得了良好的效果。

二、肺大疱

【概述】

肺大疱（或肺大泡）是在细支气管发育异常、炎症或肺气肿的基础上，肺脏表面或肺实质内的肺泡因内压增高，而形成巨大的、异常含气囊腔。根据病因可分为先天性和后天性两种类型。

【病因】

1. 先天性

多因细支气管发育异常所致，多见于年青人。

2. 后天性

多继发于慢性支气管炎、细支气管结核和支气管哮喘等。一般是由小支气管的活瓣性阻塞，导致肺泡高度膨胀，最终肺泡壁破裂并相互融合而成。常呈双侧性病变。

【诊断与鉴别诊断】

1. 胸部X线检查是诊断肺大疱的主要方法，尤其是胸部透视和呼气相胸片。肺大疱X线表现为病变区局部透亮度增强，可形状各异、数目不一、大小不等；一般不与较大支气管直接相通，无液平面。而其他肺野看不到明显病灶。

2. CT检查可发现普通胸片难以检测出的直径在1cm以下的肺大疱，也有助于与气胸进行鉴别。

【治疗】

1. 无症状的肺大疱不需治疗，伴有慢性支气管炎或肺气肿的病人，主要治疗原发病变。继发感染时，应用抗生素。

2. 肺大疱体积大，占据一侧胸腔的70%～100%，临床上有症状，而肺部无其他病变的病人，手术切除肺大疱可以使受压肺组织复张，呼吸面积增加，肺内分流消失，动脉血氧分压提高，气道阻力减低，通气量增加，病人胸闷、气短等呼吸困难症状可以改善。

手术治疗应尽可能多的保留健康肺组织，力争只做肺大疱切除缝合术，或局部肺组织楔形切除术，避免不必要的肺功能损失。

3. 肺大疱破裂引起的自发性气胸，可以经胸穿、胸腔闭式引流等非手术疗法治愈，但反复多次发生的自发性气胸应采取手术方法治疗。手术中结扎或缝扎肺大疱，同时可使用2%碘酒涂抹胸腔以使胸膜粘连固定，防止气胸复发。

4. 合并血气胸的病人临床症状有时很重，常有胸痛、呼吸困难，同时也会有内出血的一系列表现，临床上应密切观察病情变化，在短时间内采取非手术措施，如输血、胸穿等，症状无明显改善时，应果断地行开胸探查。此时往往有较大的活动出血，非手术治疗观察时间过长常常延误病情，预后不如手术止血好。

第二节 支气管扩张

【概述】

支气管扩张是一种常见的、慢性、化脓性肺部疾病。由于各种原因引起支气管管壁组织结构被破坏，而造成支气管管腔不可逆性扩张。主要原因有肺和支气管的反复感染、支气管管腔被阻塞或周围肺组织纤维化牵拉支气管，少数为先天性遗传因素所致。

临床症状具有长期咳嗽、大量咳痰、咯血等特点。随着临床应用抗生素治疗肺部急性炎症，以及麻疹、百日咳等疫苗的预防接种，本病的发病率已明显下降。

【病因】

1. 先天性

临床上较少见，病人可能存在先天性支气管发育不良，呼吸道纤维发育缺陷或先天性免疫缺陷。例如，Kartagener 综合征病人即是由于支气管软骨发育不全或弹性纤维不足，而发生支气管扩张。

2. 继发性

支气管和肺的反复感染是引起支气管扩张的主要病因。病人儿童时期曾患麻疹、百日咳、流行性感冒或支气管肺炎，并未及时治愈，导致疾病迁延，而导致支气管扩张。炎性分泌物长期积存于管腔内、异物吸入、肿瘤或肿大的淋巴结压迫周围支气管而导致支气管腔不同程度的狭窄或阻塞，也会引起支气管扩张。另外，支气管周围纤维增生，牵拉支气管，使局部防御机制和清除功能减弱，而造成支气管扩张的发生。

【诊断与鉴别诊断】

1. 病史

幼年可有麻疹、百日咳、支气管肺炎等病史；

2. 症状

多有慢性咳嗽、咳脓痰、咯血等症状。其中，咳痰量多，每日约 100～500ml，静置后痰分为 3 层：上层为泡沫，中层为黏液，下层为脓性残渣；有恶臭味。

3. 体格检查

早期或轻症者无异常体征，感染后肺部可闻及干湿性啰音和哮鸣音，晚期可有肺气肿、肺动脉高压、杵状指(趾)等体征。

4. 辅助检查

(1)影像学：早期轻症病人 X 线胸片可无明显异常。典型者可表现为肺纹理局部增多，有轨道征(柱状扩张)或卷发状阴影(囊状扩张)等特征性改变。支气管造影曾被认为是诊断支气管扩张最可靠的方法。通过支气管造影，了解支气管扩张的部位、形态、范围和病变严重程度，以便为外科手术方案的制定提供可靠依据；现此作用已被 CT 取代。胸部 CT 检查可显示支气管横径增宽，而病变支气管呈柱状、囊状或串珠状扩张。

(2)纤维支气管镜：可明确出血、扩张或阻塞部位。同时，还可进行局部灌洗，以便将灌洗液做细菌学和细胞学检查，有助于疾病的诊断和治疗。

(3)细菌学：痰涂片、痰细菌培养，对临床抗生素的合理应用有指导意义。

【治疗】

1. 控制感染缓解症状

支扩如未手术是终生存在的疾病,症状时有时无,时轻时重,内科用药要考虑什么时候用,用什么药,怎么用(剂量、途径及期限)。不发烧,咳嗽未加剧,只有黏痰,病人无明显不适的,不必用抗生素。如痰呈脓性(常在上呼吸道感染后),用广谱抗生素,标准剂量,最少1~2周,至痰转为黏液性。有黄绿色脓痰的,说明炎症进展,肺继续破坏,应积极用药,但要使痰转为黏液性不容易。如病情一向"稳定",一旦恶化,也需积极治疗。对经常有黏液脓痰的,用抗生素是否有效是个问题。抗生素的选择靠经验及病人治疗后的反应,痰培养及药物敏感试验不完全可靠。急性感染如肺炎,组织充血,肺及血中抗生素浓度高,疗效好。

慢性化脓性病变对药物反应不太好,可能因为:①抗生素不能透过支气管壁至管腔中,而细菌又在管腔的脓性分泌物中;②细菌对药物本身不敏感,厌氧菌(咳臭痰)也对抗药物。

目前业内对用药期限的意见存在不同的观点,有观点认为用药2周左右有效即可,有主张用药6~10个月以减少炎症对肺的破坏,避免发生纤维化,这方面的研究还很少。由于目前临床上见到的绝大部分是慢性病,即使长期用药也不可能防止肺的破坏,治至症状消失即可。

2. 体位引流

支扩多发生在肺下垂部位,引流不畅。正常人排痰靠咳嗽,支扩病人支气管壁软骨及黏液清除机制已破坏,咳嗽并不能把痰全咳出,X线检查见咳嗽时近端支气管完全萎陷,痰排不出,因此最好利用重力行体位引流,使周围的痰流至肺门处较大支气管再咳出。根据各支气管不同走向,摆好体位后,深呼吸,10~15min后咳出痰来,1天施行数次,同时加胸部叩击等理疗方法。痰1天在30ml以上的,早、晚都要引流。

3. 咯血的治疗

咯血是支扩的常见症状,且为威胁生命的主要原因,咯血常无明确的诱因,也不一定与其他症状,如发烧、咳脓痰等平行。少量咯血经休息,镇静药,止血药,一般都能止住。大量咯血可行支气管动脉栓塞术。气管镜(最好用硬镜)检查,局部注冰水,用细长条纱布或Fogarty管堵塞。

4. 其他疗法

在急性感染时,注意休息、营养、支持疗法是不可缺少的。支气管扩张剂可能有用,在肺功能检查发现有气道堵塞,用药后FEV1有改善的,可继续用药,无效的可试用强的松,用后如主观症状无改善,就不要再给予。在一些罕见的情况下如有免疫抑制的,可以用人体球蛋白。

有关支扩的预后,报道较多,意见很不一致,因各地病人情况及治疗方法都不同。支气管扩张的自然史变化很大。

【预后】

支扩的预后难以估计,但也有些观察的结论:

1. 支扩是许多不同病原的最后病理结果,各不同疾病预后不一,如结核引起的好,而遗传的囊性纤维化,至今死亡率仍高。

2. 病变广的预后差,病变恶化,有时伴肺心病,终致死亡。

3. 广谱抗生素应用使儿童的支扩明显下降。

4. 虽症状渐有好转,胸片可能有病变进展。

5. 外科治疗结果的判断是相当主观的,

因手术先例标准不一,随访年月长短各异,从50%术后完全无症状至75%好转或大有改善不等。

要进一步改善预后,要依靠对发病机制的了解,发现特发性支扩的原因,改善对特殊原因(如免疫缺陷)所致支扩的处理,并设法预防"有危险性"人群中支扩的发生。

第三节 肺脓肿

【概述】

肺脓肿(lung abscess)或肺脓疡是肺部的局限性化脓性感染,肺组织炎症坏死,继而与支气管相通,则形成脓腔。临床上以高热、咳嗽、咳大量脓臭痰为其特征。多发生于青壮年,男多于女。临床上广泛应用抗生素后,急性肺脓肿如果治疗及时且彻底,一般可治愈。如果治疗了3个月仍不愈,则会转入慢性肺脓肿。转为慢性期的,才需要外科手术处理。现在,需手术治疗的肺脓肿已很少。

【病因】

1. 吸入性肺脓肿

肺脓肿发病的最主要原因。主要来自呼吸道或上消化道带有细菌的分泌物,在睡眠、昏迷、酒醉、麻醉或癫痫发作、脑血管意外等状态下,被吸入气管和肺内,引起肺内急性感染、脓肿形成。

2. 血源性肺脓肿

由于其他部位的化脓性感染如皮肤疖痈、骨髓炎、亚急性细菌性心内膜炎等所致的败血症或脓毒血症,病原菌(多数为金黄色葡萄球菌)或脓毒菌栓经血流到达肺,引起肺组织炎症、坏死,形成脓肿。

3. 继发性肺脓肿

多继发于其他疾病,如支气管扩张、空洞性肺结核、肺囊肿等继发感染,造成肺组织坏死,也可导致肺脓肿。

【诊断与鉴别诊断】

1. 病史

有口腔手术、昏迷呕吐、异物吸入,或身体其他部位化脓性感染的病史。

2. 症状

多有畏寒、高热、咳嗽和咳大量脓臭痰等症状。

3. 辅助检查

(1)血常规:白细胞总数和中性粒细胞显著增高。

(2)胸部X线检查:典型表现为肺野大片浓密炎性阴影中,有脓腔及液平面的征象;血源性肺脓肿则可表现为两侧肺野多发性脓肿。

(3)胸部CT检查:多提示为类圆形的脓腔,腔内可有液平面出现,脓腔内壁多不规则,周围有模糊炎性阴影。

(4)血、痰培养,包括厌氧菌培养和细菌药物敏感试验,有助于确定病原体和选择有效的抗生素治疗。

【治疗】

急性肺脓肿的治疗原则是抗感染和痰液引流。

1. 一般治疗

肺脓肿病人一般多有消耗性表现,特别是体质差者,应加强营养治疗,如补液、高营养、高维生素治疗;有缺氧表现时可以吸氧。

2. 抗生素治疗

开始应用抗生素前应送痰、血和胸腔积液等做需氧和厌氧菌培养与药物敏感试验，根据药敏结果选用和调整抗生素的应用。

(1)急性肺脓肿的感染细菌包括革兰阳性球菌和大多数厌氧菌都对青霉素敏感，疗效较佳，因此经验治疗应首选青霉素。根据病情，每日剂量为静脉滴注 240 万～1000 万 IU，严重感染者可用 2000 万 IU/d，对厌氧菌感染，除应用青霉素外，尚可选用或联合用其他抗厌氧菌感染治疗，如林可霉素 1.8～2.4g/d 静脉滴注，克林霉素 0.6～1.8g/d，分 2～3 次肌注或静脉滴注，甲硝唑 1.0～1.5g/d，分 2～3 次静脉滴注。当疗效不佳时，应注意根据细菌培养的药物敏感试验结果，选用合适的抗生素。

(2)如为金黄色葡萄球菌感染，可选用耐青霉素酶的半合成青霉素，如苯唑西林钠6～12g/d，分次静脉滴注，亦可加用氨基糖苷类或第二代头孢菌素。耐甲氧西林金黄色葡萄球菌(MRSA)应首选万古霉素。革兰阴性杆菌感染时，常用第二、第三代头孢菌素加氨基糖苷类抗生素。

(3)抗生素疗程一般为 8～12 周，直到临床症状完全消失，胸部 X 线片显示脓腔及炎性病变完全消失，仅残留少量条索状纤维阴影。在有效抗生素治疗下，体温约 3～7 天可下降，7～14 天可降至正常。3～10 天内痰恶臭味消失。临床症状改善后，抗生素静脉滴注可改用肌注或口服。

(4)在全身用药基础上，可加用抗生素的局部治疗，如环甲膜穿刺，经鼻导管气道内或经纤维支气管镜滴药，常用青霉素 40 万～80 万 IU，5～10ml 生理盐水稀释。滴药后按脓肿部位采取适当体位，静卧 1 小时。

3. 痰液引流

有效的引流排痰可以缩短病程，提高疗效。

(1)选用祛痰药鲜竹沥 10～15ml 或沐舒坦 30～60mg，每日分 3 次口服，使痰液容易咳出。

(2)痰液浓、黏稠者，可用气道湿化如蒸汽吸入、超声雾化吸入生理盐水等，以利痰液的引流。

(3)对身体状况较好、发热不高的病人，可采取体位引流排脓液。使脓肿部位处于最高位置，轻拍患部，每日 2～3 次，每次 10～15 分钟。

(4)痰液引流不畅者，可经纤维支气管镜冲洗及吸引，并可将抗生素直接滴注到病变部位，每周 1～2 次。

4. 外科治疗

急性肺脓肿经有效的抗生素治疗，大多数病人可治愈，少数病人疗效不佳，在全身状况和肺功能允许情况下，可考虑外科手术治疗。其手术适应证为：

(1)慢性肺脓肿经内科治疗 3 个月以上，脓腔仍不缩小，感染不能控制或反复发作。

(2)并发支气管胸膜瘘或脓胸经抽吸冲洗脓液疗效不佳者。

(3)大咯血经内科治疗无效或危及生命时。

(4)支气管阻塞疑为支气管肺癌致引流不畅的肺脓肿。

【预后】

自抗生素广泛应用以来，肺脓肿病死率已明显下降，约为 5%～10%。下述情况提示预后较差：

1. 肺脓肿脓腔较大，特别是脓腔直径＞6cm 者。

2. 以相邻肺段内多发性小脓肿为特征的坏死性肺炎。

3. 年龄较大，免疫功能受损和衰弱者。

4. 伴有支气管阻塞性的肺脓肿。

5. 需氧菌(包括金黄色葡萄球菌和革兰阴性杆菌)所致的肺脓肿。

6. 治疗耽误,尤其是有症状时间超过 6 周者。早期、及时有效的治疗可以提高治愈率,降低病死率。

第四节 肺结核的外科治疗

【概述】

1882 年,Forlanini 通过人工气胸术治疗肺结核,而开启了肺结核的外科治疗史。20 世纪 40 年代链霉素(1944)、对氨基水杨酸(1946)、异烟肼(1950)等抗结核药物出现后,肺结核的治疗转为以内科药物治疗为主。在“早期、联用、适量、规律和全程使用敏感药物”的原则指导下,绝大多数初治肺结核病病人得到治愈,停药后肺结核复发率较低,但是,在肺结核的防治过程中存在不少的漏洞,加上近年来耐多药肺结核(MDR-TB)的蔓延更使肺结核治愈成为全球性的难题。目前,外科手术联合有效抗结核病药物治疗是对部分难治、重症或者耐多药肺结核等病人的有效治疗手段。

随着对肺的解剖结构、组织、功能等方面研究的深入,医疗技术的进步,以及医疗设备的更新和完善,肺结核的手术方法不断地改进和创新:外科治疗已由最初的人工气胸术,发展到各种形式的萎陷疗法、胸廓成形术、肺切除术、支气管成形术等手术方法;近年来,胸腔镜、纤维支气管镜等新技术已逐步应用于肺结核的临床治疗。

【病因】

1. 肺结核的致病菌为结核杆菌,属于放线菌目,分枝杆菌科的分枝杆菌属;主要分为人、牛、鸟、鼠等型,对人有致病性者主要是人型菌。

2. 肺结核的传染主要是通过呼吸道传播,而传染源主要是排菌的肺结核病人的痰。

3. 结核杆菌侵入人体后是否发病,不仅取决于细菌的量和毒力,更取决于人体对结核杆菌的免疫力。只有在机体免疫力低下的情况下,入侵的结核菌才有可能引起结核病。

【诊断与鉴别诊断】

1. 症状

(1)全身毒性症状表现为午后低热、乏力、食欲减退、体重减轻、盗汗等。

(2)呼吸系统症状为咳嗽、黏痰或脓痰、咯血、胸痛、呼吸困难。

2. 体征

早期可无异常体征。若病变范围较大,病人肺部呼吸运动减低,叩诊呈浊音,有时有湿啰音,慢纤洞型结核伴纤维组织增生和收缩,胸廓下陷,震颤减弱,气管移位,叩诊浊音而对侧可有代偿性肺气肿体征。

3. 实验室检查及其他检查

(1)结核菌检查:痰中找到结核菌是确诊肺结核的主要依据,一次阳性者不应即作依据,须 3 次阳性者较为可靠。

(2)结核菌素试验:结核菌素试验呈强阳性(+++),特别是最近阴转阳者,常提示病人有活动性结核病灶。

(3)其他检查:活动性肺结核的血沉可增快,但无特异性。必要时可做支气管镜检或活组织检查。

4. X线检查

(1)斑点结节状,密度较高,边缘清楚的纤维包围的干酪灶。

(2)云雾状或片状,密度较淡、边缘模糊的炎性渗出性病灶。

(3)边缘完整,密度不均匀的球样病灶。

(4)具有环形边界透亮区的空洞形成,一般有多种性质的病灶混合存在。

【治疗】

肺结核的外科治疗开始于19世纪晚期。20世纪40年代出现有效抗结核药物(如链霉素、异烟肼等),对手术指征和手术方法的选择,起了决定性作用。采用外科治疗的首要条件是病变通过内科治疗病情已经稳定,不再处于活动进展播散期,但是其中有些病变不可逆转恢复,需要采用外科手术切除病灶或用萎陷疗法促进愈合。必须明确,外科治疗是肺结核综合疗法的一个组成部分,术前术后必须应用的有效抗结核病药物配合治疗,同时增强病人的抵抗力,防止和减少手术并发症的发生。

(一)肺切除术

1. 适应证

(1)肺结核空洞:①厚壁空洞,内层有较厚的结核肉芽组织,外层有坚韧的纤维组织,不容易闭合;②张力空洞,支气管内有肉芽组织阻塞,引流不畅;③巨大空洞,病变广泛,肺组织破坏较多,空洞周围纤维化并与胸膜粘连固定,不容易闭合;④下叶空洞,萎陷疗法不能使其闭合。

(2)结核性球形病灶(结核球):>2cm时干酪样病灶不容易愈合,有时溶解液化成为空洞,故应切除。有时结核球难以与肺癌鉴别,或并发肺泡癌或瘢痕组织发生癌变,故应警惕及早做手术切除。

(3)毁损肺:肺叶或一侧全肺毁损,有广泛的干酪病变、空洞、纤维化和支气管狭窄或扩张。肺功能已基本丧失,药物治疗难以奏效。且成为感染源,反复发生化脓菌或霉菌感染。

(4)结核性支气管狭窄或支气管扩张:瘢痕狭窄可造成肺段或肺叶不张。结核病灶及肺组织纤维化又可造成支气管扩张,继发感染,引起反复咳痰、咯血。

(5)反复或持续咯血:经药物治疗无效,病情危急,经纤维支气管镜检查确定出血部位,可将出血病肺切除以挽救生命。

(6)其他适应证:①久治不愈的慢性纤维干酪型肺结核,反复发作,病灶比较集中在某一肺叶内;②胸廓成形术后仍有排菌,如有条件可考虑切除治疗;③诊断不确定的肺部可疑块状阴影或原因不明的肺不张。

2. 禁忌证

(1)肺结核正在扩展或处于活动期,全身症状重、血沉等基本指标不正常,或肺内其他部位出现新的浸润性病灶。

(2)一般情况和心肺代偿能力差。

(3)临床检查及肺功能测定提示病肺切除后将严重影响病人呼吸功能者。年龄大不是禁忌证,应根据生命重要脏器的功能决定手术。

(4)合并肺外其他脏器结核病,经过系统的抗结核治疗,病情仍在进展或恶化者。

3. 术前准备及术后处理

(1)由于多数病人已经长期应用多种、量大的抗结核药物治疗,因而需要详细询问、统计、分析后,定出初步手术时机和方案。有耐药性的病人,应采用新的抗结核药物做术前准备,必要时静脉滴注。

(2)痰菌阳性者应做支气管镜检,观察有无支气管内膜结核。有内膜结核者应继续抗结核治疗,直到控制稳定。

(3)术后继续抗结核治疗至少 6～12 个月。若肺切除后有胸内残腔,而余肺内尚有残留病灶,宜考虑同期或分期加做胸廓成形术。

4. 并发症

(1)支气管胸膜瘘:结核病病人的发生率显然比非结核病者为高。原因有:①支气管残端有内膜结核,致愈合不良;②残端有感染或胸膜腔感染侵蚀支气管残端,引起炎性水肿或缝线脱落致残端裂开;③支气管残端处理不当,如残端周围组织剥离过多致供血受损;或残端缝合后未妥善覆盖有活力的带蒂软组织促进愈合;或残端过长,致分泌物潴留感染;或术后残腔未妥善处理;或支气管残端闭合不良,致发生残端瘘。

若胸膜腔内有空气液平,经排液 10～14 天后仍持续存在,加上病人有发热、刺激性咳嗽,术侧在上卧位时加剧,咳出血性痰液,应疑及并发支气管胸膜瘘。向胸膜腔内注入美蓝液 1～2ml 后,如病人咳出蓝色痰液即可确诊。

瘘的处理取决于术后发生瘘的时间。早期可重新手术修补瘘口,先将残端解剖游离,将支气管口上的上皮去除干净,缝合新鲜的残端,再妥善包埋在附近的组织下。较晚者宜安置闭式引流,排空感染的胸膜腔内液体。若引流 4～6 周瘘口仍不闭合,需按慢性脓胸处理。

(2)顽固性含气残腔:大都并不产生症状,此腔可保持无菌,可严密观察和采用药物治疗,经几个月逐渐消失。少数有呼吸困难、发热、咯血或持续肺泡漏气等征象,则需按支气管瘘处理。

(3)脓胸:结核病肺切除后遗留的残腔容易并发感染引起脓胸,其发病率远较非结核病者为高。诊治原则可参见脓胸章节。

(4)结核播散:若在术前能采用有效的抗结核药物做术前准备,严格掌握手术适应证和手术时机,特别是痰菌阴性者,本并发症并不多见。相反,痰菌阳性痰量多,活动性结核未能有效控制,加上麻醉技术、术后排痰不佳以及并发支气管瘘等因素,均可导致结核播散。

上述各并发症常互相影响,较少单独发生。故应注意结核病治疗的整体性,方能获得较好疗效。

(二)胸廓成形术

1. 胸廓成形术的作用

是将不同数目的肋骨节段行骨膜下切除,使该部分胸壁下陷后靠近纵隔,并使其下面的肺得到萎陷,因而是一种萎陷疗法。它的主要作用:

(1)使病肺松弛和压缩,减小该部呼吸运动幅度,从而使病肺得到休息。

(2)萎陷使空洞壁靠拢,消灭空腔,促进愈合。

(3)压缩减缓该部分的血液和淋巴回流,减少毒素吸收,同时使局部缺氧,不利于结核菌繁殖。

2. 手术原则

手术可一期或分期完成,根据病人一般情况以及所需切除肋骨的数目和范围而定。以避免一期手术创伤范围过大以及术后发生胸壁反常呼吸运动造成有害的生理变化。近 30 年来,这种手术由于其治疗肺结核的局限性和术后并发脊柱畸形等缺点,同时肺切除术的普及且具有更满意的疗效,因而已很少采用。但对于一些不宜做肺切除术的病人,以及在无条件做开胸手术的基层单位,胸廓成形术仍不失为一种可供选择的外科疗法。此外,它还可为某些病人创造接受肺切除术的条件。

3. 适应证

(1)上叶空洞,病人一般情况差不能耐受

肺切除术者。

(2)上叶空洞，但中下叶亦有结核病灶。若做全肺切除术，则创伤太大，肺功能丧失过多；若仅做上叶切除术，术后中下肺叶可能代偿性膨胀，致残留病灶恶化。可同期或分期加做胸廓成形术。

(3)一侧广泛肺结核灶，痰菌阳性，药物治疗无效，一般情况差不能耐受全肺切除术，但支气管变化不严重者。

4. 禁忌证

(1)张力空洞、厚壁空洞以及位于中下叶或近纵隔处的空洞。

(2)结核性球形病灶或结核性支气管扩张。

(3)青少年病人，因本术术后可引起胸廓或脊柱明显畸形，应尽量避免施行。

5. 手术注意事项

胸廓成形术应自上而下分期切除肋骨，每次切除肋骨不超过3～4根，以减少反常呼吸运动。每期间隔约3周。每根肋骨切除的长度应后端包括胸椎横突，前端在第1～3肋应包括肋软骨，以下逐渐依次缩短，保留靠前面部分肋骨。切除肋骨的总数应超过空洞以下二肋。每次手术后应加压包扎胸部，避免胸廓反常呼吸运动。

术前准备及术后处理基本上与肺切除术相同。一般可获得良好疗效。

第五节　肺肿瘤

一、肺　癌

【概述】

肺癌是最常见的肺原发性恶性肿瘤，绝大多数肺癌起源于支气管黏膜上皮，故又称支气管肺癌。肺癌发生转移的时间早，是一种威胁人类生命的癌症，也是最难治疗的癌症之一。由于吸烟和大气污染等问题日益严重，肺癌的发病率和死亡率都有明显增高的趋势。目前，肺癌是导致癌症死亡的首要原因，并有年轻化和女性病人增多的趋势。

【病因】

肺癌的病因仍不明确，研究表明引起肺癌的危险因素有：吸烟、石棉、氡、砷、电离辐射、卤素烯类、多环性芳香化合物、镍等。具体如下：

1. 吸烟

90%的肺癌是由于吸烟造成的。吸烟年龄越早、吸烟量越多、吸烟时间越长，患肺癌的危险性就越高。另外，被动吸烟与肺癌的发生之间也存在相关性。烟草中有很多物质可致癌，如苯并芘和苯并蒽等多环芳香烃类物质。

2. 空气污染

空气污染与肺癌的发生有关。空气污染物可来源于：工业、交通运输以及日常生活等过程，如化工厂未经处理排放的废气、汽车尾气和燃煤取暖时产生的煤烟等。近年来，室内空气污染与肺癌的发生也日益受到关注。例如，烹调食物时产生的油烟，被认为是女性患肺癌的主要原因之一。

3. 职业因素

长期接触铀、镭等放射性物质及其衍化物，如氡等物质均可诱发肺癌。除此以外，还有石棉、无机砷化合物、镍、芥子体、煤油、焦油等。

4. 肺部慢性疾病

有肺结核、矽肺、尘肺等肺部慢性疾病的病人肺癌发病率高于正常人。

5. 其他

如饮食营养失衡、病毒感染以及家族遗传史等因素均与肺癌的发生有关。

【诊断与鉴别诊断】

1. 症状

早期症状不明显,随着病程进展,可出现咳嗽、痰中带血、持续性胸痛、发热、气促等症状。晚期病人出现神疲乏力,进行性消瘦和肿瘤压迫周围组织而产生的相应症状,如喉返神经受压出现声音嘶哑、颈部水肿等。

2. 细胞学检查

检查病人痰液中是否有脱落的癌细胞,并可借此判定癌细胞的组织学类型。中央型肺癌痰细胞学检查的阳性率可达 70%~90%,而周围型仅约 50%,因此痰细胞学检查阴性者不能排除肺癌的可能性。另外,此项检查是肺癌普查和诊断过程中一种简便、经济且有效的方法。

3. 肺穿刺

如定位准确,可将其穿刺物进行涂片检查。

4. 胸部 X 线检查

是诊断肺癌最常用的重要手段。X 线检查可见多变的圆形阴影及肺炎、肺不张、胸腔积液等表现。胸部 CT 及 MRI 检查,可进一步了解肿瘤的大小,与周围组织、血管的关系。

5. 支气管镜检查

可直接观察病变情况,同时可取活组织进行病理检查,并可取支气管分泌物涂片查癌细胞。所以,支气管镜检查是诊断肺癌的有效手段。

6. 淋巴结穿刺或活检

对未确诊病人可对相应淋巴结进行穿刺、抽吸细胞检查或摘取活检,以取得病理组织学的确诊。

7. 纵隔镜检查

有助于肺癌纵隔淋巴结转移的诊断。

8. 其他

同位素肺扫描、实验室检测相关抗原和(或)某些酶,必要时进行剖胸探查。

【治疗】

肺癌的治疗方法目前主要是手术、放化疗、中医药治疗。

1. 在早期癌细胞没有扩散或只有少部分扩散时,可以采用手术治疗,在手术之后配合放化疗,同时辅以中医药。

2. 对于中、晚期肺癌由于已经失去手术的机会,只能采用放化疗和中医药的方法治疗。

3. 对于晚期肺癌的治疗,中药有独特的优势。一是安全无毒副作用,二是从整体治疗,提高病人机体免疫功能,扶助正气,从而达到抑制癌细胞发展的作用。

二、转移癌

【概述】

肺是继肝脏之后最容易发生癌转移的器官,约 20%~54%的癌症病人在自然病程中会发生肺转移癌(PM),其中近 25%为播散性疾病的肺部表现。

原发于身体其他部位的肿瘤转移到肺部形成转移灶者,即为肺转移性肿瘤。常见的发生肺转移的恶性肿瘤有:消化系统、泌尿生殖系统、乳腺、骨骼等处的恶性肿瘤。多数病例表现为双侧肺部多发性、大小不一、密度均匀、轮廓清晰的圆形病灶。

【病因】

原发于身体其他部位的恶性肿瘤，经转移到肺引起；可以通过血行转移、淋巴道转移或邻近器官直接侵犯等多种途径转移，其中以血行转移最为常见。

【诊断与鉴别诊断】

1. 病史

多数病人有其他部位原发性肿瘤的病史。

2. 症状

除原发部位肿瘤的症状外，早期肺转移癌，因病变常位于肺的周边，无相应的呼吸道症状，随着病程延长而逐渐出现一些非特异性呼吸道症状，如咳嗽、咳血痰、胸痛、呼吸困难等。

3. 体征

早期可无任何体征，晚期则表现出恶异质状态。

4. 影像学检查

(1)胸部X线平片检查：是诊断肺转移性肿瘤的重要手段。常见的肺转移性肿瘤的X线征象如下。

1)多发结型：为血行转移灶。两肺野散在分布着大小不一、密度均匀、轮廓清晰的圆形病灶，多来源于乳腺癌、甲状腺癌、肾癌和骨肉瘤。

2)多个团块型：分布于两肺，呈棉花团状，多见于绒癌肺转移。

3)孤立球形灶：一个边界清楚的圆形病灶，多见于生殖系统癌、头部肿瘤和肺癌的转移。

4)粟粒状阴影：弥漫性分布于两肺，为细小结节影，多见于甲状腺癌的肺转移。

5)淋巴管型：以肺门为中心呈放射状、细网状阴影，多见于原发性肺癌的淋巴管转移。

6)肺门、纵隔型：原发癌自肺门和纵隔淋巴结转移，形成肿块和肺门、纵隔增大。

7)其他类型：个别转移癌亦有不典型空洞，部分肉瘤转移灶内有钙化，需与结核相鉴别。

(2)胸部CT检查：能更早、更清楚、更全面地显现肺内病灶。

5. 相关的癌症标志物检查

检测有无相关癌症标志物(如胃肠道癌的CEA、肝癌的α-FP和绒癌的HCG等)。

【治疗】

1. 无论原发肿瘤为何种病理类型只要无胸腔外转移，病人能耐受手术切除，单一手术或联合化疗均可提高PM病人的远期生存率，甚至可使一些病人得到治愈。

2. 决定生存的因素包括：是否可完全切除，无瘤生存期长短，肿瘤倍增时间长短，PM数目及原发癌组织学类型等。但手术是用机械方法解决生物学问题，并未改变肿瘤固有的生物学行为及转移进程，因而受到一定限制。提高PM无瘤生存期及总生存期，尚需其他疗法。

3. 目前认为，切除临床转移灶的同时，应针对微转移灶进行治疗，其中包括诱导化疗、辅助化疗、单侧隔离肺灌洗、生物疗法以及有潜力的分子或基因疗法等。

第四章

食管疾病

第一节　贲门失弛缓症

【概述】

贲门失弛缓症是一种食管运动功能障碍性疾病，其主要特征是食管下端括约肌(LES, lower esophageal sphincter)松弛不全和食管体部缺乏蠕动。因此，食物无法顺利地通过贲门而导致其滞留，随后逐渐出现食管张力、蠕动减弱、食管下段扩张等表现。临床上较少见。

此病可发生于任何年龄、任何性别，而多发于 20～40 岁。临床表现主要有吞咽困难，食物反流、体重减轻以及胸骨后疼痛等。

【病因】

贲门失弛缓症的病因尚不清楚。可能是食管肌内神经丛的神经节细胞(尤其是抑制性神经节细胞)变性、数量减少，甚至完全缺如，而使贲门部分或完全失去舒张功能而致病。

另外，有研究发现贲门失弛缓症病人的贲门及回肠内有抗神经元抗体存在，因此有人认为此病可能是一种免疫性疾病。

【诊断与鉴别诊断】

1. 症状

本病的典型症状有对液体或固体食物均吞咽困难，食物反流以及胸骨后疼痛等。

2. X线吞钡检查

(1)钡餐潴留于食管下端。

(2)吞咽时食道体部蠕动波消失。

(3)食管有不同程度扩张。

(4)食管下段及贲门部管腔狭窄呈鸟嘴状改变，局部黏膜光滑。

(5)吸入亚硝酸异戊酯或舌下含服硝酸甘油片可使贲门弛缓，钡剂随即顺利通过。

3. 食管内窥镜

(1)食管内大量食物或液体潴留。

(2)食管体部有不同程度扩张。

(3)贲门部管腔狭窄,通常加压可通过。

4. 食管运动功能检查

(1)测压时发现病人 LES 静息压高于正常人。

(2)吞咽时间显著延长。

(3)吞咽时病人 LES 松弛不全或不松弛。

(4)病人食管体部缺乏正常蠕动或蠕动消失。

【治疗】

目前治疗有药物、气囊扩张、手术及肉毒杆菌毒素局部注射等方法。

第二节 损伤性食管狭窄

【概述】

损伤性食管狭窄,为一种良性食管狭窄,是由于食管损伤,愈合后瘢痕形成而造成的食管腔狭窄。

【病因】

最常见的原因是吞咽大量且高浓度的酸性或碱性腐蚀剂,尤其是强碱。因为碱性腐蚀剂进入人体能使蛋白溶解、脂肪皂化、水分吸收而导致组织脱水;同时产生大量热量,也加重对组织的损害。另外,食管腔为弱碱性环境,因此造成的损伤更严重。如果腐蚀剂浓度高且吞服量多时,损伤将深达肌层,则愈合后形成瘢痕性狭窄的可能性大。

此外,食管异物(如假牙、锐骨等)或医源性(器械检查或治疗、放射线照射治疗)损伤也能损伤食管,严重者愈合后将引起食管腔狭窄。

【诊断与鉴别诊断】

1. 病史

有食管损伤病史。

2. 症状

主要症状为吞咽困难,严重者可能连液体也不能下咽。最终可能由于营养状况差,而逐步出现脱水、消瘦、贫血等症状。

3. 辅助检查

X 线食管钡餐造影和食管镜检查可显示食管狭窄,以明确诊断。

【治疗】

目前治疗有药物、气囊扩张和手术等方法。

第三节 食管肿瘤

【概述】

食管肿瘤有良性、恶性之分。良性肿瘤有平滑肌瘤、乳头状瘤、血管瘤、腺瘤等,临床上以恶性肿瘤多见。食管恶性肿瘤,即通常说的食管癌,是发生在食管上皮组织的恶性肿瘤;大多数为鳞状上皮癌,少数为腺瘤、肉瘤、黑色素瘤等。

我国是食管癌的高发国家，每年新发病例数约占全世界的一半。近期一项全国调查显示：我国食管癌的发病率和病死率在各种恶性肿瘤中均排第四位，已严重威胁我国国民健康。同时，食管癌病人还呈年轻化趋势，四五十岁年龄段的病人比例大幅度增加。另外，其发病率还有明显的地区和性别差异。例如我国的食管癌高发区有：太行山地区、大别山区、苏北地区、新疆哈萨克族聚居地区等，而河南省林州市是我国食管癌发病率最高的地方；病人中男多于女。

【病因】

病因尚不明确。可能的致病因素有：

1. 饮食因素

我国食管癌的一些高发地区流行病学调查结果提示：这些地区的食物常被真菌及其代谢物污染。进一步的研究发现真菌能促使食物中的硝酸盐转化成亚硝胺，而亚硝胺是一种强致癌物。目前研究已表明，食管癌的发病率与膳食中摄入的亚硝胺的量呈正相关。而真菌的代谢产物，主要是某些毒素，具有致瘤性、能诱导细胞癌变。另外，某些不良的饮食习惯也可能与食管癌的发生有关，比如吸烟、酗酒，进食过粗、过硬、过热、过快等。

2. 营养因素

食管癌高发区一般都在土地贫瘠、营养较差的贫困地区，膳食中常常缺乏某些维生素和微量元素，如核黄素、维生素A、维生素B_2、维生素C、钼、硒、锌、锰等；而在食物中补充相应的营养物质，适当的调整膳食结构后，则降低了食管癌的发病率和死亡率。

3. 遗传因素

食管癌的发病有家族聚集现象。例如河南省林州市食管癌有阳性家族史的病人约占60%，而遗传易感性可能是这种家族聚集现象的原因之一。目前的研究提示，食管癌的发生可能与食管组织中某些基因多态性(如细胞色素p450基因，CYP)及其酶活性改变有关。

4. 食管疾病

某些食管疾病，如贲门失弛缓症、食管良性狭窄、慢性食管炎、食管憩室、Barrett食管等均有癌变的可能。

【诊断与鉴别诊断】

对吞咽困难的病人，尤其是40岁以上，既往有慢性食管疾病者，应及时做相关检查，以明确诊断。主要的检查方法有：

1. 细胞学检查

食管拉网检查脱落细胞是一种简便、易行且经济的早期食管癌诊断方法，常用于本病的普查。另外，分段拉网检查尚可定位。

2. 食管吞钡造影

此项检查有助于了解食管癌的部位及范围，对治疗方案的制定有指导意义。早期可见：局限性食管黏膜皱襞增粗、紊乱，甚至中断，小的充盈缺损及龛影。中、晚期则为不规则的狭窄和充盈缺损，病变段食管僵硬、成角及食管轴移位。梗阻严重者表现为近端食管扩张。

3. 内镜检查

是诊断食管癌必不可少的检查项目。

(1)食管纤维内镜检查可直接观察食管癌的部位和形态，同时还可采集组织行病理检查。对中、晚期食管癌的诊断率可达100%。

(2)镜下用甲苯胺蓝或Lugol′s碘溶液行食管黏膜染色，将有助于早期癌组织病变范围及内镜活检部位的确定。甲苯胺蓝将使肿瘤组织蓝染而正常上皮不着色；Lugol′s碘溶液则使正常上皮染成棕黑色，而肿瘤组织呈黄色。

(3)超声内镜(EUS)近年来被用于了解食管癌向周围组织浸润程度,有无纵隔、淋巴结或其他脏器的转移等情况,以确定分期,从而指导治疗。

【治疗】

良性者只需定期体检,恶性者的治疗方法主要为手术、放射疗法和化学疗法等手段。

第四节 食管憩室

【概述】

食管憩室(diverticulum of the esophagus)指食管壁的一层或全层局限性膨出,形成与食管腔相通的囊袋。按其发病机制,可分为牵引型(食管中段憩室)和膨出型(咽食管憩室和膈上憩室)两种。牵引型因系食管全层向外牵拉,故称真性憩室;膨出型因只有黏膜膨出,故称假性憩室。

一、膨出型憩室

【病因】

咽食管憩室主要是因为下缩肌与环咽肌之间有一薄弱的三角区,加上肌活动的不协调造成,即在咽下缩肌收缩将食物下推时,环咽肌不松弛或过早收缩,使咽部食管腔内压力增高,导致食管黏膜自薄弱区膨出,属膨出型假性憩室。

膈上憩室是食管下段近膈上处,因某种原因如贲门失弛缓症、食管裂孔疝等,引起食管内压力增高,导致黏膜通过食管肌纤维间隙向胸腔突出。好发于食管下段后右方。

仅有少数为食管全层膨出形成真性憩室。

【诊断与鉴别诊断】

1. 早期无症状,仅有咽喉部不适或口涎增多。憩室大后可反流新鲜的、未经消化的、无苦味酸味的食物,吞咽时有咕噜声。夜眠时食物反流可引起吸入性肺炎。

2. 巨大憩室可压迫颈部出现明显吞咽困难,压迫喉返神经出现声音嘶哑,反流物具有明显恶臭味。

3. 主要靠食管吞钡、X 线检查确诊。采用正、侧、斜位不同角度照片,可显示憩室的部位、大小、连接部等。

【治疗】

1. 有症状的病人应做手术治疗,切除憩室,分层缝合食管壁切口。

2. 若一般情况不宜手术者,可每次进食时推压憩室,减少食物淤积,并于食后喝温开水冲净憩室内食物残渣。

二、牵引型憩室

【病因】

气管分叉或肺门附近淋巴结炎症,形成瘢痕牵拉食管全层。憩室颈口一般大而浅且不下垂,不容易淤积食物。

【诊断与鉴别诊断】

1. 常无症状。若发生炎症水肿时,可有咽下哽噎感或胸骨后、背部疼痛感。

2. 主要依靠食管吞钡:X 线检查确诊。

有时做食管镜检查排除癌变。

【治疗】

1. 临床上无症状者,不需手术。若并有炎症、水肿时,给予含化新霉素或链霉素片加局部理疗后,多可消除症状。

2. 如果并发出血、穿孔或有明显症状者,可考虑手术治疗。

第五章

纵隔膈肌疾病

【概述】

纵隔为胸腔的一部分，位于胸腔中部，两侧胸膜腔之间。它的境界前面是胸骨，后面是脊柱，两侧为纵隔胸膜，使其和胸膜腔分开。上部与颈部相连，下方延伸至膈肌。其中有许多重要器官和结构，如心脏、大血管、气管、食管等。由于和颈浅筋间隙相通，因此在颈部感染有可能伸展到纵隔。另外，在胚胎发生异常可于纵隔内任何部位出现迷走组织或形成囊肿，甲状腺或甲状旁腺起源的肿瘤可移位到纵隔。罕见的是左后纵隔肿块可能为胸内肾脏。

纵隔分界：为了便于理解，临床上常把纵隔分为以下几个区域。

1. 上下分界

以胸骨角平面为分界线，胸骨角平面以上为上纵隔，该平面以下为下纵隔。

2. 前后分界

以心包所占空间为界分为前后纵隔，心包前者为前纵隔，心包后者为后纵隔，心包位于中纵隔。在上纵隔有气管、食管、胸腺、大血管、胸导管、迷走神经、左喉返神经、膈神经及交感神经干；中部有心包、心脏、升主动脉、肺血管、上腔静脉下端、总支气管和膈神经，后部有降主动脉、奇静脉、胸导管、食管和淋巴结。此种区分对纵隔疾患的临床诊断及治疗有一定的意义。

【诊断】

1. 症状

(1)呼吸道症状：胸闷、胸痛一般发生于胸骨后或病侧胸部。大多数恶性肿瘤侵入骨骼或神经时，则疼痛剧烈。咳嗽常为气管或肺组织受压所致，咯血较少见。

(2)神经系统症状：由于肿瘤压迫或侵蚀神经产生各种症状：如肿瘤侵及膈神经可引起呃逆及膈肌运动麻痹；如肿瘤侵犯喉返神经，可引起声音嘶哑；如交感神经受累，可产生霍纳综合征；肋间神经侵蚀时，可产生胸痛或感觉异常。如压迫脊神经引起肢体瘫痪。

(3)感染症状：如囊肿破溃或肿瘤感染影响到支气管或肺组织时，则出现一系列感染症状。

(4)压迫症状:上腔静脉受压,常见于上纵隔肿瘤,多见于恶性胸腺瘤及淋巴性恶性肿瘤。食管、气管受压,可出现气急或下咽梗阻等症状。

(5)特殊症状:畸胎瘤破入支气管,病人咳出皮脂物及毛发。支气管囊肿破裂与支气管相通,表现有支气管胸膜瘘症状。极少数胸内甲状腺肿瘤的病人,有甲状腺机能亢进症状。胸腺瘤的病人,有时伴有重症肌无力症状。

2. X 线检查

常规胸部正侧位,X 线照片及透视检查,可见肿瘤的大小、部位、形状。密度及有否钙化或搏动。是否随呼吸而变形,或随吞咽而上下移动。根据上述这些征象,并结合临床症状,即可做出初步诊断。进一步检查方法有:支气管造影、断层造影、计波造影、血管造影及纵隔充气造影等。

3. 内诊镜检查

胸部平片或分层示有气管、食管移位时,应做气管、食管镜检查,以便了解腔内是否有肿瘤存在。

4. 放射性同位素检查

对疑有胸内甲状腺肿瘤病人,可做放射性碘示踪检查,绝大多数可获阳性结果。

5. 经皮穿刺活检

位于靠近周围性肿块,可在电视透视下定位,试行穿刺活体组织检查,以便得到组织学诊断。

6. 试验性放射治疗

临床上对不能排除恶性肿瘤病人,可试用小量放射疗法,经治疗后瘤体缩小,则可间接证明诊断,因为淋巴肉瘤经放疗后会有迅速的反应。

7. 活体组织检查

对腋窝或颈部浅表肿大淋巴结,可行活体组织病理检查。

8. 电子计算机 X 线分层摄影检查(CT)。

9. 剖胸探查或胸骨纵劈切开,切除肿块或活体组织病理检查,确定诊断,及时手术治疗。

【鉴别诊断】

1. 纵隔增宽和移位

纵隔炎症、血肿、脓肿、气管旁淋巴结核、纵隔内肿瘤和囊肿、上腔静脉及奇静脉扩张、动脉瘤、纵隔胸腔积液等均可使纵隔影增宽,结合临床和病史,必要时做断层摄影、血管造影等检查以资确定其增宽原因。

而一侧胸腔内压力增高时,如大量胸腔积液或张力性气胸,一侧肺气肿或巨大占位性病变可推挤纵隔向健侧移位。反之,当一侧胸腔内压力减低或纤维性变收缩时,如肺不张、胸膜增厚、肺内大量纤维性变,则牵拉纵隔向患侧移位。当支气管发生部分性阻塞时,由于呼吸时两侧胸腔压力不均衡,可在呼吸时发生纵隔左右摆动(呼气时纵隔移向健侧,吸气时移向患侧)。

2. 纵隔肿瘤(mediastinal tumor)

纵隔肿瘤分为原发性和转移性两种。转移性肿瘤较为常见,并多数为纵隔淋巴结的转移。原发性纵隔肿瘤的种类很多,通常包括位于纵隔内各种组织和结构所产生的肿瘤及囊肿。它们常以肿块性病变为其共同表现,根据肿块所在部位、形状进行分析,对常见的原发性纵隔肿瘤的诊断有一定意义,常可推测肿瘤的类别。根据肿瘤的形态与密度可大致区分良、恶性表现。分叶状及边缘不规则常为恶性表现。边缘锐利、光滑、密度均匀的圆形或椭圆形块影多为良性。畸胎类肿瘤的密度可不均匀,内含骨骼或牙。沿肿块边缘的弧形或环形钙化说明肿块为囊肿性病变或实质性肿瘤已有瘤性退行性变。注意肿瘤与周围器官的关系，对研究肿瘤的位置和来源有重要意义。起源于甲状腺的肿瘤可随着吞咽动作而上、下移动；气管旁的肿瘤常压迫气管使其变窄移位。肿瘤邻近骨骼处，可出现边界整齐的压迫性骨质缺损，这是良性肿瘤的表现，侵蚀性骨质破坏是恶性肿瘤的征象。

(1)前纵隔肿瘤：常见者有畸胎类肿瘤。可分囊性(皮样囊肿)和实质性两种。亦有胸腺瘤及胸内甲状腺。X线表现多为纵隔向一侧突出的半圆形致密影，边缘光滑，密度均匀，有时畸胎瘤中可见到骨质和牙齿影。侧位胸片上见包块于前纵隔。胸内甲状腺肿块位于前纵隔上部，多数连向颈部，为圆形或梭形。肿块可随着吞咽而上、下移动，如发生粘连也可不移动。肿块内可有斑片及斑点状钙化。

(2)中纵隔肿瘤：大多为恶性淋巴瘤(malignant lymphoma)是发生在淋巴结的全身恶性肿瘤。病理上包括淋巴肉瘤、霍奇金淋巴瘤及网状细胞肉瘤。其次为转移性肿瘤。X线表现多为纵隔向两侧增宽，边缘为分叶状，生长迅速。侧位胸片上见包块位于中纵隔。后前位、两侧淋巴结肿大，使纵隔影增宽，轮廓呈波浪状。

(3)后纵隔肿瘤：神经源性肿瘤为最常见者。有良性、恶性之分，多为良性。良性者包括神经纤维瘤、神经鞘瘤、神经节细胞瘤；恶性者有神经纤维肉瘤及神经母细胞瘤。绝大多数神经源性肿瘤位于后纵隔脊柱旁沟内。有时发生于椎间孔，呈哑铃状，一端在椎管内，另一端在纵隔内，可以产生神经压迫症状。X线表现为单侧纵隔突出的圆形致密影，边缘整齐，密度均匀。侧位胸片上见包块位于后纵隔。肿瘤通过椎间孔，使之扩大，并可压迫肋骨头及脊椎，产生边缘光滑的压迹。恶性者可呈分叶状，侵蚀邻近骨骼而发生破坏。后前位肿瘤位于右侧纵隔，侧位于后纵隔重叠于胸椎上。

第一节 纵隔气肿

【病因】

肺泡壁破裂，纵隔内气道破裂，食管破裂，腹腔气体进入纵隔，颈部气体进入纵隔，尚有部分纵隔气肿病人临床不能确定其气体来源部位及病因。

【发病机制】

根据纵隔内气体的来源部位，可将纵隔气肿的发病机制归纳为以下几类：

1. 肺泡壁破裂所致的纵隔气肿

肺泡壁因肺泡内压急剧上升或因其他疾病而发生损伤破裂，即可导致气体由肺泡内进入肺间质，形成间质性肺气肿；气体再沿肺血管周围鞘膜进入纵隔，常因同时有脏层胸膜损伤而合并自发性气胸，但亦可见仅有纵隔气肿者，常见原因如用力剧咳或吸气后用力屏气导致肺泡内压剧增，哮喘急性发作时气流严重受限导致肺泡内压剧增(尤其常见于儿童)，机械通气使用不当导致气道压过高，张力性气胸时过高的胸腔内压亦可使邻近肺组织肺泡内压剧增导致肺泡破裂，金黄色葡萄球菌肺炎等疾病导致肺泡壁破坏，闭合性胸部外伤因外部剪切力导致肺泡壁损伤等。

2. 纵隔内气道破裂所致的纵隔气肿

最常见于胸外伤病人,亦有少数气管肿瘤并发纵隔气肿的报道;纤支镜检查可因操作过程中病人剧咳或用于憋气导致肺泡壁破裂而发生纵隔气肿,亦可因活检时损伤气道壁而使气体由气道破口进入纵隔。

3. 食管破裂所致的纵隔气肿

包括剧烈呕吐致食管破裂,食管外伤,内镜检查损伤食管,食管痉挛阻塞而致近端破裂,异物损伤食管,食管癌肿瘤组织坏死,食管手术后瘘等。

4. 颈部气体进入纵隔

如气管切开术后、甲状腺手术后、扁桃体切除术后等,空气自颈部创口进入皮下组织聚积,沿颈深筋膜间隙即可进入纵隔内。

5. 腹腔气体进入纵隔

胃肠穿孔、人工气腹术等,腹腔内气体可沿膈肌主动脉裂孔和食管裂孔周围的疏松结缔组织进入纵隔。

【诊断与鉴别诊断】

1. 临床表现

纵隔气肿的症状轻重不一,主要与纵隔气肿发生的速度,纵隔积气量的多少,是否合并张力性气胸等因素有关,少量积气病人可完全无症状,仅于胸部X线片上见纵隔气肿的征象,积气较多,压力较高时,病人可感胸闷不适,咽部梗阻感,胸骨后疼痛并向两侧肩部和上肢放射,纵隔内大量积气或合并有张力性气胸者,临床表现危重,严重呼吸困难,烦躁不安,意识模糊甚至昏迷,发绀明显,若不及时抢救可很快危及生命。

2. 体格检查

可发现颈部皮下气肿,严重者皮下气肿可蔓延至面部、胸部、上肢,甚至蔓延至腹部和下肢,皮肤黏膜发绀,呼吸困难,病情严重者血压下降,脉搏频数,颈静脉怒张,心尖搏动不能触及,心浊音界缩小或消失,心音遥远,约半数病人可于心前区闻及与心搏一致的喀哒声(Hamman征),以左侧卧位时较为清晰,并有张力性气胸者尚可见相应体征。根据有诱发纵隔气肿的有关疾病史、有呼吸困难和胸骨后疼痛等症状,应考虑纵隔气肿的可能性;若尚有颈部和胸部皮下气肿、颈静脉充盈等体征,则应高度怀疑本症,并行胸部X线检查以明确诊断。

3. 辅助检查

(1)胸部X线检查:对明确纵隔气肿的诊断具有决定性的意义,于后前位胸片上可见纵隔胸膜向两侧移位,形成与纵隔轮廓平行的高密度线状阴影,其内侧与纵隔轮廓间为含气体的透亮影,通常在上纵隔和纵隔左缘较明显,上述征象应与正常存在的纵隔旁狭窄的透亮带(Mach带)相区别,其鉴别要点在于Mach带的外侧并无高密度的纵隔胸膜影,此外,部分病人尚可在胸主动脉旁或肺动脉旁发现含气透亮带,婴儿当纵隔内气体量较多时可显示胸腺轮廓,纵隔气肿在侧位胸片上表现为胸骨后有一增宽的透亮度增高区域,将纵隔胸膜推移向后呈线条状阴影,心脏及升主动脉前缘与胸骨间距离增大,X线检查尚可清晰地显示同时存在的气胸以及下颈部和胸部皮下气肿。

(2)胸部CT检查:胸部CT因不受器官重叠的影响,对纵隔气肿显示较清楚,尤其是当纵隔内积气量较少,后前位胸片易于识别。

【治疗】

1. 纵隔气肿的治疗关键在于采取积极措施控制原发疾病,如控制哮喘发作以缓解气流受限,对外伤所致气道损伤应及早进行手术治疗,对气管切开术后并发的纵隔气肿应立即拆除皮肤和皮下组织缝线,使气体可外溢,对合并气胸的纵隔气肿病人应尽早施行胸腔闭式引流术，许多病人随着胸腔内压力下降，纵隔气肿的程度亦可明显减轻。

2. 对纵隔气肿本身应根据积气量多少和临床症状轻重决定治疗方案，对积气量少，症状不明显者不需特殊治疗，气体在1～2周内常可自行吸收，对积气量大，压力高，致使纵隔器官受压出现呼吸循环障碍者，可经胸骨上切口行排气减压术，伴有大量皮下气肿者可行多部位针刺排气或小切口排气，酌情使用抗生素以预防或控制感染。

【预后】

纵隔内大量积气或合并有张力性气胸者，临床表现危重，严重呼吸困难，烦躁不安，意识模糊甚至昏迷，发绀明显，若不及时抢救可很快危及生命。

第二节 纵隔脓肿

【诊断】

1. 临床表现

(1)可有急性化脓性感染病史。

(2)局部红肿疼痛且有波动感，试穿有脓液。

(3)全身症状有发热、乏力等。

2. 辅助检查

(1)X线检查：是诊断纵隔脓肿的主要手段，平片可见颈部软组织增厚、纵隔增宽、胸腔气液平面和器官移位等。脓胸的诊断，除根据临床表现外，X线示胸腔积液、CT扫描更能明确病变的位置及病变范围，并为早期诊断及治疗提供更准确的依据。

(2)白细胞计数增高。

(3)深部脓肿经B超检查可呈液性暗区。

【鉴别诊断】

纵隔脓肿需要与纵隔肿瘤相鉴别。特别是肿瘤合并感染时，更要注意鉴别。鉴别的症状主要有以下几点：

1. 呼吸道症状

胸闷、胸痛一般发生于胸骨后或病侧胸部。大多数恶性肿瘤侵入骨骼或神经时，则疼痛剧烈。咳嗽常为气管或肺组织受压所致，咯血较少见。

2. 神经系统症状

由于肿瘤压迫或侵蚀神经产生各种症状：如肿瘤侵及可引起声音嘶哑，可产生胸痛或感觉异常，引起肢体瘫痪。

3. 感染症状

如囊肿破溃或肿瘤感染影响到支气管或肺组织时，则出现一系列感染症状。

4. 压迫症状

食管、气管受压，可出现气急或下咽梗阻等症状。

5. 特殊症状

病人咳出皮脂物及毛发。

【治疗】

1. 主要是针对原发病及病因进行治疗。

2. 纵隔外伤气管破裂者，可行气管修补术。食管破裂或术后吻合口瘘者，可行食管修补术，术后需禁食，补液及胃肠减压。

3. 纵隔引流十分必要。脓液需做细菌培养加药物敏感试验，选择敏感抗生素治疗。

4. 对症治疗则主要有以下措施：

(1)早期炎症时或可采取局部热敷，外敷消炎散等中药。

(2)全身应用抗生素。

【并发症】

如果治疗方法不当,当纵隔脓肿形成脓液后可破入胸膜腔形成脓胸及脓气胸,气体还可沿疏松结缔组织到达全身皮下形成皮下气肿,病人可出现呼吸困难甚至休克。纵隔脓肿常常并发右肺上叶感染。

第三节　膈　疝

【概述】

由于腹腔脏器异位进入胸腔,可以改变胸腔内的负压状态,压迫肺组织,导致纵隔移位,急性者可引起明显的急性呼吸困难、低氧血症等,严重者常致死。慢性者可以没有明显的临床表现而仅表现为纵隔肿物,部分可导致肠梗阻,肠绞窄而出现症状。

膈肌疾病中膈疝最为常见。膈疝分类不一,可按有无疝囊分真疝与假疝,但一般按有无创伤史把膈疝分为外伤性膈疝与非外伤性膈疝,后者又可分为先天性与后天性两类。非外伤性膈疝中最常见者为食管裂孔疝、胸腹裂孔疝、胸骨旁疝和膈缺如等。

【分类】

膈疝症状轻重不一,主要决定于疝入胸内的腹腔脏器容量、脏器功能障碍的程度和胸内压力增加对呼吸循环机能障碍的程度,但大致可以分为两大类:

1. 腹腔内脏器疝入胸内而发生的功能变化

如饭后饱胀、嗳气、上腹部或胸骨后烧灼感和反酸,这由于贲门机制消失后胃酸反流至食管引起食管黏膜炎症或食管溃疡,严重时甚至可出现呕血和吞咽困难。胃肠道部分梗阻可产生恶心呕吐和腹胀,严重时发生肠胃道完全性梗阻或绞窄性梗阻时出现呕血、便血、腹痛和腹胀,甚至脏器坏死、穿孔呈现休克状态。

2. 胸内脏器因受压而引起呼吸循环功能障碍

腹腔脏器疝入胸内患侧肺受压和心脏被推向对侧,轻者病人说话胸闷、气急,重者可出现呼吸困难、心率加快和发绀。

【病因】

膈疝的形成除先天性膈肌融合部缺损和薄弱点外,还与下列因素有关:

1. 胸腹腔内的压力差异和腹内脏器的活动度;各种引起腹内压力增高的因素,如弯腰、排便困难和怀孕等,均可促使腹内脏器经膈肌缺损和薄弱部进入胸内。

2. 随着年龄增长,膈肌肌张力减退和食管韧带松弛,使食管裂孔扩大,贲门或胃体可以经过扩大的食管裂孔突入后纵隔。

3. 胸部外伤尤其胸腹联合伤引起膈肌破裂。

【临床表现】

1. 创伤性膈疝

病人症状较为严重。除胸部外伤症状外,尚可伴有腹内脏器破裂引起出血、穿孔和胸腹腔严重污染。左膈肌破裂,膈下脏器可通过膈裂口疝入胸腔,引起胸部剧痛,并可放射至同侧肩部和上臂部,有时有上腹部疼痛或腹肌紧张。由于疝入胸内脏器的占位,压迫肺组织和心脏,纵隔向对侧移位,使肺容量明显减少，病人出现气急和呼吸困难，严重时有发绀，心脏移位使大静脉回心血流受阻，心搏出量减小，引起心率加快、血压下降，甚至导致休克状态。如疝入胸内脏器发生梗阻或绞窄时，可出现腹痛、腹胀、恶心呕吐和呕血便血等梗阻症状，严重者可引起中毒性休克。体格检查发现患侧胸部叩诊呈浊音或鼓音，呼吸减弱或消失，有时可听到肠鸣音。

2. 先天性膈疝

主要按疝的位置、大小、疝的内容物和疝入胸内脏器功能的变化而异。先天性膈疝通常发生在膈肌的后外侧部分（Bochdalek疝）。胸骨旁裂孔疝因裂孔较小，常在成年后才出现症状，主要表现为上腹部隐痛、饱胀不适、食欲不振、消化不良、间歇性便秘和腹胀，上述症状容易被忽视而误诊为消化道疾病，偶尔X线检查时，可发现胸骨后存在胃泡和肠曲阴影而被确诊。如疝入小肠或结肠发生嵌顿，则可产生急性肠梗阻或肠绞窄的临床症状。

【诊断与鉴别诊断】

1. 创伤性膈疝

一般来说诊断不太困难，可根据胸腹部部位，子弹或刀刺伤进入体内的部位和方向，弹道入口与出口的情况，大致可判断体内所经过的解剖途径，并由此推测膈肌有无损伤。创伤性膈疝的胸腹部X线检查，对于疝入胸腔内的肠曲极易辨认，膈下游离气体的存在，提示腹内脏器穿孔，但由于胸内积液和积气，有时难以显示膈肌的破裂和疝入胸内胃肠的存在。

2. 先天性膈疝

按疝入胸内的不同脏器，胸部叩诊可呈浊音或鼓音，患侧呼吸音减弱或消失，有时胸部可听到肠鸣音，心脏和气管向对侧移位，腹部平坦柔软，婴儿蛙腹消失。先天性膈疝的胸部X线检查可显示患侧胸部充气的胃泡和肠曲，肺组织受压和心脏纵隔移位。少数病例必要时做钡剂灌肠检查可明确诊断。

【治疗】

本病的治疗包括胃肠减压以减轻纵隔移位，补充体液，保持电解质酸碱平衡，正压辅助呼吸以及手术修补膈肌缺损等。其中手术修补是最根本的治疗措施。急性者常需急诊行膈肌修补术。而采用胸腔镜手术可以减少创伤，增加病人的耐受性。

1. 创伤性膈疝

(1)胸腹联合伤的病人症状严重病情紧迫，除做必要的急救处理外，应积极做好手术前准备，纠正休克，处理张力性气胸和及时做胸腔肋间引流。

(2)呼吸困难者应做气管切开术，控制胸壁反常呼吸，待一般情况好转后进行剖胸或剖腹探查手术。手术的途径应视胸部或腹部损伤部位和范围、有无异物及其在体内存留的部位来决定。一般采用伤侧胸部切口进胸，探查胸腔后扩大膈肌伤口，进行腹内脏器修补术，然后将腹部脏器回纳入腹腔，缝闭膈肌切口。如损伤累及腹部且损伤范围较广，胸部切口探查有困难时，应毫不犹豫地将切口伸延至腹部，探查腹内脏器情况，并做必要的手术。

(3)对于非穿透性创伤，如病人症状不重，可细心观察。对于晚期创伤性膈疝可做择期手术。

2. 先天性膈疝

先天性膈疝一旦明确诊断，应尽早施行手术治疗，以免日久形成粘连或并发肠梗阻或肠绞窄。

(1)婴幼儿病人术前应放置胃肠减压管，以免麻醉和手术过程中肺部进一步受压而导致严重通气功能障碍。胸骨旁裂孔疝采用高位腹部正中切口做疝修补术，疝入胸骨后内容物大多数系大网膜或部分胃壁，因此将上述内容物回纳腹腔一般并无困难，切除多余疝囊后，用丝线把腹横筋膜缝合于膈肌及肋缘上以修补缺损。

(2)胸腹裂孔疝或膈肌部分缺如，可采取进胸或进腹途径。胸部切口手术野显露较好，便于分离粘连和回纳腹内脏器，膈肌的修复也较方便。膈肌部分缺如可采用瓦叠法或褥式缝合。如膈肌缺如较大，可在膈肌附着于胸壁处游离后，按上述方法修复膈肌缺如，必要时可覆以合成纤维织片加固缝合。采用经腹途径则取正中腹直肌切口，回纳腹腔脏器后，经膈下缝补膈肌缺损。腹部切口仅缝合皮下和皮肤，待术后7～10天再缝合腹膜，术后胃肠减压和肛管排气极为重要。

【预防】

本病尚无有效预防措施。故预防主要集中在防止术后的并发症上，主要有以下几点要注意：

1. 清醒后取半卧位，以减轻腹腔脏器对膈肌的压力，有利于膈肌伤口的愈合。

2. 术后持续胃减压，防止腹胀压迫膈肌。

3. 肠蠕动恢复前，静脉输液，适量补钾。肛门排气后拔除胃减压管，进不胀气流质。

4. 鼓励病人咳嗽，超声雾化吸入，预防呼吸道并发症。

5. 保持胸腔引流管通畅，防止因胸腔积液而影响膈肌修补的愈合。

6. 常规应用抗生素，预防感染。

【并发症】

毒血症、休克、胸膜炎、肠梗阻见有关章节。

一、Morgagni 疝

【概述】

在膈的胸骨部与肋部之间有一小三角区域的膈肌缺损(即胸肋三角)，此处发生的疝称为横膈、胸骨旁或胸骨后疝。1769 年，Morgagni 首先描述了他发现的腹内容物疝入胸腔的胸骨后疝。故该病称为 Morgagni 疝。Morgagni 疝又称前横膈、胸骨旁或胸骨后疝，由于横膈前部融合先天性缺损所致，此疝罕见，约占全部外科手术治疗膈疝的3%。

Morgagni 疝常由横结肠、小肠、大网膜、肝左叶或横结肠伴有部分网膜构成，以横结肠多见。本病可伴有先天性心脏病、胃肠道旋转不良等先天性疾病。这种疝常自剑突侧方的右侧胸肋三角处疝入，而且常有完整的疝囊。

本病可发生于任何年龄、男女发病均等，以婴儿和儿童多见，这可能与成人 Morgagni 疝无临床表现而难以诊断有关。根据临床统计，90%发生在右侧，8%在左侧，2%为双侧。男女发病相等，在婴儿和儿童罕见，但常引起症状。

【病因】

肥胖、创伤或怀孕而导致腹内压增加可能是引起 Morgagni 疝的原因。Gossios 等(1991)报道1例用10个月的皮质激素治疗后发生 Morgagni 网膜疝、Harris 等(1993)和 Singh 等(2001)各报道1例双胞胎同时发生 Morgagni 疝及其他先天性异常，故认为该病可能是一种遗传性疾病。

胸骨旁疝的形成是由于膈肌先天发育障碍。Morgagni 裂孔是胸骨下端内侧膈肌的小三角形缺损区。胚胎期横中膈的胸骨后部分因发育不全或合并胸骨和肋骨发育不全，形成 Morgagni 裂孔。左膈有心包膈面相贴增强，故大多数胸骨旁疝在右侧出现。外伤、腹内压急剧增高、肥胖或其他原因，也可引起此症。胸骨旁疝多有腹膜疝囊，如在较早期横中膈停止发育，则无真疝囊，但此情况罕见。常见的疝内容为大网膜和横结肠，胃和肝也可能被累及，也有报道盲肠、末段回肠和升结肠均可疝入胸腔。在某些病例，部分胃壁疝入胸腔并无症状，只当出现梗阻或嵌顿时才被发现。腹腔脏器一般不会经此裂孔大量疝入胸腔。

【诊断与鉴别诊断】

1. 临床表现

(1)儿童时期很少有症状，新生儿多有呼吸窘迫或肺部感染等并发症状，如喂饲后咳嗽、窒息或呕吐、呼吸窘迫，可能是胸口或疵囊部疼痛以及迷走神经反射介导支气管痉挛的结果，不是由于肺组织移位所致，胃肠道症状较少见。因为疝囊颈常常较小，如有嵌顿可出现急性或慢性结肠梗阻并发症状。婴儿和儿童虽然发生率很低，但多有呼吸窘迫或肺部感染。

(2)成人的 Morgagni 疝多数无症状或仅中上腹不适，大多数病人常在 40 岁后才出现症状，表现为胸部憋闷、咳嗽气短等压迫症状。体检摄片时才发现前心隔角肿块。

(3)胸骨旁疝有胃肠道和呼吸道两组症状。

2. 胸部 X 线

表现为胸骨后或右半胸气体阴影或液气平面，腹内压增加时可见腹腔脏器疝入，钡餐造影或灌肠检查可以确定诊断。如疝内容物为大网膜则表现为右心隔角处肿物，逐渐增大。

3. 胸部及上腹部强化 CT

可见到网膜血管细线状阴影与腹内脂肪相连，CT 值为－75～－120Hu。

4. 其他

如怀疑肝左叶疝入可以用 B 型超声、磁共振或放射性核素肝扫描证实。采用诊断性气腹可以显示疝囊的轮廓并能分辨出疝内组织。孕妇产前超声检查如发现胎儿吸气时腹内容物进入胸腔或胸内出现囊性或实性肿物均可提示本病，但与先天性膈肌缺如和膈肌膨升不容易区别。

【治疗】

1. Morgagni 疝可以发生嵌顿或绞窄造成肠坏死、肠穿孔等而危及生命，一旦确诊就应手术治疗。

(1)胸骨旁裂孔较小，容易使疝入的脏器嵌顿或绞窄。因此，怀疑胸骨旁疝的病例，应严密观察，如出现症状应考虑手术治疗。如难以排除肿瘤的阴影，也应手术探查。一般采用经延长至剑突下的上腹正中切口修复胸骨旁疝。

(2)隔疝修补术的最佳入路是上腹正中切口直至剑突下，疝内容物容易还纳，腹内脏器如有损伤处理方便，并且容易进行修补。然而，如果疝的诊断不能确定，不能排除前纵隔肿瘤，应行右前外侧切口进胸，这样病变暴露充分，疝内容物还纳后，胸肋下缺损可直接缝合。

(3)如果不能确切诊断胸骨旁疝，放射学检查提示有可能是前纵隔肿物，则可选择前外侧剖胸切口，术中先还纳疝内容物，然后直接缝合修补膈肌缺损，也可以经腹腔镜或胸腔镜修复膈肌缺损。

2. 近年来，国外文献报道在腹腔镜下行疝修补术取得了好结果，其创伤小恢复快，是值得提倡的好方法。

【并发症】

主要包括以下两种并发症。

(一)消化道并发症

【病因】

消化道症状主要由于疝入的腹腔内脏器发生嵌顿、扭转造成肠道梗阻所致。

【诊断】

1. 病人常有上腹胀痛,站立和弯腰时加重,也有痉挛性腹痛、呕吐等结肠梗阻的症状。

2. 结肠不如小肠袢易发生梗阻,完全性结肠梗阻造成坏死或穿孔的并发症并不常见。

(二)呼吸道并发症

【病因】

呼吸道症状为肺受到疝内容物挤压所致。

【诊断】

咳嗽、呼吸困难和反复肺部感染。症状因年龄而异,在婴幼儿以肺部受压后的呼吸道症状为主;在儿童很少产生症状;多数病人在40岁以后出现症状,由肥胖、创伤或妊娠引起腹内压增高,使腹腔脏器经胸骨后膈肌缺损疝入胸腔,其疝内容主要是横结肠,若疝内容物未及时还纳,就产生急性或慢性肠梗阻。

二、经膈肌肋间疝

【概述】

经膈肌肋间疝(transdiaphragmatic intercostal hernia)是腹内脏器经膈肌由胸壁"薄弱区"膨出而形成的疝,Maurer 和 Blades (1946)首次报道本病,准确、详细地描述了4例病人,Croce 和 Mehta(1979)以"肋间胸膜腹膜疝"的名称报道该病。Cole 等(1986)命名该病为经膈肌肋间疝。

【病因】

1. 外伤

如刺伤、车祸等锐性伤或钝性伤,多合并肋骨骨折,据统计,合并肋骨骨折者占所有病例的83%,外伤所引起的经膈肌肋间疝,自外伤到腹内脏器经膈肌由肋间疝出,一般需几个月至数年的时间,平均约5个月,最早者伤后即可发病,文献记载中有伤后36年才发病的报道。

2. 自发性损伤

如慢性阻塞性肺气肿并伴有骨质疏松的老年病人,可因剧烈咳嗽造成肋间肌撕裂,甚至使骨质疏松的肋骨发生自发性骨折,造成胸壁薄弱区。正常情况下,从肋骨连接到胸骨处缺乏肋间外肌的支持,从肋角到脊柱处则缺乏肋间内肌的支持,构成了胸壁的2个潜在的解剖薄弱区,胸壁的这2个区域更容易发生肋间肌撕裂,也更容易发生经膈肌肋间疝。肋间肌撕裂及肋骨骨折使胸壁的完整性破坏,为疝的发生提供了潜在的薄弱区,如果病人同时合并外伤性膈肌破裂,膈疝,剧烈咳嗽可加大膈肌破裂口,使腹腔内脏更多的疝入胸腔,最终使腹腔脏器疝入肋间,形成经膈肌肋间疝,有时低位肋骨骨折,断端可刺破相邻的膈肌,造成膈疝,继而发展为经膈肌肋间疝,胸壁薄弱区可发生在胸壁的任何地方,但文献报道的12例病人中以第9肋间最常见,约占所有报道病例的75%。

【发病机制】

经膈肌肋间疝的"内环"为膈肌破裂处,

外环为肋骨骨折，肋间肌肉撕裂造成胸壁薄弱部，疝被盖为薄弱区的胸壁各层组织，可有疝囊，疝囊由胸膜壁层或腹膜构成，疝内容物为腹腔内多种脏器，文献资料中以肝脏，小肠，结肠及大网膜常见，目前尚无胃及脾脏疝出的报道，疝内容物较易复位，罕见嵌顿。

【诊断】

1. 临床表现

较低的胸壁上出现一可复性肿块，而且吸气时肿块增大，呼气时肿块缩小，随着咳嗽有冲击感，如疝内容物为小肠或结肠时，病人可有不全肠梗阻的表现，在胸壁肿块表面上可闻及肠鸣音。

2. 病史

病人多有外伤病史或慢性阻塞性肺气肿病史。

3. 体格检查

胸壁有可复性肿块，且随着呼吸运动缩小或增大；咳嗽冲击试验阳性，可有不全肠梗阻的表现，或胸壁肿块可闻及肠鸣音。

【鉴别诊断】

根据典型的临床表现，以及胸部 X 线平片不难诊断该病，但须与肋间肺疝(intercostal pulmonary hernia)相鉴别，肋间肺疝所形成的胸壁肿块的特点是呼气时增大，吸气时减小。

X 线检查　可见肋骨骨折，胸腔内肠道阴影，肠道气液平面或致密阴影等。

【治疗】

治疗参见 Morgagni 疝。

第四节　膈肌膨出

【概述】

膈肌膨出是指膈肌因麻痹，发育不全或萎缩所造成的胸腹膜肌化不全、不肌化或萎缩导致的膈肌薄弱形成一层纤维薄膜，膈顶部位置明显上升引起的膈肌位置异常升高。膈肌膨出与膈疝往往没有明显差异。理论上，膈疝有膈肌缺损、疝囊颈，疝囊等结构。

膈肌膨出多发于左侧。偶可涉及部分膈肌，以右侧的前内侧部位为常见，双侧膈肌膨出罕见。本症可发于任何年龄，成人常见于左侧，婴儿常见于右侧。男性多于女性，约为 2∶1。

【病因】

膈肌膨出症在儿童特别是婴幼儿较为多见，目前对膈肌膨出的病因尚不完全清楚，但一般认为与先天和后天因素有关。

1. 先天性膈肌膨出

只是膈肌纤维发育不良，比较纤薄无力，严重者似半透膜，膈神经无病变，多数学者认为是胚胎时期胸腹膜肌化不全或不肌化导致膈肌薄弱引起，常与发育异常相关联，部分病人有染色体的异常表现。

2. 后天性膈肌膨出

则是膈神经损伤或病变引起的，在婴儿，产伤、先天性心脏病或纵隔肿瘤手术时的损伤是最多见的原因；在成人，恶性肿瘤(如肺癌、胸腺瘤、恶性生殖细胞瘤、非霍奇金病)的侵犯，心脏直视手术时心脏表面冰屑降温的影响，手术损伤(如纵隔切开术、胸腔内或颈部肿物切除术、锁骨下静脉或颈静脉导管及电极置入术)及高位颈段脊髓外伤容易引起膈神经麻痹及膈肌膨出,成人特发性膈神经麻痹及膈肌膨出可能是亚临床病毒感染所致。

【诊断与鉴别诊断】

膈肌膨出产生的临床症状轻重不一,婴幼儿病例因膈肌位置升高,肺下叶受压萎陷和腹内脏器位置升高,可引起急性呼吸窘迫和饲食困难等症状。

【治疗】

手术治疗:

1. 切开补片法

沿膜性膈肌边缘剪开,取相应大小涤纶片,将其缝于膜性膈肌周围的正常组织上。

2. 切开折叠法

将膜性膈肌矢状切开至两侧膜-肌交界处,先将切缘拉下与肌性膈肌部平行褥式缝合,再将另一膜性膈肌瓣折叠覆盖缝合于已缝好的膜性膈肌上,边缘与膈的肌部间断缝合加固。

3. 三折叠法

不切开膜性膈肌,将膈肌拉向后方,在后缘肌性膈肌上行褥式缝合。再将重叠的膜性膈肌折回前缘,与前缘肌性膈肌做褥式缝合。左侧膈膨升者常规经腹手术,右侧经胸手术。

【并发症】

主要包括以下 3 种症状的并发症。

一、呼吸道症状

【诊断】

单侧肠肌膨出的婴儿由于膈肌的反常运动和纵隔摆动常表现为严重呼吸困难和紫绀。成人单侧隔肌膨出,其肺活量和肺总量减少 20%～30%,因此常有胸闷、气短之症状。

双侧膈肌膨出,肺功能减少更加严重,特别是在仰卧位时。

【治疗】

如果双侧受累,除非给予快速的机械呼吸支持,否则很快致命。

二、消化道症状

【概述】

单侧膈肌膨出的较大儿童和青年没有症状,但也可以有呼吸相消化系统的症状,如饭后胸闷、气短、嗳气、上腹不适等。这些症状除膈肌升高是其原因以外,个别病人还和胃旋转不良、腹段食管成角有关。

三、膈肌麻痹

【病因】

病因多样,以恶性肿瘤侵犯或压迫和创伤性膈神经麻痹为常见,病因可归类如下:

1. 恶性肿瘤侵犯或压迫

临床上最常见,多见于肺癌纵隔淋巴结转移或中央型肺癌和纵隔肿瘤的直接侵犯,亦偶有见于心包,心脏和胸膜的恶性肿瘤。

2. 创伤性膈神经麻痹

涉及纵隔的手术,包括纵隔肿瘤、肺癌、心包切除、冠脉搭桥、心内直视手术等,均有可能损伤甚至切断膈神经,各种类型的胸部损伤,分娩时婴儿颈部过度牵拉等,亦有可能损伤膈神经。

3. 颈椎疾病

因创伤,肿瘤,颈椎骨质增生或椎间盘病

变和颈椎结核等，在颈3～5椎体水平压迫或损伤膈神经。

4. 神经系统疾病

脑干疾病累及支配膈神经的呼吸中枢，感染性多发性神经根炎等，偶可引起膈神经麻痹。

5. 传染病

脊髓灰质炎、带状疱疹、白喉等疾病可以累及膈神经而引起麻痹。

6. 累及纵隔的炎症性疾病

纵隔巨大的淋巴结结核、纵隔炎等可损伤膈神经，但临床上非常罕见。

7. 偶然发生于胸腔手术不慎伤及神经

8. 其他

运动神经单位疾病，结核、心包炎、纵隔炎、肺炎、铅中毒等，如巨大主动脉瘤引起左侧膈神经麻痹，部分病人找不到明确的膈神经麻痹的病因。

【发病机制】

1. 病理改变

膈肌麻痹使膈肌处于松弛状态，由于胸膜腔的负压牵拉使膈肌被动延长和向上膨隆，长期膈肌麻痹可产生膈肌萎缩形成一层薄膜，最后形成后天性膈膨出，表现为薄膜状的膈肌与腹腔脏器明显向胸腔内膨升。

2. 病理生理

膈肌麻痹可以是单侧，双侧，完全性或不完全性，单侧完全性膈肌麻痹使膈肌升高和矛盾运动（吸气时患侧膈肌上升而健侧下降），但由于健侧膈肌的代偿，肺活量仅减少约30%，由于人体的肺通气功能有较大的储备能力，对平静状态或轻中度运动时的通气量无影响，左侧膈肌麻痹因胃底升高可能有嗳气、腹胀、腹痛等消化道症状，双侧完全性膈肌麻痹时，膈肌完全松弛，由于肋间肌和辅助吸气肌肉与膈肌的关系属于串联排列，所以，肋间肌和辅助吸气肌肉并不能对膈肌麻痹起到较好的代偿作用，由于吸气时膈肌上升，使肋间肌和辅助吸气肌的收缩力不能很好地转变为胸膜腔的负压，而胸腔内负压更大程度上取决于膈肌上升时的被动牵拉力（这是膈肌折叠术治疗双侧膈肌麻痹的理论基础），因此双侧完全性膈肌麻痹时，肺活量的降低通常超过80%，静息状态下的通气亦受到明显的影响，导致明显呼吸困难和呼吸衰竭，由于肺脏膨胀受限，容易出现肺不张和反复肺部感染。

第五节 原发性纵隔肿瘤

【概述】

原发性纵隔肿瘤（primary mediastinal tumor）并不少见。据一般医学报道的纵隔肿瘤病例中，以胸腺瘤最为常见，其次为神经源性肿瘤和畸胎瘤：其他如囊肿，胸内甲状腺，支气管囊肿相对少见。这些肿瘤多数为良性。

【病理与分类】

纵隔位于胸廓的中央。上自胸腔入口，下达膈肌，左右以纵隔胸膜，前后以胸骨和胸椎为界。胸骨角水平以上的区域称为上纵隔。心包前称为前纵隔，心包所在处称为中纵隔，心包脊柱之间称为后纵隔。常见的纵隔肿瘤各有其好发部位，这对临床诊断有参考意义。

【诊断】

纵隔肿瘤在形态上与原发或继发的肺肿瘤、肿大淋巴结、血管瘤等有时颇难区别。常用检查方法如下。

1. X线检查

荧光透视发现肿瘤有搏动，应先明确为扩张性或传导性搏动。如为前者，可初步怀疑为动脉瘤，可用X线计波摄影或血管造影求证实。上纵隔肿瘤在X线透视时若随吞咽而向上移动，可初步诊断为甲状腺肿瘤。正、侧、斜位X线平片、分层片，或高千伏摄片，可明确肿瘤的部位、外形、密度、有无钙化或骨化等，从而初步判断肿瘤的类型。食道吞钡检查可了解食道或邻近器官是否受压。

2. 纤维支气管镜或纤维食管镜检查

有助于明确支气管受压情况、程度，肿瘤是否已侵入支气管或食管，从而估计手术切除的可能性。

3. 诊断性气胸

可判断肿瘤发生于胸壁或肺脏，肺内或肺外。诊断性气胸可区别膈下因素，如膈疝等。

4. 纵隔充气造影

对显示前纵隔肿瘤的形态和明确有无纵隔淋巴结转移，颇有帮助。

5. 纵隔镜检查

对明确气管旁、隆突下有无肿大的淋巴结，并可钳取活组织明确病因诊断。

6. 电子计算机体层摄影(CT)

应用CT检查前纵隔瘤肿、淋巴结肿大、纵隔脂肪组织的病变(如脂肪瘤)比其他任何X线检查均可靠。CT诊断纵隔肿瘤，淋巴结肿大准确性可达90%以上。

7. 核磁共振成像(MRI)

MRI有下列优点：成像参数多，软组织分辨率高，切层方向灵活，图像无骨性伪影，安全可靠、无电离辐射损伤。诊断纵隔肿瘤有独特之处。

8. 颈淋巴结活组织检查

支气管淋巴结核和淋巴瘤常伴有周围淋巴结与颈淋巴结受累，活组织检查有助于诊断。

9. 放射性核素检查

怀疑胸内甲状腺肿，可做放射核素^{131}碘扫描，对异位甲状腺肿，甲状腺瘤的诊断很有帮助。

10. 诊断性放射治疗

怀疑恶性淋巴瘤，经其他检查未能证实时，可试用放射治疗。恶性淋巴瘤对放射较敏感，照射20～30Gy(2000～3000rad)，肿瘤迅速缩小。

11. 剖胸探查

经各种检查未能明确肿瘤性质，但已除外恶性淋巴瘤者，在全身情况许可下，可做剖胸探查。

【鉴别诊断】

1. 所有纵隔肿瘤均应与以下病变区别

(1)主动脉瘤或无名动脉瘤：位于升主动脉、主动脉弓和无名动脉部位的动脉瘤，需要与纵隔肿瘤相区别。在X线透视下，可看到与主动脉相连，不容易分开及扩张性搏动块影。X线计波摄片及血清康华氏试验有助于鉴别诊断，在必要和条件许可下，可做逆行主动脉造影。

(2)椎旁脓肿：椎旁脓肿位于脊柱两侧，呈对称性。X线检查可显示骨质破坏和畸形。结合临床表现即可确诊。

(3)中心型肺癌：有咳嗽、咳痰等呼吸道症状，X线表现为肺门肿块，呈半圆形或分叶状。支气管检查常能见到肿瘤，痰中可查到肿瘤细胞。

(4)纵隔淋巴结核：多见于儿童或青少

年，常无临床症状。少数伴有低热、盗汗等轻度中毒症状。在肺门处可见到圆形或分叶状肿块，常伴有肺部结核病灶。有时在淋巴结中可见到钙化点。鉴别困难时，可做结核菌素试验，或给短期抗结核药物治疗。

对已查明的纵隔肿瘤，由于恶变高达30%且因逐渐增长可压迫附近器官、导致梗阻。囊性肿块并可能发生破溃、感染或与支气管相通，发生急性窒息，造成病人死亡。因此，所有纵隔肿瘤不论有无症状，或有否发生恶性变的肿瘤，除恶性淋巴肿瘤外，均应在病人情况允许下，施行手术切除。对恶性淋巴细胞肿瘤以放疗为宜。

胸腺瘤特有的表现是合并某些综合征，如重症肌无力、单纯红细胞再生障碍性贫血、低球蛋白血症、肾炎肾病综合征、类风湿性关节炎、皮肌炎、红斑狼疮、巨食管症等。

2. 胸部X线检查

X线检查是发现及诊断纵隔肿瘤的重要方法。胸部平片正位相，胸腺瘤常表现为一侧隔增宽或突向一侧胸腔的圆形或椭圆形致密影，突向右侧多于左侧，也可见突向双侧胸腔。突向左侧常被主动脉球掩盖，突向右侧可与上腔静脉重叠。肿物影边缘清晰锐利，有的呈分叶状。

侧位像可见位于胸骨后心脏大血管前密度均匀形态上呈实质性肿块影。少数胸腺瘤可见条状，点状，块状和不成形的钙化，其钙化程度较畸胎瘤为低。有的胸腺瘤呈扁片状伏于心脏大血管之上，此种类型在X线检查中最难诊断。侧位病灶断层是确定胸腺瘤简单易行且经济的检查方法，它能显示肿瘤的存在、大小、密度，在无条件行复杂的检查时，侧位病灶体层尤为实用。

3. 胸部CT检查

胸部CT是敏感检查纵隔肿瘤的方法，它能准确地显示肿瘤的部位，大小，突向一侧还是双侧，肿瘤的边缘，有无周围浸润以及外科可切除性的判断，对于临床和普通的X线检查未能诊断的病例，胸部CT有其特殊的价值。

病理学上胸腺瘤以占80%以上细胞成分为名称。分为上皮细胞型和上皮细胞淋巴细胞混合型。单纯从病理形态学上很难区分良性或恶性胸腺瘤，根据临床表现，手术时肉眼观察所见和病理形态特点，以侵袭性和非侵袭性胸腺瘤分类更为恰当。但习惯上常称为良性和恶性胸腺瘤。

4. 胸腺组织增生

可以认为是胸腺的瘤样改变，较为少见。主要发生在青少年，甚至婴幼儿。其特点是：

(1)胸腺增生随着其增生性改变形态与位置都可发生显著改变。一般常可突至一侧胸腔或下纵隔，而误认为纵隔畸胎瘤。若向两侧胸腔突入则常被误诊为纵隔淋巴结核。

(2)增生的胸腺压迫气管、支气管可引起肺不张、肺炎等，引发发热、贫血等。常可被误诊为恶性淋巴瘤。

(3)当临床诊断怀疑为胸腺增生时，可行“激素试验”(口服泼尼松，每天1.5mg/kg，连续1～2周)。大多数病例给药1周后，增生的胸腺开始缩小，复查胸片，阴影明显缩小则可诊断为胸腺增生，从而避免不必要的手术探查。小儿胸腺增生容易误诊为纵隔肿瘤或纵隔淋巴结核而行手术治疗。

一、上纵隔肿瘤

(一)胸腺瘤

【概述】

起源于胸腺上皮细胞或淋巴细胞的胸腺肿瘤最为常见，占胸腺肿瘤的95%，在整个纵隔肿瘤中排次第1～3位。大多数胸腺瘤在组织细胞学上呈良性表现，但其中一部分在生物学行为上呈侵袭性生长，属于恶性胸腺瘤。恶性胸腺瘤还包括胸腺癌，即组织细胞学表现呈典型的恶性特征。

胸腺瘤多位于前上纵隔或前中纵隔，男女发病相等。30％为恶性，30％为良性，40％为潜在或低度恶性。良性者常无症状，偶在X线检查时发现。若肿瘤体积较小，密度较淡，紧贴于胸骨后，X线检查颇难发现。胸腺瘤多邻接升主动脉，故可有明显的传导性搏动。按组织学特点可分为淋巴细胞型、上皮网状细胞型、上皮细胞和淋巴细胞混合型等。常见的上皮细胞和淋巴细胞占优势的良性胸腺瘤，若手术切除不彻底，有复发和浸润转移之可能。有医院报告12例胸腺瘤，手术时5例已有明显恶变，故胸腺瘤可认为是低度恶性肿瘤，术后应给予放射治疗。恶性胸腺瘤易侵犯周围组织，可发生程度不等的胸骨后疼痛和气急，晚期病人可产生血管、神经受压的症状，如上腔静脉阻塞综合征，隔肌麻痹，声音嘶哑等。约10％～75％胸腺瘤病人可有重症肌无力的症状，但重症肌无力病人仅有15％～20％有胸腺的病变。切除肿瘤后约2/3病人的重症肌无力症状得到改善。少数病人可发生再生障碍性贫血、皮质醇增多症、红斑狼疮、γ-球蛋白缺乏症和特发性肉芽肿性心肌炎。

【诊断与鉴别诊断】

1. 小的胸腺瘤多无临床主诉，也不容易被发现。肿瘤生长到一定体积时，常有的症状是胸痛、胸闷、咳嗽及前胸部不适。胸痛的性质无特征性，程度不等，部位也不具体，一般讲比较轻，症状迁延时久，部分病人行X线检查，或某些病人在体查胸透或摄胸片时发现纵隔肿物阴影。

2. 被忽略诊断的胸腺瘤此时常生长到相当大体积，压迫无名静脉或上腔静脉梗阻综合征的表现。剧烈胸痛，短期内症状迅速加重，严重刺激性咳嗽，胸腔积液所致呼吸困难，心包积液引起心慌气短，周身关节骨骼疼痛，均提示恶性胸腺瘤或胸腺癌的可能。

【治疗】

手术治疗：

胸腺瘤一经诊断即应外科手术切除。理由是肿瘤继续生长增大，压迫邻近组织器官产生明显临床症状；单纯从临床和X线表现难以判断肿瘤的良恶性；而且良性肿瘤也可恶性变。因此，无论良性或恶性胸腺瘤都应尽早切除。有能切除的恶性胸腺瘤可取病理活检指导术后治疗，部分切除者术后放射治疗可缓解症状延长病人存活。

胸腺瘤手术切除效果良好。Legg分析51例胸腺瘤手术疗效，有局部浸润者5年生存率为23％，无浸润者5年生存率达80％。有医院报告207例胸腺瘤术后5年生存率为59.7％，10年生存率43.4％。

预测胸腺瘤的变化行为最重要的因素是肿瘤有无包膜。具备完整被膜且尚未密集地粘连于纵隔结构的异常新生物中有85％～90％的病例，可通过外科手术切除而得到治疗。相反，那些侵入相邻软组织、肺部、大动脉外膜或心包的胸腺瘤在术后若不进行辅助性治疗则很有可能复发。目前倾向采用以手术切除为主的综合治疗方案。

【并发症】

其并发症主要包括以下几类：

1. 重症肌无力(MG)和肌无力危象

【概述】

长期以来人们即发现重症肌无力与胸腺

(或胸腺瘤)有关。重症肌无力临床上可分为3型,如眼睑下垂、视物长久感疲劳、复视,为眼肌型;上肢伸举不能持久、步行稍远需坐下休息,为躯干型;咀嚼吞咽费力,甚至呼吸肌麻痹,为延髓型。临床上最危险的是肌无力危象,病人呼吸肌麻痹必须人工辅助呼吸。

目前认为重症肌无力是一自家免疫性疾病,主要因胸腺受某种刺激发生突变,不能控制某些禁忌细胞株而任其分化增殖,对自身成分(横纹肌)发生免疫反应,出现肌无力。治疗重症肌无力多年来一直采用抗乙酰胆碱酯酶药物,如吡啶斯的明,近年来又加用免疫抑制剂,如激素、环磷酰胺等。外科治疗重症肌无力的适应证为伴有或不伴有胸腺瘤的重症肌无力病人,服抗乙酰胆碱酯酶药物,剂量不断增加而症状不减轻,或出现肌无力危象以及反复呼吸道感染。

肌无力危象则是因抗胆碱酯酶药量不足引起,表现为急骤发生的延髓支配肌肉和呼吸肌严重无力,以致病人呼吸困难,不能维持换气功能。

【诊断与鉴别诊断】

(1)临床表现

1)眼睑下垂:即眼皮耷拉早期多为一侧,晚期常为两侧,也可左右交替地出现眼睑下垂。早晨轻、下午重为其特征。

2)全身无力:从外表看好像没病一样,但病人自己常感到严重的全身无力,不仅肩不能抬,手不能提,蹲下去站不起来,有的连洗脸和梳头都不能靠自己。但休息一会儿常明显好转,而干活后明显加重。

3)复视即视物重影:一个东西看成两个,若遮住一只眼睛则看到的是一个。年龄很小的幼儿对复视不会描述,常常代偿性的歪头、斜颈,以便使复视消失。检查可发现眼球在某一个方向或某几个方向活动受限,有的甚至眼球固定不动,而瞳孔的大小始终正常。

4)咀嚼无力。吞咽困难。

5)面肌无力或面肌瘫痪。

6)声音嘶哑。呼吸困难。

7)病人病情波动,受累骨骼肌易疲劳。

8)恶性肿瘤合并的肌无力现象是指肌无力综合征,主要表现为口干,泪少,早重夜轻或活动后症状反减轻,受累范围以下肢为多而重。应与功能性眼睑下垂、进行性延髓麻痹、跟肌麻痹等相鉴别。

要与心脏病的心源性哮喘相鉴别,肺部肿瘤也可出现呼吸困难。注射新斯的明而迅速缓解可供鉴别参考。

(2)其他检查

1)疲劳试验和抗胆碱酯酶药物试验呈阳性。

2)肌电图神经重复频率刺激检查衰减阳性,血清中可以检测到乙酰胆碱受体的抗体。

3)X线胸片、纵隔CT、MRI可显示伴发的胸腺瘤或胸腺增生。X线检查,在前上纵隔见到圆形或椭圆形块影,良性者轮廓清楚光滑,包膜完整,并常有囊性变:恶性者轮廓粗糙不规则,可伴有胸膜反应。

(3)危象的鉴别

胆碱能危象症状加重,反拗性危象则无反应,肌无力危象症状短暂好转。在试验时,应准备好阿托品及维持呼吸功能的设施。

【治疗】

西医治疗肌无力主要是应用抗胆碱酯酶药物及免疫抑制剂。

(1)抗胆碱酯酶药物有新斯的明、吡啶斯的明、酶抑宁或称美斯的明,这些药物的副反应有瞳孔缩小、多口水、出汗、腹痛、腹泻等,可以同时服用阿托品以对抗。

(2)免疫抑制剂主要有皮质类固醇激素及环磷酰胺等。

(3)手术疗法适合于胸腺瘤病人。

2. 自身免疫性疾病

【概述】

胸腺的异常增生及因此产生的胸腺瘤可以产生或共生各种自身免疫性疾病,重症肌无力病人中,约20%的人就是因胸腺的病变而转变成胸腺瘤的。

现在已知的与胸腺病变有关的身体各系统疾病包括:

(1)结缔组织疾病:风湿病、类风湿关节炎、系统性红斑狼疮、皮肌炎、硬皮病、结节病。

(2)神经肌肉疾病:多发性硬化症、重症肌无力、脱髓鞘疾病、肌萎缩性侧索硬化。

(3)内分泌性疾病:原发性肾上腺皮质萎缩、慢性甲状腺炎、桥本(氏)甲状腺炎,I型或青少年型糖尿病。

(4)消化系统疾病:慢性非特异性溃疡性结肠炎、巨食管症。

(5)泌尿系统疾病:肾病综合征。可能的解释为胸腺瘤与肾小球肾炎的抗原抗体复合物形成交叉反应缘故。

(6)循环系统疾病:巨细胞性心肌炎,心肌传导系统疾病。

(7)血液系统疾病:单纯红细胞再障性贫血,低球蛋白血症发性白细胞减少症。

(8)其他:口腔干燥-风湿性关节炎综合征,干燥角膜结膜炎综合征,口眼干燥综合征,变应性结膜炎等。

3. 单纯红细胞再生障碍性贫血(PRCA)

【概述】

与胸腺瘤并存疾病之一是纯红细胞再障。纯红再障可为原发的,原因不清。也可继发于药物、感染和肿瘤。实验研究表明PRCA是一自家免疫性疾病,未知原因导致红细胞抗原的自身免疫反应,这些抗原可存在于人体胸腺内。胸腺瘤本身对红细胞生长并无直接作用,可能的情况是胸腺瘤可增强免疫系统的敏感性,或者胸腺瘤由高度敏感的增生系统所诱发。

(二)胸内甲状腺肿

【概述】

胸内甲状腺肿,包括先天性迷走甲状腺和后天性胸骨后甲状腺。前者少见。为胚胎期残留在纵隔内的甲状腺组织,发育成甲状腺瘤,完全位于胸内,无一定位置。后者为颈部甲状腺沿胸骨后伸入前上纵隔,多数位于气管旁前方,少数在气管后方,胸内甲状腺肿大多数为良性,个别病例可为腺癌。

【诊断与鉴别诊断】

1. 肿块牵引或压迫气管,可有刺激性咳嗽、气急等。这些症状可能在仰卧或头颈转向侧位时加重。胸骨或脊柱受压可出现胸闷、背痛,偶可出现甲状腺功能亢进症状。出现剧烈咳嗽,咯血,声音嘶哑时,应考虑到恶性甲状腺肿的可能。

2. 约有半数病人可在颈部摸到结节样甲状腺肿。

3. X线检查可见到前上纵隔块影,呈椭圆形或梭形,轮廓清晰,多数偏向纵隔一侧,也向两侧膨出。在平片上如见到钙化的肿瘤,具有诊断的价值。多数病例有气管受压移位和肿瘤阴影随吞咽向上移动的征象。

【治疗】

因胸内甲状腺可出现压迫症状,且有发展为甲亢或恶变的可能,故一经诊断,应立即手术治疗。

手术方法应根据胸内甲状腺的类型而

宜。坠入型胸内甲状腺肿一般选择颈部围领型横切口,术中暴露甲状腺上下动脉及静脉,按甲状腺肿切除方法分别处理血管,而后提出甲状腺,逐渐钝性向纵隔内分离胸内甲状腺肿,提至颈部后予以切除。术中应注意勿损伤喉返神经和甲状旁腺。胸内异位甲状腺肿可根据肿块所在位置分别选择前外侧切口、纵劈胸骨切口或颈横切口加胸骨正中切口,术中游离肿瘤时应注意勿损伤无名动脉和静脉,注意寻找胸内甲状腺的供应血管,误伤此血管可引起较严重的出血。另外,胸内甲状腺肿无论哪种类型均可引起气管软化,术中如发现有气管软化则必须行气管悬吊术或气管切开术,以防麻醉拔管后造成气管软化性呼吸道梗阻。

二、前纵隔肿瘤

【概述】

生长在前纵隔的肿瘤以畸胎样瘤较为常见。可发生于任何年龄,但半数病例症状出现在 20～40 岁。组织学上均是胚胎发生的异常或畸形。畸胎样瘤可分成二型:即皮样囊肿及畸胎瘤。

1. 皮样囊肿

是含液体的囊肿,囊内有起源于外胚层的皮肤、毛发、牙齿等。常为单房,也有双房或多房。囊壁为纤维组织构成,内壁被覆多层鳞状上皮。

2. 畸胎瘤

为一种实质性混合瘤。由外、中、内三胚层组织构成,内有软骨、平滑肌、支气管、肠黏膜、神经血管等成分。畸胎瘤恶变倾向较皮样囊肿大,常可变为表皮样癌或腺癌。文献报道 14.2%呈恶变。体积小者,常无症状,多在 X 线检查中发现。若瘤体增大压迫邻近器官,则可产生相应器官的压迫症状,如上腔静脉受压,可发生上腔静脉综合征;喉返神经受压,则发生声音嘶哑;压迫气管,可发生气急,病人仰卧时气急加剧。囊肿向支气管溃破,可咳出含毛发,皮脂的胶性液。胶性液吸入肺内,可发生类脂性肺炎和类脂性肉芽肿。囊肿有继发感染时,可出现发热和周身毒性症状。囊肿若在短期内迅速增大,应想到恶变、继发感染或瘤体出血的可能。化脓性囊肿破入胸腔或心包时,可发生脓胸或心包积液。

【诊断与鉴别诊断】

1. 据统计,前纵隔肿瘤在纵隔肿瘤中仅次于神经源性肿瘤,居第 2 位。皮样囊肿常以外胚层为主,囊内含有皮脂腺、毛发及胆固醇结晶,畸胎瘤则来自各胚层,除皮脂腺、毛发外,骨、软骨及牙齿,容易由 X 线照片显出,常位于前下纵隔,主要症状为胸骨后闷胀、胸痛及气短。此类肿瘤一般均为良性,但有 40%最后发生恶性病变。

2. 实质性的畸胎瘤,常常是恶性的,呈圆形或卵圆形,此与轮廓光滑的皮样囊肿完全相反,个别畸胎瘤呈分叶状,阴影密度一般均匀,术前 X 线检查有骨、牙齿于肿瘤之内,诊断即可明确。

3. 囊肿位于前纵隔,心脏和主动脉弓交接处,少数位置较高,接近前上纵隔,也可位于前下纵隔。多向一侧纵隔凸出,少数可向两侧膨出,巨大者可凸入后纵隔,甚至占满一侧胸腔。多呈圆形或椭圆形,边缘清楚,囊壁钙化较常见。有时可见特征性的牙齿和碎骨阴影。

【治疗】

手术为主要治疗方法。

三、中纵隔肿瘤

【概述】

极大多数是淋巴系统肿瘤。常见的有霍奇金淋巴瘤、网状细胞肉瘤、淋巴肉瘤等。多以中纵隔淋巴结肿大为特征,但也可侵入肺组织形成浸润性病变。本病病程短,症状进展快,常伴有周身淋巴结肿大、不规则发热、肝脾肿大、贫血等。

X线检查示肿大淋巴结位于气管两旁及两侧肺门。明显肿大的淋巴结可融合成块,密度均匀,可有大分叶,但无钙化。支气管常受压变窄。

【纵隔淋巴类肿瘤】

(一)淋巴水囊肿

【概述】

囊肿水瘤或淋巴管瘤是较少见的起源于淋巴管的良性肿瘤。这种淋巴瘤由巨大的、扩张的囊性淋巴腔隙所构成,腔内表面被上皮覆盖,常含有无色透明液体。

儿童纵隔囊性水瘤通常是颈部病变的延伸。而单纯的纵隔囊性水瘤多见于成人。最常发生的部位是上纵隔,其次为前纵隔,只有不到10%的淋巴水囊肿发生于后纵隔。

【治疗】

1. 大多数以颈部低领状切口切除,如肿瘤巨大,可延长切口加胸骨正中切开;

2. 颈部及纵隔囊性水瘤应以颈胸骨正中联合切口切除;

3. 根据具体情况,并可行颈部及单侧前外侧切口切除。虽切除后很少复发,然颈部病变切除不彻底则常常会复发。

(二)淋巴瘤

【概述】

胸腔内任何类型的淋巴瘤,均可发生于中或后纵隔,但前纵隔是胸内淋巴瘤最常好发部位,其次肺实质和胸膜也可发生淋巴瘤。

淋巴瘤是4岁以上儿童最常见的恶性肿瘤。在一组纵隔肿瘤病例中,淋巴瘤是最常见的儿童纵隔肿瘤,占所有前纵隔肿瘤的75%以上。

【诊断与鉴别诊断】

1. 临床表现

主要为发热、呼吸困难、乏力、胸腔积液以及气管和上腔静脉常有受压征象。X线检查可见前纵隔有一大的圆形肿块,或显示双侧肺门对称性呈分叶状阴影。生长快,常有远位转移,此种情况淋巴肉瘤或霍奇金淋巴瘤可能性较大。

2. 诊断纵隔淋巴瘤最主要的方法

(1)颈部或锁骨上凹淋巴结活检,一般均能获得诊断。

(2)如病变仅局限于纵隔,可行开胸或纵隔镜活检。

【治疗】

1. 除胸腺霍奇金淋巴瘤外,手术切除并不能提高生存率。

2. 放射治疗及化疗仍是治疗淋巴瘤的最主要方法。

四、后纵隔肿瘤

【概述】

几乎皆是神经源性肿瘤。可原发于脊髓

神经、肋间神经、交感神经节和迷走神经，可为良性和恶性。良性者有神经鞘瘤、神经纤维瘤和神经节瘤；恶性者有恶性神经鞘瘤和神经纤维肉瘤。

神经源性肿瘤

【概述】

神经源性肿瘤，为纵隔瘤中最常见的一种，据国内外多组报告病例约占 25%～50%，常发生于肋间神经或脊神经根部。因此，绝大多数位于后纵隔脊柱旁沟内。

根据组织起源，通常将神经源性肿瘤分为 3 类：

1. 起源于神经鞘细胞的，有神经鞘瘤、神经纤维瘤，恶性神经鞘瘤。

2. 起源于神经细胞的，如神经节瘤、神经节母细胞瘤及神经母细胞瘤。

3. 起源于副神经节细胞的，如副神经节细胞瘤。大多数神经鞘细胞瘤，包括神经鞘瘤、神经纤维瘤，起源于高度分化成熟的雪旺(Schwann)细胞，通常为良性肿瘤。这些肿瘤呈圆形，有完整包膜。

【诊断与鉴别诊断】

1. 电镜检查发现神经鞘瘤与神经纤维肉瘤的超微结构类似，但胶原含量有所不同。极大多数神经源性肿瘤位于后纵隔脊柱旁沟内，有时也可位于上纵隔，多数有被膜。X 线征象为光滑，圆形的孤立性肿块。

2. 巨大的肿块迫使肋间隙增宽或椎间孔增大。有时肿瘤呈哑铃状伸进椎间孔，侵入脊椎管，引起脊髓压迫症状。神经纤维瘤多见于青壮年，通常无症状。肿瘤较大可产生压迫症状，如肩胛间或后背部疼痛、气急等。

3. 一般良性神经源性肿瘤，临床多无症状，只是在查体时偶然发现，少数病例自觉有胸痛、胸闷及气短，诊断主要靠 X 线检查。

【治疗】

手术治疗：

1. 术中所见肿瘤包膜均与周围组织器官外膜附着不牢。约有 10%的纵隔神经源性肿瘤，往往延伸至椎间孔，以致有部分肿瘤生长在椎管内，这种所谓哑铃状肿瘤大约有 2/3 的病例起源于神经鞘。对有神经症状及椎孔扩大的病例术前应行脊髓造影。在典型的良性神经鞘瘤，手术切除多无困难，但哑铃状神经鞘瘤手术需胸外与神经外科医生共同完成。

2. 在纵隔良性肿瘤中，约有 30%最终发生恶性变。在恶性肿瘤中，主要为神经纤维肉瘤及神经母细胞瘤。凡有包膜之良性纵隔肿瘤，术中均能较彻底切除。

五、支气管及食管囊肿

【概述】

可发生在纵隔的任何部位，多半位于气管、支气管旁或支气管隆突附近。

支气管囊肿多属先天性，来自气管的迷芽，在胚胎发育过程中，如有部分胚芽细胞脱落至纵隔内即成囊肿。多见于 10 岁以下儿童。

(一)支气管囊肿

【概述】

常见于气管分叉或主支气管附近，位于前纵隔，向一侧胸腔突出，囊肿内膜为假复层纤毛柱状上皮，外层有平滑肌及软骨，囊内含黏液。

【诊断与鉴别诊断】

1. 如无并发症，一般无症状。小儿有时可产生呼吸道、食管压迫症状。若与支气管或胸膜相通，则形成瘘管。继发感染时则有咳嗽、咯血、脓痰，甚至发生脓胸。

2. 主要依靠X线检查。囊肿位于中纵隔的上中部，气管或大支气管附近，呈现圆形或椭圆形阴影，轮廓光滑，密度均匀一致，边界清晰的块状阴影，无分叶或钙化。与气管或支气管不容易分离，吞咽时可见块影随气管上下移动，囊肿可受气管或支气管挤压成扁平状如囊肿与支气管相通，囊内可出现液平。

【治疗】

手术切除。

(二)食管囊肿

【概述】

食管囊肿是与食管壁相连的囊肿，其病理特点有二：

1. 囊肿内层黏膜多为胃黏膜，且具有分泌胃酸功能。部分为肠黏膜，而食管黏膜为少见。胃酸可引起囊壁溃疡、穿孔、呕血，如侵蚀支气管可引起咯血、肺部感染和呼吸困难等症状。

2. 囊肿外壁由平滑肌组成，多数病例囊肿肌层与食管肌层融合在一起，但囊肿与食管之间不相通。

【诊断与鉴别诊断】

X线检查可见后纵隔与食管相连密切的阴影，吞咽时可见上下移动，阴影密度均匀，轮廓清楚，可突向食管腔内。

【治疗】

后外侧开胸切口手术切除，但必须注意避免损伤食管。

六、心包囊肿

【概述】

心包囊肿是发生于心包附近的囊肿，其最常见部位为右侧心膈角处，但亦有发生较高位置，甚至延伸至上纵隔。一般认为起源于原始心包发育不全，心包腔不能融合或胚胎胸膜异常，皱襞或系由胚胎时组成心包的芽胞遗留下来的组织所形成，常附着于心包外壁，为良性病变，极少引起压迫症状。

心包囊肿的特点是：①壁薄，几乎透明；②囊内含有液体，有的则与心包相交通；③囊壁内为一层内皮细胞组织。

【诊断与鉴别诊断】

病人很少症状，常为X线检查时偶然发现于膈角靠前处或附近有一圆形或椭圆形阴影，密度淡而均匀，边缘锐利，阴影与心包不易分开。由于与其他纵隔肿块区分困难，故应行开胸手术切除。

【治疗】

心包囊肿是良性病变，生长缓慢，多在成年人发现，心包囊肿尚未见自然消失的，有人主张心包穿刺抽液，但是，随着囊肿的增大可出现压迫症状，影响心脏功能，继发感染，而且不能建立准确的组织学诊断，有可能延误潜在的可治愈性肿瘤的治疗且手术较安全效果好。所以一旦确诊，应尽早手术，心包囊肿的位置较固定而局限，粘连较轻，分离容易，手术操作相对简单，一般采用前外侧小切口，也有学者主张用胸腔镜手术切除囊肿，具有创伤小恢复快质量高的优点，是一种微创手术方法。

第六节　纵隔神经源性肿瘤

【概述】

纵隔肿瘤中，神经源性肿瘤在成人及儿童最常见。组织学诊断，占纵隔肿瘤的15%～39%，多数神经源性肿瘤的病因不明。在儿童，50%的神经源性肿瘤为恶性，其中以神经母细胞瘤最多见。

【并发症】

主要包括以下并发症：

一、压迫症状

【诊断与鉴别诊断】

1. 大多数病人无临床症状，偶可有胸痛以及肿瘤压迫症状，如呼吸道受压和食管受压、脊髓压迫、霍纳征、肋间神经或臂丛神经受压等。

2. X线片示邻近骨(肋骨或椎体)侵袭、椎间孔增大及伴肋间隙增宽，为肿瘤长期压迫所致。所有的椎旁肿瘤，不论有无症状，均应CT或磁共振检查其椎管内有无肿瘤，约10%的神经源性肿瘤侵入椎管，而被侵者40%在初诊时可无症状，也可适用脊髓造影检查。

【治疗】

包括手术、放疗和化疗。

二、特殊并发症

【诊断与鉴别诊断】

1. 纵隔神经纤维瘤

除了临床上表现为对周围组织器官的压迫症状外，在神经纤维瘤病的病人还可以有骨骼缺陷，如脊柱侧弯、硬脊膜膨出；巨结肠症；精神发育障碍；肺间质纤维化；多发肿瘤，如肾母细胞瘤、嗜铬细脑瘤、甲状腺髓样癌、白血病等。

2. 神经母细胞瘤

可合并多种临床综合征，如虹膜异色症、脑病、肌痉挛、共济失调、库欣症、重症肌无力、各种先天性畸形等。部分新生儿可见异常眼球运动，即："舞蹈眼球"，可能为抗体产物或其他免疫反应所致的斜视眼和急性小脑共济失调，肿瘤切除后"舞蹈眼球"可消失。儿童中任何一种自主神经瘤都有出汗或皮肤潮红，这些表现与肿瘤的生物活性产物儿茶酚胺-肾上腺素及去甲肾上腺素有关。即使不引起以上症状的肿瘤，仍可产生这些物质，其降解产物的含量升高，可在尿中测到VMA(香草扁桃酸)及HVA(高香草酸)。肿瘤切除后，以上代谢产物降至正常，复发时又可增高。偶尔可见腹泻及腹胀，可能与肿瘤产生的血管活性肠肽有关。

3. 嗜铬细胞瘤

在椎旁沟沿交感链生长，占全身嗜格细胞瘤的1%。约10%的嗜铬细胞瘤与几种家族性综合征有关，最常见的是多发性内分泌腺瘤；另一种相关综合征是Carny三联症，即:多发性肾上腺外嗜铬细胞瘤、肺错构瘤和胃平滑肌肉瘤共存,但此综合征不是家族性综合征。

【治疗】

包括手术、放疗和化疗。

第七节　纵隔淋巴源性肿瘤

【概述】

原发淋巴瘤占纵隔肿瘤的14%,恶性纵隔淋巴结肿瘤分为原发和继发两大类,原发纵隔淋巴结肿瘤很难确定。涉及纵隔淋巴结的肿瘤很常见,如果包括继发转移瘤,它就是最常见的纵隔肿瘤。实际上,仅有不到10%的纵隔淋巴瘤为原发性,在儿童,45%的前纵隔肿瘤为淋巴来源,是儿童此部位的最常见肿瘤,成人则为第2位常见肿瘤。纵隔转移淋巴结可能源于肺、食管、乳腺、甲状腺或胃。

【治疗】

对于纵隔淋巴瘤的治疗应当以放疗、化疗为主,视临床分期而定,外科手术的目的就是为诊断切取足够的组织标本,或在可能的情况下,最大限度地减小肿瘤的容积,减轻对上腔静脉的压迫。

纵隔霍奇金淋巴瘤放疗、化疗的5年生存率已经达到75%,对肿瘤直径超过胸廓横径35%以上的巨块型霍奇金淋巴瘤,放疗可使肿瘤迅速缩小,但复发率较高,辅以化疗能降低复发率。纵隔非霍奇金淋巴瘤更具侵袭性,常有广泛的胸腔内的侵袭,并早期出现远处播散,所以应以化疗为主,2年生存率50%~74%。

【并发症】

一、压迫和浸润症状

【诊断与鉴别诊断】

纵隔淋巴结肿大压迫和浸润周围脏器可引起上腔静脉综合征、心包积液、喉返神经麻痹、气管支气管受压导致呼吸困难。

【治疗】

对临床表现有显著的上腔静脉压迫综合征者或气道受压呼吸困难者,可先给予大剂量静脉冲击化疗,加激素及脱水剂应用,待临床危象改善后再行纵隔病灶的放疗或手术,可很快缓解病情。而先做放疗则可能加剧放疗部位的组织水肿,使压迫症状趋重,甚至有窒息的危险。

二、脑膜浸润

【概述】

淋巴瘤脑膜侵犯也是严重的并发症之一,其发病途径可能经血行或淋巴循环播散种植于脑膜或由硬脑膜直接侵入,也有人认为淋巴瘤细胞直接经骨髓腔沿组织间隙穿透血管沿神经侵入脑膜。由于淋巴瘤侵犯脑膜和脑实质,可出现脑膜刺激症状,颅内高压和颅神经受侵。

【诊断与鉴别诊断】

临床上常见的有头痛、呕吐、视力障碍、面神经麻痹等。严重者可出现昏迷及精神、意识障碍。淋巴瘤脑膜炎诊断主要依据为脑脊液涂片找到淋巴瘤细胞，加之脑脊液异常，如压力增高。对于晚期恶淋尤其是合并白血病病人，临床上出现神经及精神症状及体征时，应该考虑到有合并脑膜侵犯的可能。

【治疗】

应及早进行腰穿做脑脊液细胞学检查，以便及时诊断和相应的抗癌治疗。

第六章

气管、支气管和肺手术并发症

【概述】

气管、支气管和肺部手术具有其特有的复杂性和疑难性。复杂性主要表现于手术种类的繁多、病人自身条件的不同以及手术前、中、后各个环节的处理;疑难性主要在于有些手术的难度非常大,对手术操作的精度要求也非常高,如隆突重建术、支气管袖状切除术、血管切除重建等。临床表明,手术的难度越大,复杂性越高,术后发生并发症的可能性越高。术后并发症的产生可以直接影响手术的疗效,严重者甚至导致手术的失败。

【并发症】

由气管、支气管和肺手术引发的并发症主要包括:术后肺不张、复张性肺水肿、术后呼吸功能不全、手术后出血、术后肺栓塞、胸腔积液、支气管胸膜瘘、感染和休克。本章分别通过以下十节进行详述。

第一节　术后肺不张

【概述】

任何原因引起的肺叶、肺段或肺泡的萎陷称为肺不张。肺不张时由于肺泡表面活性物质被破坏而造成肺泡不能通气和灌注,导致动静脉短路和静脉性混合,当这种短路和混合达到 20%时则表现为缺氧和紫绀。肺不张是胸外科手术后最常见的并发症之一,大手术后肺不张的发生率为 20%。

【病因】

保持气道的通畅和胸腔的负压状态是肺保持良好的膨胀状态的基本条件,肺泡表面活性物质和良好的肺泡顺应性和神经支配是其基础,所有导致上述平衡及协调紊乱的原因将导致肺不张。

1. 阻塞性肺不张

阻塞性肺不张是胸外科手术后最常见的肺不张，由于支气管的梗阻气体不能进入肺泡导致梗阻远端的肺泡内气体吸收或分泌物不能有效地排出从而导致肺不张。

(1)支气管内的原因：胸部手术后由于手术切口的疼痛、体质虚弱无力、麻醉药或止痛药的呼吸中枢抑制、膈肌活动度减弱等原因，不能做有效的咳嗽，造成气道内分泌物的潴留而形成痰栓；或者由于血液、坏死脱落组织存留形成栓子，均可造成支气管的阻塞引起肺不张。

(2)支气管本身的原因：气管吻合术后的颈部前屈位造成气管成角，隆突成形术后、支气管袖式肺叶切除术后支气管成角或扭曲，导致气道引流不畅，引起肺不张。由于右肺中叶较小，中叶支气管较细小，尤其当肺裂发育较好，容易发生扭转、成角而不张。段支气管成形术后容易发生吻合口狭窄而造成肺不张。气管吻合、成形术后由于吻合口部位肉芽组织生长或瘢痕造成狭窄导致肺不张。支气管断裂修补术后支气管肉芽形成、狭窄发生率较高易致肺不张。手术过程中的过度牵拉支气管、各种炎症导致支气管黏膜的水肿、增厚也可导致肺不张。肺部肿瘤切除术后发生肺不张时还应排除肿瘤复发的可能。支气管内膜结核也可以造成支气管的狭窄。

(3)支气管外的原因：支气管周围肿大的淋巴结、主动脉瘤、支气管外的肿瘤、结核、肉芽、结节病、增大的心脏、心包积液、纵隔的占位等均可导致气管支气管的外压性狭窄梗阻导致肺不张。右肺中叶由于其支气管较细长且有三组淋巴结围绕，由于感染、肿瘤或结核等因素造成淋巴结肿大压迫中叶支气管造成中叶肺不张，称为中叶综合征。

2. 压缩性肺不张

压缩性肺不张临床上也较常见。胸膜腔为存在于脏、壁层胸膜之间的一个潜在的腔隙，肺脏由于肺泡弹性及肺泡表面张力的作用形成向心回缩，而胸廓弹力向外，两者作用的结果形成胸膜腔的负压。当胸膜腔的负压消失或高于大气压时，肺组织就会萎陷造成肺不张。大量的胸腔积液、气胸、血胸、脓胸、乳糜胸、膈疝、纵隔疝、扩张的胸腔胃等都可以压迫肺组织造成肺不张。膈肌下的病变如肝脏的较大占位、肝脏肿大、大量腹水等时隔肌升高，可以导致相邻肺的盘状不张。当上述病因解除后，肺组织多能自然恢复。但当胸膜过度肥厚时肺的复张将受到限制。

3. 神经反射性肺不张

肺组织的膨胀与收缩受迷走神经、交感神经、肋间神经和膈神经的制约，这些神经若受到强烈的刺激或被破坏将造成肺不张。例如肺切除术中肺迷走神经丛的损伤、胸部手术中的膈神经的损伤、肿瘤压迫或侵犯神经组织等均可导致神经反射性的肺收缩而造成肺不张。这类肺不张以没有肺组织受压迫或支气管阻塞的情况为特点。

4. 肺泡表面活性物质异常造成的肺不张

各种原因造成的肺内表面活性物质的减损，造成肺泡与细支气管内的表面张力增高造成肺不张。肺内的严重感染、急性肺水肿、术中或术后的误吸、严重的肺挫伤、严重的电解质紊乱等以及其他原因所致的成人呼吸窘迫综合征，均可以使肺泡表面活性物质减损及肺泡毛细血管壁的通透性增加造成肺不张。

5. 肺纤维化性肺不张

弥漫性肺间质的病变、慢性肺肉芽肿增生性感染(如肺结核性病变造成的肺局限性纤维化或钙化)等可使肺组织收缩体积变小。

6. 其他原因造成的肺不张

由于胸痛、呼吸肌无力、神经原性因素等

造成的肺通气不足可以造成肺不张。吸烟、年老、肥胖、哮喘、长期卧床等也可引起肺不张。

【诊断】

1. 病史

胸部手术史，尤其是手术较大、手术时间较长、病人体质较差、术后疼痛较重者；严重的胸外伤、严重的肺部感染者；有气管支气管损伤、手术者；有其他肺部慢性疾患或较严重的全身性疾病，均应被认为是出现肺不张的高危因素。

2. 症状

较小范围的肺不张可以没有明显的临床症状。随着肺不张的范围扩展开始表现为呼吸急促、心动过速、发热等。当肺不张的范围较大，其所造成的动静脉分流或混合达到整个肺的20%时，将出现发绀和缺氧。急性的肺不张往往表现较慢性肺不张的症状明显。

3. 体征

典型的肺不张可有患侧胸廓萎陷、呼吸动度减小、气管向患侧移位、叩诊浊音、呼吸音减弱、管状呼吸音等表现。而由于大量胸腔积液、积脓、积血等引起的压迫性肺不张则患侧饱满、气管移向健侧、患侧叩诊浊音或实音。气胸时患侧可叩诊鼓音。合并有感染时肺内可有湿啰音、有气管支气管的狭窄时可闻及干音。患侧肺不张而健侧肺代偿性肺气肿时，可有健侧肺气肿的相应体征。

4. 影像学诊断

尽管较局限的肺不张的X线表现可能不十分明显，X线检查仍是诊断肺不张的可靠、有效的方法。根据影像学表现可将肺不张分为全肺不张、大叶性肺不张、段性肺不张、小叶性肺不张、弥漫性肺不张、压缩性肺不张、线状或盘状肺不张等。肺不张的X线表现分为直接和间接两种。

(1)直接表现

1)不张肺体积和密度的改变：不张的肺组织内由于其中气体减少和(或)分泌物、渗出物的存留，可呈现肺体积减小而密度增高的表现。依肺不张的范围不同表现为线形、楔形、带形、扇形等密度增高影，其边界往往比较清晰。气胸造成的压迫性全肺不张可见所谓的“气胸线”。

2)不张肺相邻胸膜的改变：由于不张的肺的牵拉，其相邻的叶裂向患侧移位。在上叶肺不张时可出现倒“V”征。

3)肺纹理的改变：可见不张的肺纹理有聚拢的现象，与健肺代偿性肺气肿的肺纹理分散形成对比。

(2)间接表现

1)肺门的移位：上叶肺或下叶肺的不张可以牵拉肺门向上或向下移位，而下叶肺不张时由于有膈肌移位代偿一部分，所以不如上叶不张时肺门移位明显。

2)纵隔的移位：肺不张时可以使纵隔向患侧移位(压缩性肺不张情况相反)，尤以上叶肺不张时明显。纵隔移位又以气管的移位为明显。

3)膈肌的移位：肺不张时可有膈肌的升高，以下叶肺不张时为明显。而压缩性肺不张时膈肌可能下移。膈下的病变(如肝脏的占位、大量腹水等)造成肺不张时，可见到膈肌升高。

4)肋间隙变窄：多见于较大范围的肺不张或肺不张的时间较长时。

5)健肺代偿性过度充气：以肺的透光度增加和肺纹理的稀疏为表现。当一侧肺不张时可见于健侧肺，肺叶或肺段不张时可见于相邻近的肺。

(3)其他表现：当肺不张合并有继发性感染时，肺的体积可以没有明显的缩小或反而增大。压缩性肺不张可见胸腔大量积液或积气的影像表现。当有多发性肋骨骨折和肺挫伤征象时,有可能已经存在肺不张。弥漫性肺间质病变、肺弥漫性慢性肉芽肿炎症时,可见有肺钙化、纤维化的表现。X 线还可以排除支气管异物造成的肺不张。气管支气管受压迫造成的肺不张可以见到纵隔增宽、异常突出、钙化、心影增大等表现。

(4)CT 表现:肺不张的 CT 表现除与 X 线表现相同之外,对于较小的肺不张分辨率更高,且能发现支气管的外压、变形、阻塞、新生物等,尤其对纵隔的因素造成的肺不张可明确的鉴别。检查还可以清楚地显示胸腔的积液、积气和膈肌下的病变。三维成像技术可以立体地显示气管支气管的情况。

5. 血气分析

较大范围肺不张时,血气分析可以显示 PaO_2 下降,正常或降低。

6. 纤支镜诊断

纤支镜检查可以对肺不张的原因进一步明确。纤支镜下可以见到气管支气管的受压、扭曲、狭窄、阻塞、异物存留、痰栓、血凝块、黏膜充血肥厚水肿以及新生物等,可以明确气管支气管损伤的部位和程度,了解气管支气管成形术后的吻合口的情况,可以取活检或细胞检查排除肿瘤、结核等。纤支镜检查的同时可以进行有关的治疗。

【鉴别诊断】

肺叶不张应与大叶性肺炎应相鉴别,两者的鉴别要点为大叶性肺炎。

1. 因肺组织主要是实变,而非萎陷,故体积不缩小或仅略有缩小,无叶间裂、纵隔、肺门移位的表现。

2. 邻近肺组织无代偿性肺气肿征象。

3. 在实变阴影中可见气管充气象。

4. 病变的发展与消退有其规律性。

【治疗】

肺不张一旦明确诊断,应进行及时的处理,以免情况进一步加重导致呼吸循环障碍或继发肺部感染等。肺不张的治疗应从以下几个方面着手。

1. 清理呼吸道

有效的清理呼吸道的分泌物及存留物是使不张的肺复张的关键,具体措施有:

(1)有效排痰

1)手法协助咳痰:胸外科医生应鼓励病人咳痰。定期用双手按住伤口两侧并限制腹部活动的幅度,以减轻切口的疼痛并增大腹压,嘱病人深吸一口气后用力咳嗽。定时帮助病人拍背,以使痰液松动易于咳出。拍背的方向为自下而上、自周边向中心。时常更换体位,可减少痰液的积聚,有利于支气管内分泌物的排出。

2)环甲膜穿刺:自环甲膜处穿刺置入消毒尼龙线或注入生理盐水以刺激气管黏膜引发咳嗽反射,排除痰液。

3)蒸汽吸入或超声雾化吸入,使痰液稀释,以便于咳出。

4)应用氯化铵、沐舒坦、糜蛋白酶、舍雷肽酶等药物使痰液变稀薄,易于咳出。

5)如病人无力咳嗽或经上述措施痰液咳出不理想时,可用鼻导管插入气管或支气管吸痰。

6)必要时可进行纤支镜吸痰,彻底地清理呼吸道,同时可用抗生素盐水冲洗。如有气管支气管出血可予以止血药物。有报道急性支气管梗塞所引起的肺不张经纤支镜吸引后肺复张率可达 85%,一般都在吸引后 1~3 天内复张。

7)可以适当地应用止痛剂减轻胸部的疼痛,但应不用或少用能够抑制呼吸的镇静药或止痛药。合并有肋骨骨折等的病人应予胸带或其他固定措施以减轻胸痛。

8)情况严重的病人必要时可予以气管插管或气管切开，及时清理分泌物保持呼吸道的通畅，并有利于实施机械辅助呼吸。

(2)减少气道分泌物：全身或局部应用抗生素，预防或减轻感染；应用激素减少气道的炎性渗出；及时清理误吸的分泌物减轻胃液等液体的刺激；及时应用止血药物等制止气道出血。

2. 畅通呼吸道

(1)可应用抗生素及激素减轻气管黏膜的水肿肥厚；用微波、激光、电灼、射频等治疗方法减少气管支气管的肉芽组织及新生物；用球囊扩张或放置支架减轻气管支气管的狭窄；用局部注射无水酒精、化疗药物或局部放疗治疗肿瘤的复发；全身及局部应用抗痨药物治疗支气管内膜结核等。上述方法大部分需要由纤支镜辅助完成。

(2)尽早手术修复受损伤的气管支气管，必要时可以手术切除狭窄段的气管支气管，解除梗阻。

(3)可以根据情况采取相应的措施解除造成气管支气管的外压性狭窄的病因。

3. 解除肺的压迫

应进行胸腔穿刺或放置胸腔闭式引流并保持引流的通畅，排净胸腔的积液、积脓、积血、积气等；并采取相应的措施防止及治疗膈疝和纵隔疝；食管、贲门手术后进行有效的胃肠减压以防止胸胃的扩张；积极治疗肝脏的疾患，减少大量腹水。一旦肺的压迫解除，一般压缩性肺不张的肺可以自行复张，所以应尽早采取措施解除压迫，以免时间较长导致胸膜肥厚限制肺的复张。

4. 去除肺的疾患

对于低氧血症应积极吸氧；可应用氨茶碱等药物解除支气管的痉挛；灌注表面活性物质；预防肺部的感染；防治肺间质纤维化及纤维增殖性肺结核；治疗引致 ARDS 的病因。

5. 张肺

采取上述措施的同时还应积极促进不张肺的复张。具体措施有：嘱病人吹气球或空瓶子张肺、人工呼吸器张肺等。

【预防】

1. 手术前的预防措施

(1)呼吸训练：胸部手术的病人应做腹式深呼吸练习，练习有效咳嗽，以增进吸气功能，且有减轻术后伤口疼痛的好处。

(2)减少肺泡和支气管内的分泌物：吸烟者应在术前至少停止吸烟 2 周，因吸烟常能引起支气管炎，术后气道内分泌物更会加重，容易引起肺不张。有急性上呼吸道感染的病人应尽可能在感染消退后做手术；合并有肺部感染如支气管扩张、阻塞性肺炎等的病人术前应将感染有效地控制在一定标准以内，并尽可能在术前做痰细菌培养及药物敏感试验以指导术后抗生素的使用。在胸部大手术前可预防性地应用抗生素，尤其是年老体弱者、肥胖者、合并有慢性肺疾病人、糖尿病病人等。

(3)气管支气管损伤术前应行气管镜检查以明确损伤的部位、范围及程度，以设计可行的手术方案。

2. 手术中的预防措施

(1)手术中操作应轻柔，尽量减少对肺组织、支气管的挤压；熟练操作、尽量减少开胸手术的时间；肺感染性疾病手术中，如果有较多的脓性分泌物存在应使用双腔气管插管或先行处理支气管以免灌入健肺。

(2)气管支气管成形或吻合手术中应注意气管切缘应修剪整齐，吻合均匀整齐，保证良好的血供，避免支气管成角、扭曲。支气管断裂修复前应尽量吸净患肺内的分泌物。

(3)手术中麻醉师应及时清理口腔与呼吸道分泌物,防止误吸。

(4)手术中应仔细止血、修补肺面漏气、减轻术野污染、避免损伤胸导管等,以防止术后胸腔积液、积气。

(5)手术中尽量避免膈神经损伤,减小膈肌的损伤;采取措施防止膈疝、纵隔疝。

3. 手术后的预防措施

(1)全身麻醉结束时,应吸净气管、支气管和口腔内的分泌物并尽可能使健肺膨胀后方可拔出气管插管。

(2)术后应保持胸腔闭式引流的通畅,定时协助病人做有效的咳嗽、变换体位,或做物理疗法,协助咳痰,促使肺膨胀。尽早离床活动对肺功能的恢复有较好的帮助。

(3)术后应防止呕吐物误吸入呼吸道,保持胃肠减压的通畅,采取半坐位,以增加膈肌活动度,防止胃液反流误吸。

(4)有效地控制肺部感染、及时处理肺水肿等其他肺部并发症。

(5)有肺不张的高危因素或怀疑有肺不张时,应尽早行气管镜检查及治疗。

(6)肺不张的治疗方法大部分适用于肺不张的预防。

第二节 复张性肺水肿

【概述】

复张性肺水肿(PRE)是继发于任何原因所致的肺不张之后,在复张时或复张后发生的急性肺水肿。在普胸外科领域中复张性肺水肿既可发生于手术后,亦可发生于麻醉手术期间。肺萎陷的时间越长,发生 PRE 的可能性越大,特别是在超过 3 天的病人自发性气胸的治疗中,PRE 的发生率为 10%。大部分 PRE 发生在复张时和复张后 1 小时内,也可发生于复张后 24 小时。近年来,PRE 发生于单肺麻醉手术后有所增加,尤其多发生于胸腔镜术后,这可能与胸腔镜外科在临床的日益普及有关。

【病因】

1. 气胸、液气胸大量快速抽液、抽气或胸腔负压引流后。

2. 胸内巨大肺大疱或巨大肿瘤摘除术后。

3. 单肺麻醉后肺复张时。

【发病机制】

复张性肺水肿的病理改变类似 ARDS 和术后或肺移植术后肺水肿。虽然已有较多的临床研究及经验总结,但其确切的发病机制尚未完全明了,近年来的研究主要集中在如下几方面:

1. 机械损伤

肺压缩时,肺泡、肺毛细血管出现缺氧性损伤,在肺复张时。肺泡因机械牵拉而进一步受损,导致微血管缝隙增大。同时,肺复张后,肺泡的血流量骤然上升,血液成分容易渗漏出血管外。

2. 肺泡表面活性物质减少

肺泡表面活性物质是由肺泡Ⅱ型细胞分泌的,其主要作用是维持较低的肺泡表面张力。该物质的减少,会导致肺泡表面张力的增加,在负压吸引时,肺泡血管壁的跨膜压增大,血液成分渗漏到肺间质。加上肺压缩期间,肺静脉及淋巴液的淤滞,使渗漏液体及蛋白的回吸收延迟。复张性肺水肿时,肺泡表面活性物质的减少已被证实。

3. 肺泡的再灌注损伤

动物试验中发现肺压缩后同侧肺的过氧化氢酶活性增高，复张后，双侧肺 H_2O_2 释放量增多，提示缺氧时，与氧代谢相关的组织酶被耗竭，复张后再灌注就产生大量氧自由基，造成肺内皮细胞损伤。

4. 炎症介导作用

国外部分学者在对 PRE 水肿液的研究中发现，多型核细胞(PMN)、PMN 释放的弹性蛋白酶(PMNS)、血栓素 B_2、6-Keto-PGF_1、IL-8、LTB_4 的水平均升高，由此推测，PRE 的机制是一种炎症反应。

5. 神经介质学说

PRE 的发生还可能与某些血管活性物质有关，如组胺、前列腺素、神经刺激因子等。

PRE 多为单侧发病，部分严重病人或未及时处理者，可累及对侧而发生广泛性的肺水肿。其临床表现与常见的心源性肺水肿比较相似，主要表现为剧烈咳嗽、大量白色或粉红色泡沫痰、烦躁不安、呼吸困难、紫绀。听诊可闻及以患侧为主的大量中小水泡音，伴有不同程度的低氧血症。严重者出现循环抑制，表现为心率加快、血压下降，可能系与肺复张后，血液淤积于肺内，造成的血容量不足有关。X 线可见一侧或以一侧为主的斑片状或毛玻璃样改变，心影正常。

【诊断】

依据典型的临床表现，或根据病史、病程、X 线片、血气分析、胸内和呼吸道内的水肿液进行蛋白含量及胶体渗透压测定等，复张性肺水肿的诊断多无困难。经治医师应当引起重视的是，有时早期临床症状表现并不典型，也会出现某一体征或辅助检查不支持，由于对本病的认识不足，极易造成早期漏诊。在手术过程中应当注意的是，如发现病人气管插管内引出大量白色或粉红色泡沫痰液，且同时伴有血压下降、血氧饱和度降低、发绀等征象时，一定要及时考虑到本病发生的可能性，应及时中止手术，迅速处理，待病情稳定后方可继续手术。

【鉴别诊断】

应注意与心源性肺水肿相鉴别，两者在处理上不同(见表 6-1)。

表 6-1　心源性与非心源性肺水肿鉴别

项目	心源性肺水肿	非心源性肺水肿
病史	有心脏病史	无心脏病史，但有其他基础疾患病史
体征	有心脏病体征	无心脏异常体征
X 线表现	自肺门向周围蝴蝶状浸润肺上野血管影增深	肺门不大，两肺周围弥漫性小斑片阴影
水肿液性质	蛋白含量低	蛋白含量高
水肿液胶体渗透压/血液胶体渗透压(%)	＜60	＞75
肺毛细血管楔压(kPa)	＞1.3	＜1.3
肺动脉舒张压-肺毛细血管楔压差(kPa)	＜0.6	＞0.6

【治疗】

一旦确诊为复张性肺水肿，应立即给予治疗。

1. 持续吸氧及呼吸支持治疗

选用鼻导管或面罩给氧，氧浓度维持于0.5，吸氧同时可加用去泡剂，如50%的酒精，旨在改善低氧血症。痰液较多时，可间歇用纤维支气管镜吸痰。若单纯吸氧无法改善低氧血症，应尽快行气管插管或气管切开，机械通气，通气方式首选呼吸末正压机械通气(PEEP)，使肺泡维持开放，减少肺泡毛细血管的跨膜压，从而减少血液成分漏出，改善血气交换，提高血氧分压。另外，气管插管或切开后，亦有利于吸痰，保持呼吸道的通畅。

2. 血流动力学支持治疗

主要包括输液量的控制、强心药物及血管扩张剂的应用。这方面的治疗应视情况而定，特别是对于伴有低血压的病人。有人报道给硝酸异酸梨醇(消心痛)含服或气雾刑吸入，对急性肺水肿有速效。输液不足，会加重休克，输液过量则会使“痰量”增加。血管扩张剂的应用有利于减轻肺水肿，但容易加重休克。要解决好这些矛盾，光凭临床经验是不够的，最好在血流动力学监测下进行调控。另外，也有人报道发生复张性肺水肿的病人有血液浓缩现象。

3. 利尿

多选用袢利尿剂如速尿，应用剂量视病情而定，在出现低氧血症的情况下，当谨慎使用。

4. 皮质激素和前列腺素类药物的应用

国内多习惯使用大剂量皮质激素，如氢化考的松或地塞米松。国外近年来推荐使用前列腺素或前列腺环素类药物。此类药物具有保护脑及抗炎作用，可减轻病情的进一步发展，因此，复张性肺水肿经确诊后应即刻使用。

5. 辅助治疗

采用体位引流，建议取患侧向上的侧卧位，以利于排痰；吸痰后向气管内灌注地塞米松和庆大霉素，最好能直接插入患侧支气管；支气管解痉药的应用，如氨茶碱等。

6. 手术治疗

在各种治疗方法均无明显效果而危及病人生命时，可考虑手术切除病肺。

【预防】

近年来，虽然临床监测水平不断提高，治疗学也有了很大进步，但复张性肺水肿的病死率仍徘徊在20%左右。有鉴于复张性肺水肿所导致的严重后果，普胸外科医师应随时注意预防该并发症的发生。虽然目前无确切的措施预防复张性肺水肿的发生，但加深对本病的认识十分重要。

1. 慢性肺不张抽气时，除要掌握抽吸的速度外，仍主张抽液一次量不要超过1000ml。气胸病人应先采取水封瓶引流，无效后再小心地使用持续负压吸引，但应避免强负压吸引。

2. 引流治疗液气胸时，应逐步减少胸内的气液量；当一侧全肺均萎陷时，应缓慢吹胀萎陷肺，减慢肺复张的速度，避免过快而诱发复张性肺水肿的发生。

3. 对于胸内巨大肿瘤摘除术后的病人，麻醉过程中欲将长期萎陷的肺组织膨胀时，动作一定要缓慢、轻柔，达到使肺组织逐渐膨胀的目的。

第三节　术后呼吸功能不全

【概述】

呼吸功能不全是肺癌围手术期最常见的严重并发症。主要表现为缺氧和二氧化碳的潴留，死亡率极高。

【病因】

1. 限制性通气功能障碍

手术对胸壁、支气管、肺组织损伤导致呼吸运动减弱和咳痰无力，切除肺组织后肺容量减少。术后的气胸、血胸、切口疼痛不敢咳嗽等均能引起。另外也可因肺部手术创伤的刺激或自主神经紊乱而出现呼吸道痉挛，使气道内径变窄或闭塞，导致通气量大大减少、引起呼吸困难、气急，严重者可产生窒息。

2. 阻塞性通气功能障碍

多见于术前合并有慢性支气管炎、肺气肿、慢性炎症病变、支气管痉挛等，术后易致痰液潴留、肺炎和 ARDS，产生肺泡换气功能受损，造成缺氧和二氧化碳潴留。严重者可出现谵妄、昏迷，动脉血气分析有 pH 值降低，氧饱和度明显下降，二氧化碳分压升高，尿呈酸性，心电图显示窦性心动过速及 ST 段缺血性移位。

3. 换气功能障碍

手术本身即影响换气功能。对于肺功能差者、肺水肿、左心衰竭、静-动脉分流等都可引起肺换气功能下降，造成机体缺氧和二氧化碳潴留。

【诊断】

1. 主要表现

为缺氧和二氧化碳的潴留。缺氧一般表现为发绀、呼吸困难、呼吸频率加快等，呼吸困难的程度与病期有关。二氧化碳潴留可引起神经精神症状，如烦躁不安、谵妄、昏迷等。

2. 血气分析检查

有助于了解疾病的严重程度：

(1)肺损伤期：氧分压下降，二氧化碳分压不变，呼吸性碱中毒。

(2)肺衰竭期：氧分压下降明显，二氧化碳分压升高，代谢性碱中毒。

(3)终末期：氧分压明显下降，二氧化碳分压明显升高，混合性酸中毒、高碳酸血症。

【鉴别诊断】

1. 根据术后病人 PaO_2 监测及临床表现即可诊断和鉴别。

2. 可与原发性肺部疾患如肺气肿、慢阻肺等鉴别。如呼吸功能不全不能改善，进行性缺氧可导致呼吸衰竭。注意监测 PaO_2，以便早期诊断和早期治疗。

【治疗】

1. 供氧

术后应给病人氧气吸入，必要时要给酒精氧气吸入，以减轻或预防肺水肿，改善缺氧状态，提高氧分压，减少二氧化碳潴留。对伴有二氧化碳潴留者应持续低流量吸氧，注意氧浓度不宜过高；病情更为严重者，应采用气管内插管给予呼气末正压通气（PEEP 0.67～2kPa）治疗，如有条件可行高压氧舱治疗。

2. 保持呼吸道通畅

术后应经常鼓励病人咳嗽和吹气球，给予雾化吸入，以利于痰容易咳出和肺的复张，确保呼吸道通畅。对呼吸道分泌物多且不易咳出者，最好行纤维支气管镜吸痰，必要时行气管插管或气管切开。

3. 抗炎治疗

联合应用广谱、足量、高效的抗生素，特别是对于患有慢性阻塞性肺疾病者更宜采用。对于感染难以控制者，可行细菌培养及药敏试验检查，指导抗生素的应用。

4. 其他

如糖皮质激素可以提高机体的应急能力，减少肺渗出，帮助纠正水电解质紊乱和酸碱平衡失调等。

第四节　手术后出血

【概述】

胸科手术创伤大，解剖面广，术后出血是常见的并发症。胸腔引流管放置的目的之一即是观察胸腔出血情况，及时提供胸腔出血信息，为治疗提供参考。出血原因众多，全身因素如凝血机制障碍，可引起出血多，而更多是由于手术本身因素造成。胸科术后出血原因主要有以下几方面：即术前存在止血、凝血功能障碍的疾病，相关因素引起的全身性凝血机制障碍，局部止血不良。其他尚见消化道应激性溃疡及术后主动脉瘘等。无论何种原因造成的出血，均给病人带来不良后果。大多数出血是可通过预防减少的，因此了解机体出、凝血机制，术前认真检查、术中仔细操作、术后严密观察是尽量减少出血，避免严重并发症的重要措施。

【病因】

1. 肋间血管出血

尤其在后端近肋骨残端处，亦偶见于使用胸腔闭合器后。放置胸腔闭式引流管时对肋间血管的损伤，以及肋骨断端的骨刺关胸时刺破肋间血管。肋间动脉出血是形成术后血胸的常见的原因。

2. 胸壁出血或渗血

常见于离断的胸壁粘连带、肿瘤累及胸壁手术剥离后的粗糙面、胸膜外剥离后的创面，一般多见于胸顶部。由于胸腔内为负压，所以此种情况的出血多于关胸后加剧。

3. 肺裸面、下肺韧带松解后的创面、膈肌、支气管残端处的出血

一般出血速度较慢，多为渗血而非活动性出血。

4. 大出血

常见于肺动、静脉主干或其分支的结扎处缝扎线脱落或结扎线过紧引起血管壁的断裂。这种出血量大且迅猛，往往来不及抢救病人即死亡。

5. 其他出血

(1)术中部分血管切断后发生痉挛或因血压低而暂时止血术后由于胸腔内为负压，使血管扩张或因血压回升导致出血。

(2)术前肝功能不良或其他原因所致的凝血机制异常未完全纠正、术中大量输血未补钙、异型血的输入等所引起的出血。

(3)术后多种原因导致的弥漫性血管内凝血。

【临床表现】

剖胸手术后出血的量及单位时间内出血的速度不同，其临床所表现出的症状、体征亦不相同。

1. 急性大出血

会立即表现为低血容量性休克，迅速出现血压下降、脉搏细速或不可扪及等循环衰竭征象，有的甚至迅速发生心跳呼吸停止。胸腔闭式引流管可见有大量新鲜血液引出、纵隔移向健侧，此类大出血由于血液可很快在胸腔内凝固，有时仅出血开始时见有新鲜血液引出，很快并不见有血液引出，此时病人生命体征的变化、纵隔的有无移位更重要。应该说大出血的诊断并不困难，关键在于对瞬间时机的把握，应不分时间、地点地紧急开胸止血，否则抢救的机会会稍纵即逝。

2. 非急性大出血

术后出血速度稍慢但出血不断，病人多表现为烦躁不安、呼吸急促、脉搏细速、血压呈进行性下降等。胸腔闭式引流管中不断有较多量的新鲜血液引出。有时挤压引流管尚可见到小的血凝块流出，出血量每小时＞200ml。

3. 渗血

出血量较前两种明显小，且出血速度也慢，一般无明显的生命体征变化，有容量不足存在时，多仅表现为心率加快等。

【诊断】

根据典型的临床表现，胸腔闭式引流管中引流液的变化情况，必要时参考中心静脉压的测定数值以及床边 X 线胸片，术后出血一般不难诊断。有经验的手术者往往通过出血量及病人生命体征的变化情况，即可正确判断出血的来源部位。

1. 胸腔闭式引流

胸腔闭式引流管是观察术后胸腔内情况变化的最直接的窗口，如出血、漏气、肺不张等。正常情况下，剖胸术后总有血性或浆液性液体被引出，引流量一般在开始时最多，特别是术后的 4 小时内(200～300ml)，以后则逐渐减少，待患侧肺膨胀良好后，于 48～72 小时胸腔引流管即可拔除。在有出血的情况下，应严密观察引流液的量及速度，此时应经常挤压引流管，保持引流管的畅通是重要的，可在引流瓶上用胶布每小时做一标记，连续动态观察单位时间内的引流量，单位时间内引流量的多少除能反映胸内出血的状况外，而且可对决定是否需要再次剖胸止血提供重要的参考依据。

有些情况下，对胸腔内是否存在活动性出血是较难判断的，可采用连续测定引流液中的血红蛋白含量及红细胞压积的方法，步骤虽略显烦琐，但非常实用。正常情况下的引流液的血红蛋白应＜50g/L，红细胞压积为 5%～20%，如有明显提高往往提示胸腔内有活动性出血的存在。不能单一依靠引流管的引流量去判断是否胸腔内存在出血，应结合术后病人所表现出的临床症状、体征综合分析和判断。

2. 中心静脉压测定

中心静脉压是反映心功能和血容量相互关系的一项极为有用的指标，特别对胸外科术后治疗具有非常重要的指导价值。术后怀疑病人有活动性出血，应立即行锁骨下静脉、股静脉或颈内静脉穿刺置管，只要置管于上腔静脉或下腔静脉内即可，不必非要在右心房内。中心静脉压测定是观察容量简单而有效的方法，通过它可行中心静脉压连续和动态的测定，且必要时可经该通道快速输血。

3. 床边 X 线胸片

床边胸部 X 线片可明确诊断胸腔内有否积血、纵隔有否移位，可作为有无必要再次剖胸止血的重要参考。有条件的单位应常规行床边 X 线拍胸片。肺手术后出血不止的病人，应严密观察病人的一般情况、生命体征和胸部体征，密切观察胸部引流管的引流变化情况，动态观察引流液内的血红蛋白、红细胞压积等指标，快速采取补液、补血等保守措施，当引流管中引流量每小时达 150ml 且持续 4 小时以上时，应及时开胸止血。

术后出血的诊断较为简单，应注意术后活动性出血的及时诊断。

【鉴别诊断】

1. 根据开胸手术后病人突然出现脉搏细弱、血压急速下降、胸腔引流量≥150ml/h、持续 3～4 小时无减少，或术后胸片等检查，即可诊断。

2. 可与术后感染休克导致低血压鉴别。

3. 另外，较大胸部手术也会导致应激性溃疡致上消化道大出血，可根据胃管引流或内窥镜诊断及鉴别。

【治疗】

1. 保守治疗

(1)详细记录各项检查指标，及时合理的输血、输液，要保持两条静脉通路。

(2)物理治疗。术侧胸部放置冰袋。

(3)给予镇静剂，避免病人恐慌。

(4)给予有效的止血剂，目前临床一般常用的止血药物有：氨基己酸、维生素 K_1、止血敏、止血芳酸、立止血等药物，其中立止血的止血效果更好，用法为立止血 1kIU 肌内注射及静脉注射各 1 支，必要时 4 小时后再重复 1 次。

2. 手术治疗

肺手术后出血需再次开胸止血者约占开胸手术的 1%，当出现下述任一情况时，应当机立断、毫不犹豫地再次开胸止血：

(1)病人出现失血性休克，虽经输血、输液等抗休克治疗但血压仍不能维持者。

(2)术后胸腔闭式引流量达 200ml 以上，且持续 3 小时无明显减少。

(3)术后短时间内引流出大量鲜红色血液、引流出血块或引流液快速凝固、引流液血红蛋白含量与体内相近者。

(4)术后有休克征象，无其他原因可以解释，气管移位，肺及纵隔出现受压症状，影响呼吸循环功能，床边 X 线拍片显示患侧胸腔有大片状密实阴影者。

肺术后出血二次开胸止血，必须在准备足够量全血的情况下进行，要保持两条静脉通道输血。麻醉采用气管内插管，静脉复合麻醉，经原切口迅速开胸，清除胸腔内的积血及血凝块，充分显示手术野，有顺序地查找出血部位。发现小的血管出血给予再次结扎或缝扎即可，若为大的血管出血，如肺动脉或肺静脉干的出血，应先紧急采取方法止住血，再缝扎止血，避免不必要的血液丢失。对于粘连剥离面的广泛渗血，可采用电凝、压迫、凝胶海绵、蛋白胶等止血。

值得引起重视的是，临床上约有近 30% 的术后出血的病人，二次开胸时并不能找到确切的出血部位，因此，在关胸前一定要做较长时间的观察，确认胸腔内各部位确实无明显出血后方可关胸。

【预防】

减少肺手术后出血的发生，预防是关键，要知道大多数的出血本是完全可以预防的，以下方面应着重注意：

1. 肋间血管

在手术结束和关胸之前，一定要仔细、反复检查剖胸切口处肋间动脉有无出血的情况，应仔细缝合，肋骨残端用骨腊封闭或电灼止血，确认无误方可关胸。

2. 胸膜剥离面

离断后的肺与胸壁的纤维粘连带无论大小均应电灼或结扎止血，大面积的胸膜剥离面，特别是胸膜外剥离后，止血更应仔细、耐心。

3. 肺血管

对于肺动脉及肺静脉主干，除常规结扎外，一定要缝扎一道，并尽可能做到两道线不在一起，使血管断端呈一“喇叭口”状，以确保结扎的牢固性。打结时用力要均匀适度，切忌用力过猛，既要做到结扎牢靠又不至于切割血管壁，避免术中及术后发生不测。

4. 肺创面

小的动脉应缝扎，肺创面大时亦应间断缝扎，这样不仅可减少出血和渗血，同样可减少肺创面的漏气。近年来，多种生物蛋白胶应用临床，如OB胶、顺康胶等对渗血及漏气均有良好的抑制作用。

第五节 术后肺栓塞

【概述】

肺栓塞(PE)是来自静脉系统或右心室内栓子脱落或其他异物进入肺动脉，造成肺动脉或其分支栓塞，引起肺循环障碍的一系列病理生理综合征。如发生肺出血或坏死则称为肺梗死。

肺切除术后肺动脉栓塞临床少见，但是一种通常易被漏诊和误诊的严重术后并发症，如不及时治疗10%～30%的病人死亡。其在很大程度上是可预防和可治疗的疾病，及时诊断和治疗的病人预后相对良好，仅8%死亡。

【病因】

术后肺栓塞临床不很常见，其准确发病率也不清，主要原因是因为肺栓塞的诊断较困难，造成误诊率和漏诊率较高，另外，据不完全统计，大约有1/3的病人于发病1小时内死亡，就是生存下来的肺栓塞病人也有约2/3未获确诊。发病危险因素：

1. 年龄

尸检资料证实，肺栓塞的发病率随年龄增加而增加。致命性肺栓塞常见于50岁以上的病人。

2. 心肺疾患

高血压、房颤、心衰病人，特别是老年人，是肺栓塞的主要危险因素。

3. 恶性肿瘤

肿瘤细胞可产生凝血酶或者合成多种促凝物质，因此，恶性肿瘤病人常合并高凝状态，具有较高的肺栓塞发生率。尸检资料显示，肺癌病人的肺栓塞发生率约为20%。

4. 活动减少

卧床7天后，血流速度减至最慢，随着卧床时间的增加，静脉血栓形成的发生率增加。深静脉血栓形成(DVT)是肺手术后发生肺栓塞的最常见的危险因素，危重病人容易发生DVT即与活动减少有关，据报道监护单位的病人29%发生DVT，瘫痪病人肺栓塞的发生率可达30%。

5. 手术

手术的创伤(尤其在术后15～30天)可导致组织释放某种物质，该物质可使肺血管内皮损伤引起肺微血栓形成。有学者报告，急症手术合并较高的肺栓塞发生率，而一般的选择性手术肺栓塞发生相对较低，胸部急症手术中肺栓塞发生率为9.4%。

6. 肥胖

超过标准体重20%的病人，尸检资料显示20%合并肺栓塞。

另外，大量吸烟、口服第三代配方避孕药、激素替代疗法、糖尿病和真性红细胞增多症等都是发生肺栓塞的危险因素。

【诊断】

1. 临床表现

(1)肺栓塞的临床表现差异很大，多数为非特异的表现，与血栓大小、阻塞血管的范围、部位、发作急缓以及栓塞前心肺功能有关，典型的表现为胸膜性胸痛、咯血和呼吸困难(分别占肺栓塞的75%、30%和85%)，即所谓的肺栓塞三联症。其他重要表现还有恐惧、咳嗽和发烧等。

(2)轻度肺栓塞时可无任何症状或仅有短暂的呼吸困难，若肺血管栓塞超出60%则出现明显的临床症状，最常见为呼吸困难，多为突然发作，呼吸浅而速，频率可达40～50次/分钟。巨大血栓可出现急性心源性休克、室颤、心跳骤停而猝死。胸痛：小的周围性肺栓塞或肺梗死可引起胸膜纤维素性炎症，表现为胸膜性痛，呼吸咳嗽时加剧。大血管栓塞引起肺动脉急性扩张及冠状动脉缺血，似心绞痛。咯血：多在肺栓塞后出现，为鲜红色痰。晕厥：小血管栓塞时可有阵发性头晕，急性大血管栓塞出心排血量急剧降低致脑缺血，可出现晕厥。

(3)临床体征：物理检查所见也往往是非特异性的，一般可出现室性心动过速，肺动脉瓣区第二心音亢进(50%)，肺动脉瓣区闻及响亮的收缩期杂音或舒张期杂音，心前区可闻第三心音或第四心音、奔马律、期前收缩、房扑或房颤。栓塞较大动脉可有急性肺源性心脏病。体征：有心浊音界扩大，二尖辨闻及收缩期杂音，颈静脉怒张，肝大等有心衰竭表现。肺部表现：因缺氧及神经反射致呼吸急促，小支气管反射性痉挛、水肿及肺不张，可出现哮鸣音(15%)。可有胸膜摩擦音(20%)或胸腔积液体征。

2. 化验室检查

到目前为止，尚无可靠而特异的化验方法用以确诊肺栓塞。现有的化验均是非特异的、有参考价值的是LDH、磷酸肌酸激酶、血清胆红素的升高，但仅见于4%的病人，故该检查对肺栓塞的诊断意义极小。

(1)免疫技术：近年来，许多实验室采用免疫技术来测定溶栓二聚体(D-Dimer)借以诊断肺栓塞。正常人血清D-Dimer的含量＜100ng/ml，当体内有血栓形成时，D-Dimer水平升高表现有继发纤溶的存在，由于纤溶作用，纤维蛋白被纤溶酶降解成可溶解的片段，其中包括D-Dimer。然而D-Dimer升高并非肺栓塞独有的特异表现，其他疾病时如静脉血栓形成、DIC、血栓性血小板减少性紫癜、AMI、重症肝炎、慢性肾炎都可出现D-Dimer升高。陈旧性血栓形成一般D-Dimer正常。

(2)血气分析：肺动脉栓塞后不仅通气比例失调，通气功能、弥散功能也降低，肺动脉高压使动静脉吻合支开放，产生肺内右向左的分流，故 PaO_2 下降，$PaCO_2$ 正常或降低。有人认为 PaO_2＞12kPa，可排除肺栓塞。

3. 心电图

多数肺栓塞病人的心电图表现异常，但多数改变仍是非特异性的。心电图大多有一过性变化，主要表现为非特异性的ST-T改变、窦性心动过速和右心劳损，约20%病人出现急性肺心病心电图改变。典型的 $S_1Q_3T_3$ 改变仅见于18%的大块肺栓塞。电轴左偏与电轴右偏的机会相等。

4. 胸部X线

正常的X线表现不能除外肺栓塞的存在，因为大多数肺栓塞病人的胸部X线拍片可能完全正常，因此胸片正常并不能除外肺栓塞的诊断。异常的胸部X线片表现均为非特异性的，代表肺栓塞的楔形阴影仅见于不到10%的病人，典型特征为以胸膜为底，尖部朝向肺门的楔状肺浸润影。有时可见患侧膈肌升高及胸腔积液，胸腔积液多见于慢性肺栓塞病人，多是胸膜下肺栓塞或肺梗死的结果。

5. CT检查

胸部CT检查对肺栓塞具有辅助诊断价值，但一般需做增强扫描，仅依靠平扫诊断肺栓塞较困难。螺旋CT可使病人在一次屏气的短时间内完成CT扫描，可清晰地显示主动脉和肺动脉中的栓子，对一部分段或亚段肺动脉也可较好地显示。急性肺动脉栓塞最可靠的征象是血管中心充盈缺损，周围有对比剂环绕，中心充盈缺损与血管壁呈锐角，急性肺栓塞偶可表现为血管突然完全截断，并伴血管扩张。慢性肺栓塞常常表现为充盈缺损边缘光滑且与血管壁呈钝角。慢性小血管的肺栓塞可表现为管腔的闭塞。螺旋CT诊断肺栓塞的敏感性为53%～100%，特异性为81%～100%，均高于放射性核素肺扫描。

螺旋CT除了可直接显示栓塞血管方面优于放射性核素肺扫描外，尚可显示肺内对诊断肺栓塞有辅助价值的征象，如楔状、条带状和线状密度增高阴影或肺实变征。目前许多研究认为对临床怀疑为肺栓塞的病人应该选择螺旋CT，而不是以传统的放射性核素肺扫描作为过筛性诊断检查。一些研究尚表明螺旋CT与肺动脉造影在诊断肺栓塞的敏感性和特异性方面并无差异，但CT用于诊断肺小动脉栓塞尚处于未成熟阶段，目前还不能取代肺动脉造影。

6. 磁共振(MRI)

MRI可鉴别肺动脉内缓慢的血流和不流动的柱子，可区别出血性和感染性肺浸润。而出血性常与肺栓塞有关，因此其对肺栓塞的诊断有多方面的价值。缺点为对＜3mm的小血管，假阳性率较高。据报道，MRI检测中央肺动脉栓塞的敏感性为70%～90%，特异性为77%～100%。MRI的优点在于它能在一次检查中，同时检测肺动脉和下肢深静脉的栓塞。目前多倾向于将MRI作为肺栓塞检查的二线方法。近年来，发展的MRI超快速成像和血管造影剂技术，能够迅速完成MRI的肺动脉三维血管造影，有望成为诊断肺栓塞的新方法。

7. 放射性核素肺扫描

肺灌注扫描仍然是最为有用的影像学检查，其方法简单、安全而且具有无创性，目前临床应用广泛。用同位素标记的人血清白蛋白静脉注射后进行肺扫描，如果肺动脉被栓塞，该动脉所供应区会出现放射性缺损。当肺栓塞血管直径为2.1～3.0mm时，其阳性率可达92%，直径＞3mm者不能肯定。肺扫描或肺血管造影以及有对照剂的胸部螺旋CT最适合于近端肺血管的检查，但如果病人为临床上高度可疑而CT检查结果正常，这时应行主要针对远端肺血管对照性肺血管扫描。这对于区分出哪些未被胸部螺旋CT发现的细小远端肺血管栓塞是很重要的。

然而，肺灌注扫描的缺点是缺乏一定的特异性，除肺栓塞外，其他因素亦可引起肺灌注扫描的异常，包括：缺氧性肺血管收缩、肺气肿、肺炎、哮喘、肺不张、肿瘤、胸腔积液和慢性阻塞性肺疾病等。同时进行肺通气扫描有助于通过肺灌注扫描的准确性。因为86%的肺栓塞病人表现为大叶的灌注缺损，70%的病人为肺段的灌注缺损，而仅37%的病人表现为亚段的灌注缺损，所以许多学者认为，当肺灌注扫描显示多发的、段以上的沿血管走向的灌注缺损时，肺栓塞的可能性达85%以上。另外，部分学者指出，肺灌注扫描异常＋下肢静脉炎＋既往正常的胸片，90%以上为肺栓塞。通气-灌注肺扫描应当在肺栓塞发生后24～48小时之内进行，否则有自发吸收的可能，从而减低扫描的敏感性。

8. 肺动脉造影

对照性肺动脉造影仍然是诊断肺栓塞最准确和最可靠的方法，它能反映肺动脉阻塞的准确部位和阻塞程度，并可测定肺血流动力学和心脏功能，了解右室、右房、肺动脉压力、肺楔压和心排出量。但不能诊断血管内径＜0.2mm的细血管病变，而且该方法为一有创性检查，需要专门的知识和技术，严重的并发症发生率为0.01%～0.5%，死亡率各家报道不同。因此此项技术的应用是有选择性的。

(1)其适应证为：①肺扫描结果不肯定；②不能进行肺通气-灌注扫描的病人，例如机械通气的病人。

(2)肺动脉造影常见异常表现有：①血管腔内充盈缺损；②肺动脉截断现象；③某一肺区血流减少，动脉远端无血流灌注，表现为“剪枝征”；④肺血流不对称，样子不完全阻塞，造影剂充盈迟缓。

判断方法：①＋②可诊断为肺栓塞；③在肺栓塞时常见，但无特异性；③＋④也可见于慢性肺部疾患或充血性心力衰竭。

9. 数字减影血管造影(DSA)

是一项较新的放射影像诊断技术，应用数字计算机程序产生图像，操作简便、副作用小，易为病人接受，与传统的造影方法比较可获得的85%～90%对肺栓塞诊断的一致性。

10. 深静脉的检查

肺术后肺栓塞的栓子95%来自于下肢深静脉，深部静脉血栓形成者肺栓塞的发生有着明显的因果关系，因此下肢深静脉血栓形成的早期发现对肺栓塞的发生和诊断是相当重要的。下肢静脉血栓形成多发生于术后的2～5天，其主要表现是：患肢疼痛、红肿，但近半数病人可以表现正常。

11. 其他

应用增强的磁共振肺血管扫描是另一新的有前途的方法，肺栓塞的病人约40%以上都有右心室异常。经胸超声心动图检查，对于临床上高度怀疑具有多发性肺栓塞的病人具有极其有用的价值。此外，D-二聚体酶联免疫吸附试验及静脉超声血流图也可能有帮助。

如上所述，肺栓塞的临床、实验室、X线、EKG等表现均无特异性。当存在有下肢DVT等诱发因素且临床又怀疑发生肺栓塞的可能时，应按一定步骤检查。首先，肺灌注扫描是最敏感和最重要的检查，结果正常可以排除肺栓塞的诊断，但其特异性差，扫描结果应结合临床表现、胸片等检查综合判断，通气扫描可增加灌注扫描的特异性。肺血管造影是诊断肺栓塞最为准确和可靠的方法，但该项创伤性检查存在一定的并发症和死亡率。不应作为常规检查方法。

【鉴别诊断】

1. 呼吸困难、咳嗽、咯血、呼吸频率增快等呼吸系统表现为主的病人多被诊断为其他的胸肺疾病，如肺炎、胸膜炎、支气管哮喘、支气管扩张、肺不张、肺间质病等。

2. 以胸痛、心悸、心脏杂音、肺动脉高压等循环系统表现为主的病人容易被诊断为其他的心脏疾病，如冠心病(心肌缺血、心肌梗死)、风湿性心脏病、先天性心脏病、高血压病、肺源性心脏病、心肌炎、主动脉夹层等和内分泌疾病，如甲状腺机能亢进。

3. 以晕厥、惊恐等表现为主的病人有时被诊断为其他心脏或神经及精神系统疾病，如心律失常、脑血管病、癫痫等。

【治疗】

确诊或高度可疑肺栓塞的病人应立即给

予治疗,积极的治疗可以使肺栓塞的死亡率降为8%。治疗的目的是抑制血栓进一步形成、促进栓子溶解、防止复发、使病人平安渡过危急期。治疗的选择依据栓子的大小和病人病情严重程度而定。对于中度或高度可疑的肺栓塞病人,需在做进一步检查前即可给予肝素抗凝治疗,因肺栓塞复发的危险性要超过抗凝治疗并发症的危险性。

1. 保守治疗

(1)一般治疗:通常包括:供氧、镇痛、抗休克、抗心律失常、抗凝、维持水电解质的平衡等。特别是肺栓塞的前1～3天是最危险的时期,此时应加强支持治疗。

(2)抗凝治疗:肝素是治疗的基础。临床呈中度到高度怀疑肺栓塞且无肝素禁忌证的病人,应该在确诊结果出来之前即给予足量的肝素治疗,不充足的肝素化会导致反复静脉血栓塞。治疗前应详细检查基础血红蛋白(Hb)、血小板(PLT)、凝血酶原时间和凝血活酶时间。

(3)溶栓治疗:血栓溶解对于严重的肺栓塞、心源性休克或有明显血流动力学改变的不稳定病人可挽救生命。溶栓药物能激活纤维蛋白溶解酶原,使之变为纤维蛋白溶解酶,溶解血管腔内的纤维蛋白而溶解血栓。早期应用溶栓剂可以将肺栓子提早溶解,但长期应用的效果并不肯定,且容易导致发生出血的危险,因此对于大面积栓塞伴休克、有心衰而且两日之内的肺栓塞病人使用溶栓治疗,最好在发病6小时内应用。

2. 外科治疗

(1)肺血栓取出术:对于溶栓和抗凝治疗失败或有禁忌证者,可根据情况进行外科手术治疗,主要采用的手术是肺栓子取出术。手术要在体外循环下进行,手术死亡率甚高,有报道高达70%以上。肺血栓取出术的确可以挽救部分病人的生命,但多数病人未来得及手术却已经死亡。

(2)下腔静脉阻断术:适用于反复发作的肺栓塞或抗凝禁忌的病人。该法术后复发率仍很高,而且死亡率也很高,近年来基本废用。1988年,国外开始经皮放置Greenfield过滤器来防止肺栓塞的复发,使手术大大简单化,手术并发症亦明显降低。

【预防】

1. 术前

应常规给予极化液和预防性抗生素的治疗,积极纠正心血管疾患。特别对于老年病人、既往有栓塞史以及血液黏滞度高的病人,给予扩血管、抗血小板聚集等治疗,对有血栓性静脉炎的病人,应预防性应用抗凝药物。

2. 术中

肺癌手术操作中,应动作轻柔,尽可能减少对肿瘤的挤压,防止人为的将肺静脉内的癌性栓子挤入左心房内。肺癌肺切除手术时,必须按照肿瘤原则,先结扎静脉,再结扎动脉。

3. 术后

应切实加强围手术期的护理,鼓励病人早期下床活动,确实不能下床活动者,应经常鼓励及帮助其在床上活动、翻身以及双下肢推拿和按摩,促进血液回流,防止静脉淤滞。应尽量避免下肢静脉的输液和输血,特别是近年来各式静脉留置针及静脉镇痛泵在临床上的较多应用,我们发现术后发生静脉炎、下肢血栓形成的几率有明显增加,应当减少应用,应用时应切实掌握无菌原则,不可留置时间过长,应按时拔除。

第六节 胸腔积液

【概述】

胸腔积液,实际上是胸膜腔积液。正常人胸膜腔内有3～15ml液体,在呼吸运动时起润滑作用,但胸膜腔中的积液量并非固定不变。即使是正常人,每24小时亦有500～1000ml的液体形成与吸收。胸膜腔内液体自毛细血管的静脉端再吸收,其余的液体由淋巴系统回收至血液,滤过与吸收处于动态平衡。若由于全身或局部病变破坏了此种动态平衡,致使胸膜腔内液体形成过快或吸收过缓,临床产生胸腔积液(Pleural effusion,简称胸液)。

【病理生理】

正常情况下胸水由壁层胸膜产生,被脏层胸膜吸收,保持动态平衡。手术及术后的某些因素使这种平衡被破坏,即可产生胸腔积液。胸水达1000ml以上时可出现肺不张,而达到2000ml以上时可产生肺萎缩和纵隔移位,影响呼吸和循环功能。大量的胸水造成体液丢失和代谢失调,进一步加重病情。如胸水未能及时排除及控制,经过较长时间后。可因胸腔感染和胸膜肥厚使呼吸功能受到限制。

其病理生理规律为:

1. 血液或乳糜胸水等体液丢失,产生脱水、休克及营养障碍等。

2. 炎症和感染使胸膜肥厚造成呼吸困难,并可引起脓胸、中毒性休克、败血症。

3. 肺扩张受限出现肺不张及肺通气/血流比值失调而产生低氧血症。

4. 胸内压升高使静脉回流减少,心脏顺应性下降,循环功能受到影响。

【病因】

术后产生胸腔积液半数以上与手术操作技术有关、血胸或乳胶性胸水,纵隔及胸腔或腹腔内炎症如吻合口瘘、脓性胸水等。如胸外手术后,从心脏、大血管或胸壁出血导致胸腔积液,损伤胸导管发生的乳糜胸水;单侧开胸损伤对侧胸膜时,冲洗、渗血流向非手术侧胸腔,腹腔内炎症和纵隔炎症继发胸腔积液是比较罕见的;有些胸腔积液可发生在全身性疾病基础上:如对进行外科手术的病人,同时有肝硬化或低蛋白血症的存在等。手术后也容易产生胸水,应引起注意。

【诊断与鉴别诊断】

1. 在成人,胸水量达500ml时,胸片显示仅平肋膈角,术后病人平卧位时,体检不容易检出。术后胸腔积液的诊断要靠经常检查术侧呼吸音的强度和性质,注意胸壁切口或闭式引流管的附近有无组织水肿,及时行胸部透视或超声检查,了解胸内积液情况。另外,应注意有的术后病人早期胸腔引流量不大,肺膨胀良好,胸腔引流管已拔除,但拔管后数天又出现呼吸困难,患侧胸部叩诊为实音,呼吸音减弱或消失,超声或X线检查又出现大量胸腔积液。

2. 要及时行胸腔穿刺抽液,要注意积液的性质和量,必要时做细菌培养和镜检,以明确引起胸水的原因,便于制订治疗方案。

(1)血性胸水:肺切除术后早期引流液均为血性,如术后短期内引流出大量血性胸液,且血红蛋白值进行性下降,应考虑胸腔内有活动性出血，需再次开胸止血。对手术后较长时间的持续性血性胸水，且颜色较暗时，应做细胞学检查、CEA 及 LDH 测定，以排除癌性胸水。

(2)乳糜胸水：一般为米汤样或乳白色，禁食期间色泽较清且引流量也减少，放置引流后，胸液的表层“结皮”(呈乳样层)重者整个胸液呈半团体状。甘油三酯值是血清值的 2 倍，乳糜试验呈阳性，多为手术中损伤胸导管所致。

(3)脓胸：消化道液流入胸腔，呈脓性浑浊，有时可见胆汁样物，应行细菌学检查。

(4)漏出液：比重在 1.015 以下，李凡他试验阴性，透明，蛋白在 30g/L 以下，有微量纤维素，以间皮细胞和组织细胞为主。多见于肝硬化，低蛋白血症。

(5)渗出液：比重在 1.017 以上，李凡他试验阳性，蛋白在 30g/L 以上，以嗜酸性细胞和淋巴细胞为主，有时浑浊。

(6)胰性胸水：胰淀粉酶值升高，胰性胸水 70%是发生在左胸腔内。

3. 结合病史、临床 X 线片或 B 超等检查，即可诊断。可与其他原发性肺部疾患导致胸腔积液鉴别。

【治疗】

1. 对手术后短期内发生的出血和乳糜胸，有时需再次手术治疗。

2. 除癌性胸水和脓胸外，首先应治疗引起胸水的原发病因。对脓胸病人除了需要祛除病因的同时，应用有效的抗生素，充分的胸腔引流最为重要。

3. 大量胸腔积液对呼吸循环功能影响严重者，必须及时做胸腔穿刺或引流以放出胸水，使呼吸循环机能尽快得到改善。对脓胸做反复穿刺抽脓时，则难以避免穿刺引起的合并症，因此，最好选择持续性的胸腔引流术。

4. 若是由于胸水的大量丧失，应注意纠正水、电解质紊乱。对癌性胸水和乳糜胸，在加强呼吸管理的同时，可并用四环素等药物向胸腔内注射，以促使其发生粘连，这也是一种治疗方法。

第七节　支气管胸膜瘘

【概述】

支气管胸膜瘘(或支气管残端瘘)是气管、支气管和肺部手术后的又一严重并发症，尤其是一侧全肺切除术后。

近年来，随着吻合技术的提高，特别是手术者对该并发症的重视程度的增加，其发生已非常少见，总的发生率不足 1%。由于发生原因的不同，发生时间可早、可晚，一般多发生于术后的 1 周左右。发生较晚、病程迁延者，容易导致消耗、衰竭死亡。

【病因】

发生原因多种多样，常见发生原因有：

1. 疾病因素

所有支气管黏膜本身的病变，如支气管残端内膜结核、残端癌灶的残留、炎症、放化疗后等，以及部分全身性疾病，如全身营养不良、贫血、糖尿病等，均可引起术后支气管黏膜愈合不良，造成支气管胸膜瘘。

2. 技术因素

外科技术问题应为发生支气管胸膜瘘的

主要因素，常见有：支气管残端缝合过紧密或缝合不严，打结过紧造成撕裂，气管、支气管游离太广或剥离太光，残端的过度挤压等。另外，当气管、支气管有吻合口时，由于吻合技术问题及被吻合的气管、支气管吻合口对合不良造成吻合欠佳时，极容易导致术后支气管胸膜瘘。因手术操作不当所致的支气管胸膜瘘，往往发生较早。

3. 感染因素

常见于术后胸腔的感染处理不当而致慢性脓胸的发生，脓液对支气管残端的长期腐蚀及浸泡所致，支气管残端保留过长，可在支气管残端形成一盲端，该盲端易使分泌物潴留导致感染，除可引起所谓的术后"残端综合征"（发热、咳嗽等）外，亦是诱发产生支气管胸膜瘘的潜在危险因素。

【诊断】

1. 临床表现

(1)咳嗽：主要为刺激性，往往随体位变化而出现刺激性的剧咳，早期痰量多，有腥味，痰液中带陈旧性血液、性质与胸腔积液相似，以后则逐渐呈果酱色，当已发生脓胸时，可咳出胸腔内的脓汁痰。如向健侧卧位时，有稀薄水样痰咳出，应考虑瘘口较小；如平卧时出现呛咳，并有大量痰咳出，则说明瘘口较大，有窒息的危险。

(2)呼吸困难：液气胸及造成的余肺膨胀不全是引起呼吸困难的主要原因。

(3)高热：支气管残端瘘发生后，在咳嗽或体位变化时，可有液体进入支气管内，另外支气管内的分泌物，在吸气时也可进入胸腔，从而引起胸腔及肺部的感染，往往造成病人的高热。

(4)查体：液气胸体征。肺内可闻及湿啰音。

(5)胸部 X 线：显示有明显的液气胸及余肺膨胀不全。

2. 检查

依据典型的临床表现，结合以下检查方法诊断支气管胸膜瘘并不困难。

(1)胸腔穿刺：抽出液与咳出痰液类似。

(2)亚甲蓝法：穿刺后向胸腔内注入 2ml 亚甲蓝液，如果咳出蓝染的痰液即可确定诊断。

(3)乙醚法：往胸腔内注入乙醚 0.5ml，病人立即可呼出乙醚气味也可确定诊断。

【鉴别诊断】

1. 根据临床症状，可与一般胸腔积液相鉴别。

2. 胸腔穿刺后向胸膜腔注入 2ml 美蓝液，如果咳出蓝染痰液，即可鉴别证实。

【治疗】

对于肺切除术后的支气管胸膜瘘，应根据引起瘘的原因采取不同的方法治疗。

1. 保守治疗

支气管胸膜瘘一旦发生，应立即行胸腔闭式引流术。胸腔闭式引流管须放置得当（置于胸内残腔最低点）且引流通畅，使胸腔内的气液体得到充分引流。早期的局限性支气管残端瘘，最好在 X 线下定位后再行胸腔闭式引流术。同时加强有效的抗感染和支持治疗，并取得病人的配合，往往在瘘口较小时，可自行愈合。对一些瘘口较小的病人可经纤维支气管镜局部以硝酸银烧灼，或经纤维支气管镜注入适量医用生物胶，达到促进瘘口愈合的目的。

2. 手术治疗

对于术后近期发生的支气管残端瘘和气管、支气管的吻合口瘘，特别是发生于术后 48 小时以内者，我们主张应紧急采取手术治疗，行支气管残端修补或重新吻合术。此时当机立断的手术，既能达到治疗漏气的目的，又能避免脓胸的发生。

对于慢性支气管胸膜瘘，很长时间不能愈合者，经充分抗感染治疗和支持治疗，在感染基本控制的情况下可考虑再次开胸行手术治疗。有些病人还可再次缝合支气管，再切除支气管残端，或扩大切除，如肺叶切除术后发生的支气管胸膜瘘，可酌情行余肺切除术。也可用胸壁带蒂肌瓣或带蒂大网膜行瘘口及脓腔填塞、包埋，追加或不追加胸廓成形术。有报道认为，对慢性支气管胸膜瘘进行直接缝合，并用带血管蒂加固，大部分病人获得成功，但也有人提出不主张采用支气管残端部分切除重新缝合术。

3. 激光治疗

经纤维支气管镜找到瘘口，将局部脓性分泌物吸尽，经纤维支气管镜插入氩激光光导纤维，照射瘘口周围组织，对肺叶切除术后发生的支气管胸膜瘘取得了较好效果。激光修补瘘口是利用光热效应达到治疗的目的。氩激光波长为 4880nm，能量集中，光斑小，准确性高，对组织渗透性较强，且对深部组织能发挥作用。氩激光照射支气管残端后，可引起残端内的黏膜损伤、机化粘连凝固，从而“焊接”接口。另外，深层组织由于渗透的光能转化为热能的热敷作用，使局部血管扩张，血液循环增强，达到改善新陈代谢，促进炎症吸收的目的。另外，激光能使纤维母细胞活化，促进瘘口周围新鲜肉芽组织的形成，从而使瘘口永久闭合。

4. 胸腔镜治疗

在电视胸腔镜下找到瘘口，向瘘口及其接口周围喷洒滑石粉，或于瘘口局部涂抹纤维蛋白胶均有取得满意效果的报道。但胸腔镜治疗肺手术后支气管胸膜瘘并不能代替剖胸手术，虽有其可喜的应用前景，但仍有一定的局限性，有待进一步提高。

【预防】

1. 术前应加强支持治疗，积极纠正低蛋白血症和水、电解质紊乱，控制炎症以及结核病人的抗结核治疗。术前行放化疗的肺癌病人，最好于放化疗结束 2 周后再考虑手术，避免炎症水肿期手术。

2. 正确的手术操作技术是预防支气管胸膜瘘的关键，一个好的胸外科医师应虚心学习别人的长处，不断改进自己手术操作技术方面的欠缺，学会应对各种复杂问题的处理方法，才能避免或预防此类恶性并发症的发生。目前仍有不少学者主张将支气管残端或吻合口用周围组织包埋或涂抹医用蛋白胶，在一些情况下，作为补救措施，不失为一种好的保护方法。

3. 术后加强围手术期的管理，鼓励病人勤咳嗽、多活动，使术后余肺膨胀良好，减少胸腔积液和各种感染的存在，均能有效地预防支气管胸膜症的发生。

第八节　感　染

【概述】

由于肺为开放性器官，因此，呼吸道感染非常常见，严重的可导致肺脓肿、支气管扩张等。胸科病人年龄偏大且多为肿瘤病人，抵抗力差，而胸科手术需气管插管机械通气，又常常为二级切口，术后感染常明显高于其他科室，术后严重感染甚至置病人于死地。因此，感染控制得好坏直接影响胸科病人的手术安全性、住院天数、并发症发生率、死亡率。

一、术后切口感染

【概述】

胸科手术多为Ⅱ级切口，有时手术污染较严重，病人多为老年人、体质差，愈合能力不强，而手术切口往往较大，术后切口感染并不少见。一般的切口感染不仅影响住院天数，增加病人的痛苦，而且还影响病人心情及对医生的信任度，不利于医患关系的处理。较严重的切口感染，如胸骨感染或特异性感染(结核感染)，切口往往经久不愈，严重影响病人的身心健康，给病人造成极大痛苦和麻烦。

【病因】

1. 术前备皮损伤皮肤，致使该处细菌滋生引起切口污染。有人统计，术前1天备皮者，术后刀口感染几率明显高于备皮后立即手术者。术中污染。术前消毒不严密，术中操作不符合无菌原则，包括脓性物或胃肠内容物污染刀口，或不及时更换器械及手套等，均是较重要的致病因素。

2. 局部胸壁止血不良，形成血肿，有利于细菌生长，发生感染几率增加。

3. 局部受压血运不良，或电刀切皮致使局部皮肤因灼伤不愈，愈合不良极容易导致感染，最常见于背部切口。

4. 胸骨正中手术时，胸骨固定不严密，胸骨断端有缝隙，或胸骨断端止血时骨蜡涂抹太多，致使愈合不良易引起感染。

5. 结核病术后亦是造成切口特异性感染的常见因素，主要是术前结核控制不良及术中清理不彻底造成。切口感染易出现于拆线前、后几天。较早的表现是发热及白细胞增高，因此，对发热病人不仅要注意有无肺部感染，还应想到切口感染的可能性。对可疑病人，应常规查看切口情况，注意有无红肿、硬结，是否有波动感，压痛是否明显，病人常感觉感染部位较疼痛，尤其是深部感染体征不明显，症状可能是重要线索，对高度怀疑者应拆除缝线数针，探查有无脓液渗出。

【诊断】

1. 术后30天内，多发生于术后4～7天，病人出现体温升高，白细胞计数高，切口有红、肿、热、局部触痛，且有脓性分泌物，则可做出切口感染的临床诊断。

2. 将切口处分泌物采集再做细菌培养，如为阳性，则可做出相应的病原学诊断。

【鉴别诊断】

病人感染征象须与术后肺部感染、脓胸等鉴别。

【治疗】

1. 感染切口已化脓者，应充分敞开引流，切莫怕切口不易愈合，而拆除缝线太少，敞开不彻底，引流不充分。

2. 切口内处理分三步进行。首先，敞开切口后最初几天，仅简单去除异物即可，不宜拆除过多缝线，以防切口进一步扩大，尤其是腹部切口可引起腹壁裂开。其次，待肉芽长出后，切口周围基本粘连固定，再进一步彻底清理可见的缝线及无活性的组织，以利肉芽生长。最后，待切口内较清洁，肉芽新鲜时，可用蝶形胶布将切口拉起利于愈后。必要时可进行二期缝合。

3. 切口肉芽不新鲜生长较慢时，可局部应用食用糖撒于创面，每天1次。这可能与局部高渗环境能减轻肉芽水肿促其生长有关。此外，局部喷洒某些促生长制剂可能有利于愈合。

4. 结核性切口感染治疗较慢，应加强有效的抗痨药物，同时，换药时用大量生理盐水冲洗切口，及5%的碳酸氢钠冲洗。长期经久不愈者，应在结核稳定时手术切除。

5. 胸骨感染要充分引流，深部感染要彻底清创，包括受累的炎性组织及坏死骨，之后做持续的胸骨后冲洗，直到炎症消退，引流变清淡，伤口基本愈合为止。去除较多胸骨或估计愈合困难时，用附近的肌肉填塞。

6. 全身情况的配合。充足的营养是切口愈合的前提，必须保证正氮平衡。可进食者应加强蛋白质的摄入，保障能量的供给。不能肠内营养者，应肠外补充充足的营养。此外，应进行细菌培养，选择有效抗生素以辅助治疗。

二、术后肺部感染

【概述】

开胸术后下呼吸道感染明显高于其他手术后，这与手术麻醉、手术操作、术后局部疼痛等有关，了解这些原因对预防肺部感染很有帮助。

【病因】

1. 病人术前状态

胸科病人年龄大、体质差、肺功能低下、多有吸烟史、合并慢性肺部感染史等，为术后肺感染奠定了基础。

2. 麻醉插管

病人口腔中的革兰阴性杆菌，是吸入肺部引起感染的较常见来源。麻醉插管将细菌直接送入下呼吸道，拔管时吸痰不力易引起细菌种植。

3. 术中操作粗暴

手术时常将肺处于萎陷状态，或术中肺被反复反转、牵拉、挤压等均直接造成肺的挫伤，易招致感染，术中刺激肺门及支气管又反射性引起呼吸道分泌物增加。或患侧分泌物挤入健侧引起交叉感染。

4. 术后切口疼痛

不利于病人咳嗽、排痰。手术后胃扩张，使肺压缩减少了肺活量。术后病人衰竭，无力咳嗽，痰液不能充分引流。

5. 呼吸机辅助呼吸的病人

呼吸机的湿化器易污染，管道重复性使用易于引起感染。此外，鼻导管反复使用及吸痰操作不规范，以及纤支镜吸痰等亦可能引起肺部感染。

【诊断】

1. 肺部感染主要表现为术后发热、咳嗽、咳脓性痰、呼吸困难、胸闷，查体可见病人呼吸次数加快、肺部水泡音、严重的可有缺氧明显的表现，如呼吸急促、发绀等。

2. 应复查血常规，拍摄胸片，做痰培养等进一步明确诊断并治疗。

【鉴别诊断】

常继发于肺不张、误吸或肺挫伤后继发感染。可根据临床表现、X线片做出诊断，不难鉴别。

【治疗】

1. 对呼衰病人控制感染尤其重要。感染引起细支气管黏膜水肿、充血、分泌增加，肺泡内渗出物积滞，血气屏障距离增加，肺泡不张，加重气道阻塞和换气障碍。因此，治疗感染是治疗呼衰的根本措施。

2. 胸外科病人年老体弱，肺功能常常处于代偿的边缘，轻微感染就可能引起呼吸功能不全。而机械通气的病人，控制肺部感染是停用呼吸机的前提。

【预防】

1. 术前准备要充分

术前严格戒烟；慢性感染病人做痰培养并提前用抗生素；注意口腔卫生；帮助病人咳嗽，讲明术后咳嗽的重要性；改善病人营养状况，增强抵抗力。

2. 术中操作轻柔

尽可能减轻手术中肺的创伤，尽量避免钳夹肺组织。对肺感染病人，避免挤压肺组织，防治脓液播散。术后一定要吸痰彻底后再张肺，张肺应在手术医师的直视下进行，以避免分泌物被“吹”到小气道及局部肺不张。

3. 术后加强咳嗽

应采取一切措施使病人的呼吸道分泌物排出，包括鼓励咳嗽、拍背帮助、咳嗽、环甲膜刺激咳嗽，必要时鼻导管或纤支镜吸痰。痰液的及时排除是预防及治疗肺部感染的重要手段。

4. 严格无菌操作

应用呼吸机的病人，应尽量使用一次性管道，一次性吸痰管，并注意无菌操作。

5. 选择有效抗生素

应及时进行痰培养，根据培养结果用药。

三、霉菌感染

【概述】

胸外科病人术后发生霉菌感染者并不少见。如术前及术后长期应用抗生素者(如支气管扩张病人)；术后发生严重感染应用广谱、高效抗生素者；术后发生多脏器功能不全时，长期应用广谱抗生素者；术前病人应用免疫抑制剂者(如术前化疗、器官移植后)等。霉菌感染常发生于肺部、胸腔、泌尿道、口腔、消化道等，严重的引起菌血症。

【临床表现】

1. 应用广谱抗生素治疗后，病人体温高而不退，或体温有下降却又回升，肺部感染可有咳嗽、咳痰、胸闷、咯血等，胸片可见肺部炎性改变。

2. 胸腔感染时可出现胸闷、胸痛的表现，摄片见胸腔积液、胸膜肥厚征象，有胸腔引流时，因霉菌侵犯起初可有陈旧血性液引出，以后为灰色豆渣样引流液；置尿管的病人，引流管及尿袋中有时可见絮状物；消化感染时病人出现泡沫样腹泻等。

【诊断】

1. 确诊有赖于标本中找到菌丝或真菌培养阳性。标本应严格收集，应避免污染，尤其是曲霉菌、念珠菌这些可能存在于正常口腔中的真菌，既可正常生存又可条件致病，应根据临床综合判断。肺部标本以纤支镜为准，镜下刷检或冲洗，查到侵袭性菌丝，则诊断成立。

2. 胸腔引流管及尿管、大便中查到菌丝后多能诊断，但应反复检查。

【鉴别诊断】

1. 长期大量广谱抗生素使用导致菌群失调，结合病人术后抵抗力低下，导致真菌感染。

2. 诊断需与细菌等病原微生物导致感染相鉴别。血培养有确诊价值。

【治疗】

1. 对诊断明确者或高度可疑者，应治疗性应用抗真菌药；对应用高效、广谱抗生素(如大剂量泰能)2 周及免疫功能低下，应用抗生素较长者，应考虑到霉菌感染的可能，应预防性应用抗真菌药。

2. 用抗真菌药物的同时，尽可能停用一切抗细菌药物，必要时改成窄谱药。抗真菌药包括制霉菌素、两性霉素及副作用较小疗效较肯定的酮康唑(达扶康)等。口腔预防及治疗可用制霉菌素糊。

第九节　休　克

【概述】

休克是一种病理生理状态，它是由多种病因引起，但最终共同以有效循环血量减少、组织灌注不足，细胞代谢紊乱和功能受损为主的综合征。在休克早期，若及时采取措施恢复有效的组织灌注，可减轻细胞损害的程度及范围。相反，若已发生的代谢紊乱进一步发展，细胞损害广泛扩散时，可引起多器官功能不全或衰竭，成为不可逆性休克。

休克是一个从亚临床阶段的组织灌注不足向多器官功能衰竭发展的连续过程。组织灌注不足可以导致组织缺氧。氧是细胞正常代谢所必需的物质，氧的供应不足即出现氧债。在某些情况下如严重感染时，尽管氧供应在正常水平，但全身炎症反应所引起的高代谢状态使氧的需求大大增加，仍然出现氧的代谢障碍。恢复对组织细胞的供氧，促进其有效的利用，重新建立氧的供需平衡和保持正常的细胞功能是治疗休克的关键环节。

休克分类方法很多，至今尚无统一意见。正常血液循环的维持依赖于心排血量、血容量及血管阻抗等 3 个因素，任何原因引起的上述因素急剧改变均会导致有效循环血量的减少，进而影响组织灌注，引起休克。根据以上原因及血流动力学改变，可将休克划分为低血容量性休克、心源性休克、分布性休克 3 种类型。其中分布性休克是由各种因素引起的全身血管阻抗改变，血分布异常所造成，包括感染性休克、神经原性休克及过敏性休克。创伤和失血引起的休克均划为低血容量休克。胸外科术后的病人，常见于低血容量性、心源性及感染性休克。

【病理生理】

有效循环血容量锐减及组织灌注不足是各类休克共同的病理生理基础。其他与休克有关的病理生理过程还包括微循环改变、代谢变化及内脏器官继发性损伤。

1. 微循环的改变

随着有效循环血量的减少，占总循环 20％的微循环也发生了相应的改变。休克早期，由于组织缺氧及动脉压的下降，机体通过一系列代偿机制调节和纠正所发生的病理变化。这些措施包括：通过主动脉弓及颈动脉窦压力感受器引起血管舒缩中枢加压反射，交感-肾上腺轴兴奋导致大量儿茶酚胺释放及肾素-血管紧张素分泌增加，可引起心跳加快、心排量增加以维持循环量相对稳定；有选择性收缩外周和非重要内脏的小血管使循环血量重新分布，保证心、脑等重要器官的有效灌注。毛细血管的括约肌及内脏小动、静脉血管平滑肌强烈收缩，动静脉间短路开放，结果外周血管阻力及回心血量增加；毛细血管前括约肌收缩及后括的肌相对开放，使组织液回吸收及血容量得到部分补偿。但组织内血量减少，组织处于低灌注、缺氧状态。此时若能去除病因、积极复苏，休克常易于纠正。

此时，若治疗不及时或不当，则休克进一步发展。引起动静脉短路和直捷通道大量开放，加重组织灌注不足，组织处于无氧代谢状态，并出现能量不足、乳酸类产物常蓄积及舒血管介质如组胺、缓激肽等的释放。这些物质使毛细血管前括约肌舒张而后括约肌仍处于收缩状态，其结果是血液滞留、毛细血管网内静水压升高、通透性增强致血浆外渗、血液浓缩及黏度增加。回心血量减少致心排量降低，心、脑器官灌注不足休克进入抑制期。临床上病人表现为血压进行性下降、意识模糊、发绀及酸中毒。

若病情进一步发展，便进入不可逆性休克。微循环血黏度增高、酸性环境中的高凝状态使红细胞及血小板易发生凝集形成血栓，甚至发生 DIC，组织细胞严重缺氧及能量，引起细胞内溶酶体膜破裂，酸性水解酶溢出，引起细胞自溶。最终引起大片组织、整个器官乃至多个器官功能受损。

2. 代谢变化

由于循环不足及细胞缺氧，体内出现无氧代谢下的糖酵解过程以提供维持生命活动所必需的能量。无氧条件下丙酮酸只还原成乳酸盐，提供的热量仅相当于有氧代谢供能的 6.9%，而且乳酸盐不断增加，丙酮酸盐则下降。在无其他原因造成高乳酸血症的情况下，乳酸盐的含量和乳酸盐/丙酮酸盐比值，可反应病人细胞缺氧的情况。正常比值＜10，比值＞20 则表现为缺氧。轻度酸中毒(pH＞7.2)时，机体受儿茶酚胺影响，引起心率加快、心排出增加及血管收缩；当发展为重度酸中毒(pH＜7.2)时，则出现心率减慢、血管扩张和心排出量降低及呼吸加深、加快等，还可诱发心室纤颤。代谢性酸中毒和能量不足还影响细胞各种膜的屏障功能。表现为细胞内外离子及体液分布异常，如钠、钙离子进入细胞内不能排出，钾离子则无法进入细胞内，导致血钠降低、血钾增高，细胞外液随钠离子进入细胞，引起细胞水肿、死亡。线粒体膜损伤后，产生的血栓素、白三烯等毒性物影响能量生成；溶酶体膜破裂除释放自溶酶外，还产生其他毒害因子。能量产生的不足还影响细胞某些受体的生成，如肾上腺皮质激素受体显著减少导致激素的功能明显减弱，使休克变得更加复杂化。

3. 内脏器官的改变

(1)心脏功能改变：在休克时心脏是最容易受影响的器官之一。除心源性休克外，其他各类休克早期心功能改变不明显，以后均可引起心功能不全；动脉血压下降及心率加快引起舒张期缩短，可致冠状动脉供血不足。儿茶酚胺增多使心肌氧耗量增加，从而加重了心肌缺血。微循环的血栓形成可引起心肌局灶性坏死。钾、钠、钙均是心肌动作电位发生中必需依赖的电解质，它们的变化必然影响心肌的收缩功能，加重心脏损害。

(2)脑功能改变：休克早期由于机体的调节使血液再分布，脑损伤不严重。动脉压低于 8kPa 时脑的自主调节减弱，脑的低灌注引起缺氧、缺血、脑细胞肿胀、损伤其至坏死，脑功能障碍。酸中毒可使脑细胞肿胀、血管通透性增强、继发脑水肿和颅内压升高。

(3)肾功能改变：休克时肾血管收缩，血容量减少，肾小球滤过率减少明显。在抗利尿激素及醛因酮释放增多的影响下，水钠重吸收增加。正常时 85%的血液供应肾皮质的肾单位，休克时血液主要供应髓质，结果不但滤过尿量减少，还可造成肾皮质肾小管缺血坏死，引起急性肾衰，少尿或无尿。

(4)肺功能改变：缺氧及低灌注损伤肺毛细血管内皮及肺泡上皮细胞，导致血管通透性增加和肺间质水肿及表面活性物质减少，后者又出现肺泡萎缩及局限性肺不张、通气/血流比例失调、肺透明膜形成、肺淤血、间质水肿等使病人难以纠正的出现低氧血症，即ARDS，常发生与休克期内或稳定后48～72小时内。休克病人约1/3死于呼吸衰竭，ARDS是休克导致死亡的重要原因。

(5)肝功能改变：休克时肝血窦和中央静脉内有微血栓形成，导致肝小叶中心坏死。肠道内毒素经门静脉入肝的增加加重了肝的损伤。休克后期，肝解毒功能及网状内皮系统吞噬能力下降，临床出现血转氨酶、乳酸脱氢酶、胆红素的升高。

(6)胃肠功能改变：胃肠道在休克早期即因血管收缩而出现严重缺血及淤血，使肠道黏膜受损，屏障功能破坏，致使肠道细菌或毒素越过肠壁。消化道的低灌注还可引起应激性溃疡、肠麻痹及吸收障碍等。

【诊断】

1. 临床表现

其临床表现可分为休克代偿期及失代偿期。

(1)休克代偿期：早期机体对有效循环血量的减少有相应的代偿力，由于应激及交感N的兴奋，病人可表现为精神紧张、兴奋或烦躁不安、皮肤苍白、四肢厥冷、心率增加、呼吸加快、血压正常或稍高。这时属休克早期，若处理得当，休克可获及时纠正。

(2)休克失代偿期：病人表现为神志淡漠、反应迟钝；口唇、肢端发冷；心率增快明显、脉搏细弱、血压下降、脉压差更小。严重时，全身皮肤及黏膜发绀；出冷汗，四肢厥冷，脉细速、血压难测、无尿。皮肤、黏膜出现淤斑或有消化道出血则提示DIC。冠状动脉供血不足可出现胸痛、胸闷、心律不齐等。心衰时，出现肺水肿。若出现呼吸困难、脉速、烦躁、发绀，虽吸氧而不能改变呼吸困难症状时应考虑ARDS。一般而言，神志模糊、心动过速、少尿是休克时脑、心、肾功能不全时的早期表现。心肌缺血、肺功能不全、代谢性酸中毒及低血压是休克严重时的常见表现。

2. 诊断

(1)对胸科创伤较大的手术、大量出血、重度感染，以及过敏性病人和有心脏病史者，应想到休克的可能；对有出汗、兴奋、脉速、脉压差小及尿少的病人应疑为休克。

(2)通常认为收缩压＜90mmHg、脉压＜20mmHg是休克存在的证据。若病人神志不清、反应迟钝、皮肤苍白、呼吸浅快、收缩压＜90mmHg以下及尿少者，则标志病人进入休克抑制期。

(3)一般监测

1)精神状态：反映脑组织灌注及全身循环状态。休克早期，意识清楚，但常有烦躁不安，以后可出现意识淡漠、嗜睡。

2)皮肤黏膜：反映外周组织灌注情况。休克初期，皮肤苍白发凉；严重时出现紫绀，皮肤湿冷。如果四肢温暖，皮肤干燥，轻压口唇及指甲时局部苍白，松压后色泽转红润是休克好转的表现，反之则说明仍有休克。

3)血压、脉搏：休克早期脉搏增快常见，且发生于血压下降之前，休克加重时脉搏细速。当血压尚低但脉率已恢复且四肢转暖者，常表示休克趋向好转。血压不是反应休克最敏感的指标：如心排出量下降时，血压下降常滞后40分钟；当心排量尚未恢复时，血压可能已正常。收缩压＜90mmHg、脉压＜20mmHg表明有休克存在，血压回升、脉压增大是好转征象。常用脉率/收缩压(mmHg)作为休克指数，指数为0.5表示无休克；1.0～1.5有休克；2.0为严重休克。

4)尿量：休克病人应置尿管，以观察肾脏的灌注状况。尿量＜20ml/h时，反应肾灌注不足；尿量＞30ml/h时，提示休克已纠正。

(4)特殊监测

1)中心静脉压(CVP)：通过颈内、外静脉或股静脉等处置管可监测 CVP,以反映右心房压。其正常值为 0.49～0.98kPa(5～10cmH_2O)。在低血压时,＜0.49kPa(5cmH_2O)提示血容量不足;＞1.47kPa(15cmH_2O)则提示心功能不全、静脉血管床收缩或肺循环阻力增加。使用呼吸机或血管收缩剂可使 CVP 升高。

2)肺毛细血管楔压(PCWP):应用血流导向漂浮导管(Swan-Ganz 导管)可测得肺动脉压(PAP)和 PCWP,可反映肺静脉、左心房、左心室压。PAP 正常值为 1.3～2.9kPa(10～22mmHg);PCWP 的正常值为 0.8～2kPa(6～15mmHg),与左心房内压接近。PCWP 低于正常值反映血容量不足(较 CVP 敏感);增高常见于肺循环阻力增加如肺水肿。此外,通过肺动脉导管还可收集混合静脉血标本,了解肺内动静脉分流及肺内通气/灌注比的变化情况。

3)心排血量(CO):通过 Swan-Ganz 导管,采用热稀释技术,可测心排出血量。其正常值为 4～6L/min;若按体表面积每平米计算,则为心脏指数,正常为 2.5～3.5L/(min·m^2)。CO 在心源性休克、感染性休克及有合并症的病人中应用较多。

4)动脉血气分析:动脉血氧分压(PaO_2)正常值为 10.7～13kPa(80～100mmHg);当降到 4kPa 时,组织便处于无氧状态。休克初期病人由于过度换气,动脉血二氧化碳分压($PaCO_2$)常有降低。随着休克的进展,如无明显的通气障碍,出现低氧血症(PaO_2＜8.0kPa)或高碳酸血症($PaCO_2$＞7.3kPa),提示肺功能不全或 ARDS 应给予氧疗或通气支持。动脉血 pH 正常值为 7.35～7.45 范围内。通过监测可了解酸碱失衡的情况,尤其是出现代谢性酸中毒时的演变。组织中酸中毒情况可通过碱剩余及缓冲碱反映。

5)胃黏膜内 pH 值(pH):由于休克时胃肠道较早便处于缺血、缺氧状态,因而易于引起细菌移位、诱发脓毒症和多器官功能不全综合征,它可作为反映低灌注情况下,内脏组织无氧代谢状况的指标。

6)DIC 的检测:对疑有 DIC 的病人,应检测血小板的质量及数量、凝血因子的消耗程度及反应纤溶活性的多项指标,若以下 5 项指标中有 3 项以上异常,结合临床有休克及微血管栓塞症状及出血倾向时,便可诊断为 DIC:①血小板＜80×10^9/L;②凝血酶原时间比对照组延长 3 秒以上;③血浆纤维蛋白原＜1.5g/L 或进行性下降;④3P 试验阳性;⑤血涂片中破碎红细胞超过 2%等。

7)动脉血乳酸:血乳酸水平直接反映厌氧代谢,其血浓度增加提示氧债的增加。能大致反映低灌注及休克的严重程度。正常血乳酸盐水平为 2mmol/L,其值升高与休克病人的存活率呈负相关。如血乳酸＞12mmol/L,其病死率可达 90%:休克病人复苏,血乳酸水平恢复越早愈后愈佳。

【治疗】

尽管引起休克的原因可能不同,但却有共同的组织灌注障碍及相同的临床特点,在治疗上除针对不同原因病因治疗外,应尽早恢复有效循环血容量,保证充足的组织灌注及氧合是休克治疗的主要目标。

1. 一般紧急治疗

(1)维持呼吸道通畅:检查呼吸道是否通畅,尽快清除异物以保持呼吸道的通畅性,必要时气管插管。

(2)供氧:积极供氧以尽可能缓解组织缺氧,争取使 PaO_2 保持在 80mmHg 以上,如吸入氧浓度在 0.6 时仍有低氧血症,应辅助呼吸。

(3)止血:尽快控制活动性出血,如为术后大出血则应紧急开胸探查止血。尽快建立两条静脉通道，同时配血，输血及给止血药等分别进行。

(4)体位：采取头和躯干抬高 20°～30°，下肢抬高 15°～20°，以利于静脉回流增加回心血量。注意身体保暖，但不用温水袋等加温，若有高热，则应物理降温。

2. 补充血容量

有效循环血容量的恢复是复苏的基本措施，尤其是低血容量休克更为重要，它是纠正休克引起组织低灌注和缺氧的关键。

(1)血容量恢复的依据

1)动脉血压接近正常，平均动脉压达 9.3～12kPa(70～90mmHg)，脉压＞4.0kPa (30mmHg)。

2)中心静脉压在 1.18～1.47kPa(12～15cmH$_2$O)。

3)尿量在 30ml/h 以上。

4)外周循环好，组织灌注改善，面唇红润，肢端温暖，脉搏有力等。

(2)复苏液的选择

1)晶体液：通常首先采用，主要有复方林格液及生理盐水。治疗开始时可短时间输入 1～2L，如失血量＜1000ml，可单独输入乳酸林格液，其量可为失血量的 3 倍；也可用 3%～7.5%的高渗盐水治疗，通过高渗液的渗透作用，回吸收组织间液及肿胀细胞内的水分起到扩容作用。

2)血制品：全血、新鲜冷冻血浆、压缩红细胞悬液是最常见的血制品。选用何种应以红细胞比积而定。失血性休克病人，应使红细胞比积维持在 30%～35%较好；此时，血流动力学特性最好，黏度适中，血红蛋白携氧能力最强；若＜35%应输压缩红细胞，＞35%应用血浆或全血，30%～35%时应给全血。

严重休克应以全血扩容为好。血浆有维持胶体渗透压、扩充血容量及提高血浆蛋白的作用，但无携氧功能。白蛋白的功能与血浆相近，均适于红细胞比积＞35%者。

3)血浆代用品：右旋糖酐有较高的胶体渗透压，可使组织液中的水分移入毛细血管床，作用时间达 6～8 小时；由于它可影响红细胞的凝聚，大量输入可引起出血倾向，还可干扰血型交配、用量宜在 1000ml 以下。经乙基淀粉不影响血凝，无过敏现象，作用时间长扩容效果强。改良液体明胶渗透压接近血浆，半衰期为 4 小时，大剂量可耐受，对凝血机制影响小。

轻度休克可单纯补充晶体液；中度休克可加用全血及代血浆；中度、重度休克应行血流动力学监测，使 CVP 在 1.18～1.47kPa (12～15cmH$_2$O)，可明显改善前负荷与心输出。

3. 积极处理原发病

在对症处理同时应处理原发病，原发病不去除，休克往往难以纠正。如因失血造成的，应积极止血，包括用止血药物及手术；因感染造成的休克，应积极控制感染，必要时手术引流或清除病灶；急性心包压塞引起的心源性休克则应引流心包等。

4. 纠正酸碱平衡失调

休克早期可出现因过度通气而引起的呼吸性碱中毒。随着休克的进展，组织低灌注又引起代谢性酸中毒，pH 值可＜7.35。酸中毒抑制心肌收缩，减弱心血管系统对血管活性物质的反应，促使发生 DIC。

改善组织灌注是治疗酸中毒最根本的措施。机体在获得充足血容量和微循环改善后，轻度酸中毒常可缓解，无需用碱性药。重度休克应补充碱性药物，常用 5%的碳酸氢钠 400～800ml/d。可先给予半量静滴，然后根据监测再调整用量。

5. 血管活性药物

此类药物可增加心排血量，舒缩血管，影响血压及组织灌注。休克较严重时，单用扩容治疗不易迅速改善循环及升高血压，若血容量补足但循环状态仍未好转，如发绀、皮肤湿冷等仍存在时，可选用血管活性药物。

(1)血管收缩药

1)去甲肾上腺素：增加心肌收缩力与心输出。使外用血管阻抗及血压升高，但可扩张冠状动脉。应静脉滴注，常用量为0.5～2mg，加入5%葡萄糖溶液100ml静滴。

2)多巴胺：它是最常用的血管收缩药，其药理作用与剂量相关。小剂量如<10μg/(min·kg)时，可增强心肌收缩力和增加心排量，并扩张肾和胃肠道等内脏器官血管；大剂量如>15μg/(min·kg)时，则增加外周血管阻力。抗休克主要是取其强心及扩张内脏血管的作用，应采取小剂量。为提升血压，可将小剂量多巴胺与其他缩血管药合用。

3)异丙基肾上腺素：能增强心肌收缩和提高心率的受体兴奋剂，剂量为0.1～0.2mg溶于100ml溶液中。它对心肌有强大的收缩作用和易发生心律紊乱，不能用于心源性休克。

4)间羟胺：对心脏及血管的作用同去甲肾上腺素，但作用弱，持续时间为30分钟。常用量2～10mg静脉注射，或10～20mg加入5%葡萄糖液100ml静滴。

(2)血管扩张药：可降低心脏后负荷减轻心脏代谢需要，扩张微循环。

1)硝普钠：作用于血管平滑肌，能同时扩张小动脉及小静脉，但对心脏无直接作用。降低心脏前后负荷及心室充盈压，增加每搏量。适于心源性休克。剂量为5～10mg，加入100ml液体中静滴，滴速应控制在20～100μg/min。使用时应避光，注意低血压，随时调整滴速，长期大剂量使用时应防止硫氰酸中毒。

2)酚妥拉明：扩张动脉及静脉，降低外周血管阻力使血压下降。主要降低后负荷，用于低排高阻型心源性休克、肺水肿等。以20～40mg加入葡萄糖液中滴注，应注意补充血容量避免血压骤降。

(3)强心药：多巴胺兼具强心作用，强心苷如毛花苷丙可增强心肌收缩力，减慢心率。当中心静脉压显示在1.47kPa(15mmH$_2$O)以上时，输液量虽已充分，但动脉压仍低时，可用毛花苷丙行快速洋地黄化(0.8mg/d)，首次剂量0.4mg加高渗糖静脉推注。

(4)联合用药：选药应结合主要病情，休克早期主要病情与毛细血管前微血管痉挛有关；后期则与微静脉及小静脉痉挛有关。因此，应采用血管扩张剂配合扩容治疗；扩容尚未完成时，也可适量使用血管收缩剂，但剂量宜小、时间要短且尽快扩容。

常将扩容剂与血管收缩剂联合应用。如去甲肾上腺素0.1～0.5μg/(kg·min)和硝普钠1.0～10μg/(kg·min)联合静脉滴注，可增加心脏指数30%，减少外周阻力45%，使血压提高到10.7kPa(80mmHg)以上，尿量维持在40ml/h以上。

6. 皮质类固醇药物

可用于感染性休克及较严重的休克。一般主张应用大剂量，静脉滴注，一次完成。其主要作用是：

(1)阻断α-受体兴奋作用使血管扩张，降低外周血管阻力，改善微循环。

(2)保护细胞内溶酶体，防止溶酶体破裂。

(3)增强心肌收缩力，增加心排出量。

(4)增加线粒体功能和防止内细胞凝聚。

(5)促进糖异生，使乳酸转化为葡萄糖，减轻酸中毒。

7. 其他治疗

对诊断明确的DIC，可用肝素抗凝，一般1.0mg/kg 1次，成人每次可用1万IU(1mg相当于125IU)。有时应辅助抗纤溶药、抗血小板黏附与凝聚的药,如阿司匹林、双嘧达莫等。

此外,输入外源性 ATP 增加细胞内能量;用钙离子阻断剂如硝苯地平保护细胞结构及功能;吗啡类拮抗剂纳络酮改善组织血液灌流;氧自由基消除剂超氧化物歧化酶减轻氧自由基对组织的破坏;补充前列腺素改善微循环等。

一、低血容量休克

【概述】

低血容量性休克,常因大量出血或体液丢失,或液体积存于第三间隙,导致有效循环量降低引起;单纯由出血引起的称出血性休克;各种损伤或大手术后同时具有失血及血浆丢失时而发生的称损伤性休克。它们均属于低血容量休克。

(一)失血性休克

【诊断】

其症状与体征取决于血管内容量丢失的严重程度。血容量丢失不足 15%时,可被完全代偿,可仅有直立时血压下降及心率增快。当机体迅速失血超过全身总量的 20%时则可出现休克。如果血容量丢失严重(超过 40%),持续时间达 2 小时以上,病人抢救成功的机会很小。此外,严重的体液丢失,可造成大量的细胞外液和血浆的丢失,也可引起休克。

【鉴别诊断】

术后病人出现脉搏细弱、血压急速下降,胸腔引流量多,或胸片示大片致密影,怀疑胸内大量血凝块或出现心脏压塞征象,常提示术后大出血。其出现较感染性休克早,可与之鉴别。

【治疗】

包括补充血容量积极处理原发病、制止出血:

1. 补充血容量

可根据血压及脉率的变化估计失血量(表 6-2),尽管失血性休克因失血引起,但补充血容量时,并不需要全部补充血液:首先应尽快滴注等渗盐水或平衡盐溶液,45 分钟内输入 1000～2000ml。若血压恢复正常,并能维持时,表明失血量较少且已止血。若红细胞压积＞30%,仍可补充上述溶液,不必输血。若失血量大或有持续出血,则应接着输血。同时继续补充部分晶体液。这种联合补液的方法,可补充钠和水进入细胞内所引起的功能性细胞外液减少;降低红细胞压积和纤维蛋白原含量,减少毛细血管内血液的黏度和改善微循环的灌注。临床可以血压及中心静脉压指导补液(表 6-3)。

表 6-2 成人血液丢失与休克的程度

估计失血	口渴	神志	皮肤黏膜	脉搏	血压	体表血管	尿量
20% 800ml 以下	口渴	清醒可 紧张	可苍白、 发凉	100 次/ 分钟以下	收缩压正常 脉压缩小	正常	正常
20%～40% 800～1600ml	很口渴	神志清 表情淡漠	苍白、发凉	100～120 次/分钟	收缩压 90～ 70mmHg 脉压小	静脉塌陷毛细 血管充盈迟	尿少

续表

估计失血	口渴	神志	皮肤黏膜	脉搏	血压	体表血管	尿量
40%以上 1600ml 以上	更渴或 无主诉	模糊 或昏迷	苍白或 青紫、厥冷	细速或 不清	收缩压在 700mmHg 以下	静脉塌陷 毛细血管 充盈更迟	尿少或 无尿

表 6-3 中心静脉压与补液

中心静脉压	血压	原因	处理原则
低	低	血容量严重不足	充分补液
低	正常	血容量不足	适当补液
高	低	心功不全或血容量相对多	强心药,纠正酸中毒,舒张血管
高	正常	容量血管的收缩	舒张血管
正常	低	心功不全或血容量不足	补液试验

补液试验:取等渗盐水 250ml,于 5～10 分钟经静脉滴入。如血压升高而中心静脉压不变,则为血容量不足;如血压不变而中心经脉压升高 0.29～0.49kPa(3～5cmH_2O),则提示心功能不全。

随着血容量和静脉血流的恢复,组织内蓄积的乳酸进入循环,应给于碳酸氢钠纠正酸中毒。还可用高渗盐水,扩张小血管、改善微循环、增加心肌收缩力和提高心排量。这与钠离子增加,细胞外液容量恢复有关。仅高血钠可引起血压下降及低钾等不良反应。

2. 止血

在纠正低血容量的同时,应积极准备手术。对进行性出血,应针对病因手术探查。

(二)损伤性休克

【概述】

主要是指大血管破裂、复杂外伤或大手术后,引起血液及血浆丢失,局部肿胀和体液渗出,导致低血容量。

机体释放组胺、蛋白酶等血管活性物质,引起微血管扩张及通透性增高,致有效循环血量进一步减少。同时,损伤对神经系统的刺激可引起疼痛和神经系统反应。影响心血管功能等。

【诊断】

损伤性休克的诊断主要依据。

1. 有创伤和(或)大手术史。

2. 病人出现表情淡漠、不安、疼痛、嗜睡或昏迷等症状。

3. 体征:皮肤湿冷,心动过速(>100 次/分),脉率增快(>120 次/分),血压降低,收缩压<90mmHg(12.0kPa)或较基础血压下降>40mmHg 或脉压差<20mmHg,中心静脉压<5cmH_2O(0.49kPa),尿量<0.5ml/(kg·h)等。

【鉴别诊断】

术后较大创伤,疼痛等因素可导致病人出现损伤性休克。解除疼痛,病人症状可缓解。在诊断与鉴别诊断中须除外术后继发性失血导致的休克。

【治疗】

1. 损伤性休克属于低血容量休克,急救

也需要扩张血容量，与失血性休克相似。

2. 其他应对症处理，如疼痛刺激严重者应镇痛镇静；对开放性气胸、连枷胸等应紧急处理；手术及较复杂的处理应在血压稳定或初步回升后进行；创伤或大手术继发休克者，还应避免感染，应用抗生素。

二、感染性休克

【概述】

它通常是由释放内毒素的革兰阴性杆菌为主的感染引起。是由脓毒症引起的低血压状态，又称中毒性休克。

胸外科病人术后脓胸或胃食管合口瘘，引起的严重胸腔感染，可导致全身中毒症状；静脉置管营养也可引起菌血症，以革兰阳性菌常见。感染性休克的发生原因，可能由于严重创伤，手术范围大，免疫力下降，或应用免疫抑制剂和糖皮质激素有关。内毒素与机体内的补体、抗体或其他成分结合后，可刺激交感神经引起血管痉挛并损伤血管内皮细胞。同时，内毒素可使组胺、肌肽、前列腺素及溶酶体酶等炎性介质释放，引起全身性炎症反应综合征（SIRS）；结果导致微循环障碍、代谢紊乱及器官功能不全等，即当感染引起低血压或多器官功能不全时即为感染性休克。

根据休克的血流动力学改变，可分为高动力型和低动力型两种。前者外周血管扩张、阻力降低，心输出虽正常或增高（高排低阻型），有血液分布异常和动静脉短路开放增加，细胞代谢障碍和能量生成不足。病人皮肤较温暖干燥，又称暖休克。低动力型（低排高阻型）外周血管收缩，微循环淤滞，大量毛细血管渗出致血容量和心输出量减少。病人皮肤湿冷，又称冷休克。

【诊断】

1. 临床表现

(1)原发感染：胸科常见于术后脓胸、纵隔感染、脓肿（如胃食管吻合口瘘）、肺脓肿、静脉置管等。

(2)全身炎症反应：以发热最为常见，通常伴寒战，约有15%的病人可有体温不升（＜36.5℃）。心动过速、呼吸增快亦常见。有时在确诊为感染性休克的病人中，可能未有明显的感染病灶，但却具有全身炎症反应综合征(SIRS)：

1)体温：＞38℃或＜36℃。

2)心率：＞90次/分。

3)呼吸急促：＞20次/分或过度通气。

4)白细胞计数：$>12\times10^9$/L或$<4\times10^9$/L或未成熟白细胞＞0.1%。

(3)感染性休克有低血压及组织灌注减少的表现：冷休克与其他休克表现相似，暖休克较少见，仅是一部分革兰阳性菌感染引起的早期休克。暖休克皮肤潮红、皮温不低且干燥，脉搏慢而清楚，脉压＞4kPa，尿量＞30ml/h；至晚期随感染休克加重，病人心功能衰竭，外周血管瘫痪成为冷休克。

2. 诊断

结合临床症状，参考休克的一般诊断，同时血培养或感染部位的原发菌的检出有助于脓毒症的确诊。感染性休克病人，血培养阳性率在50%左右，这与早期应用抗生素及菌血症间歇性出现有关；胸穿及感染部位涂片有助于明确病原菌。

【鉴别诊断】

继发于术后严重感染导致感染性休克。多有高热、白细胞计数升高等中毒征象，可与术后出血致低血容量休克鉴别。

【治疗】

治疗休克与感染同时进行，休克未纠正前以抗休克为主。休克稳定后应加速抗感染，包括抗生素及局部引流。

1. 补充血容量

此类病人首先以输入平衡盐液为主，配合适当的胶体液、血浆、全血。最好监测CVP，同时红细胞压积在30%～50%较好。由于感染病人常有心肌及肾的损伤，应注意输液速度及输液量。

2. 抗生素

由于病人处于危重状态，抗生素应用应以有效为主，无细菌培养的情况下，可选用广谱抗生素且剂量要大，如亚胺培南等；考虑到胸科感染以革兰阴性菌多见，且大肠杆菌及肺炎克雷伯菌等可产ESBL酶，对头孢三代耐药，故选用头孢三代加酶抑制剂较好，如舒巴坦等；食管、贲门手术，尤其结肠代食管手术时，应考虑到厌氧菌感染，加用甲硝唑；留置导管如静脉导管、尿管的病人可选用抗金黄色葡萄球菌的药物，如克林霉素。同时应注意耐药葡萄球菌有增加趋势，如MRSE、MESA，应选万古霉素。细菌培养结果检出后，根据药物敏感用药，但同时还应结合临床。

3. 外科处理

外科引流是治疗外科感染的最基本、有效措施：根据病人症状及查体，有胸腔感染可能时，进行胸腔穿刺，有时借助于胸片及超声。胸穿有脓液时应立即放胸腔闭式引流，由于病人危重，放管要迅速。高度怀疑静脉置管感染时，应拔掉插管并做培养。有术后膈疝引起肠坏死时，应在病人稳定后手术。

4. 纠正酸碱失衡

病人常有严重的酸中毒，且较早发生。在补充血容量的同时，静脉输入5%的碳酸氢钠250ml，根据血气分析再进一步补充。

5. 心血管药物

经补充血容量、纠正酸中毒而休克复苏不明显时，应选血管扩张药治疗，还可与血管收缩剂联合使用。以抵消血管收缩作用，又不导致使心率过于增速，如山莨菪碱、多巴胺等或者合用间羟胺、去甲肾上腺素，或去甲肾上腺素和酚妥拉明的联合府用。由于感染休克常使心功能受损，心功能改善可用强心剂，如毛花苷丙等。

6. 皮质激素治疗

它可抑制多种炎性介质的释放和稳定溶酶体膜缓解SIES。应早期、大剂量应用，可为正常量的10～20倍，不宜超过48小时，同时应用胃酸抑制剂，防止胃黏膜损伤。

7. 其他治疗

包括营养支持、DIC的防治、肾功能保护等。

第十节　术后脓胸

【概述】

胸膜腔的化脓感染即为脓胸。无论是单纯性脓胸，还是由支气管胸膜瘘等引起的继发性脓胸，都是胸外科较常见且严重的并发症，作为胸外科医生必须及时发现、准确判断并正确治疗，避免发生慢性脓胸。肺叶切除后脓胸发生率为1%～1.5%，全肺切除后脓胸可达2%～10%，全肺切除后脓胸死亡率可高达16%，随手术操作熟练程度的提高及有效广谱抗生素的应用,术后脓胸发生率明显下降,肺炎球菌及链球菌引起的脓胸发生率及死亡率已较少,而阴性杆菌,尤其厌氧菌增加及新的耐药菌株的出现又给治疗带来新的障碍,且由于免疫抑制剂的大量应用及广谱高效抗生素的应用又可引起霉菌性脓胸。总之,脓胸的发生由于致病菌、手术方式不同而在不断变化,胸外科医生应了解其发展动向。

为叙述方便,本节将胸部手术所引起的脓胸一并讲述。

【病理】

早在 1918 年以前,人们未能认识到胸腔负压的重要性,对急性脓胸的病人实行开放性引流,结果经开放引流后,由于胸膜腔尚未粘连固定,必然引起开放性气胸,其死亡率达 30%,死因为气胸及引起的纵隔扑动,而非脓胸本身。以后对早期脓胸采用闭式引流,死亡率大大降低。

1. 胸内负压对呼吸生理的影响

正常呼吸运动,呼吸肌的舒缩引起的胸膜腔负压的变化是气体进出气道及肺泡的动力。吸气动作时,因胸膜腔负压增大低于大气压,气体进入气道;呼气运动时,胸腔压力增大高于大气压,气体自肺进入外界。当胸腔负压消失或减少时,肺组织弹性回缩,肺萎陷造成通气障碍,气体交换受影响,导致不同程度缺氧,严重时引起呼吸衰竭。若胸腔与大气直接相通,即开放性气胸时,患侧胸腔负压消失,随呼吸纵隔可引起摆动(纵隔扑动),即吸气时健侧胸腔压力减小,负压增高,与伤侧压力差加大,纵隔向健侧移位;呼气时两侧胸膜腔压力减小,纵隔向患侧移位。纵隔扑动不仅使患侧肺萎陷影响气体交换,而且可使健侧肺发生萎陷,且两肺之间存在无效气体交换,严重影响病人呼吸功能。

2. 胸内负压对循环的影响

正常的胸腔负压有利于静脉的回流,尤其是吸气时胸腔负压的增大,膈肌下降时腹压增大,更有利于腔静脉回心血量的增加。胸腔负压还有利于心脏舒张,提高有效的充盈压力,增加心排血量。胸腔负压的减小必然引起回心血量的减少,影响心排血量。纵隔扑动更能使回心血量受影响,且可引起腔静脉扭曲进一步影响循环,使循环功能严重障碍。

3. 胸膜腔的吸收功能

正常情况下,脏、壁层胸膜间有一层淋巴液,以减少呼吸时胸膜层间的摩擦。胸膜有分泌及吸收功能,一般人 24 小时在胸膜腔内形成及吸收的胸液约 700ml。胸液的渗出及吸收取决于毛细血管与胸膜腔内的综合压力差,包括静水压、胶体渗透压等,吸收速度及渗出物性状与胸膜厚度、血流速度、血管通透性等有关。胸腔感染时,由于胸膜毛细血管通透性增加,渗出物增加常发生胸腔积液。

胸膜腔还可吸收气体,对闭合性气胸不严重时,无需胸穿抽气可自行吸收。吸收快慢与气体性质有关,氧气吸收较快,氮气较慢。胸膜腔内积气经一段时间后,氧气比例下降而氮气上升,此时可抽取气体样本分析,有助于判断是闭合性气胸,还是有小的支气管胸膜瘘的存在。

【病因】

1. 单纯性脓胸

(1)术前即存在胸腔感染的可能。胸科感染性疾病的手术,如肺脓肿、支气管扩张及肺结核等本身可能合并一定程度的胸腔感级,或脓肿破溃已经引起脓胸,此类Ⅲ级切口手术的病人,其术后脓胸发生率明显高于其他手术。

(2)术中无菌操作不严格,胸腔污染较

重,或手术复杂、操作时间长。术中病人消毒、器械消毒、操作污染等任一环节失误均可引起胸腔感染。尤其是食管手术时,肿瘤较大术中分离时已破溃,或食管、胃内容物流入胸腔后冲洗不彻底,均是导致脓胸的常见原因。

(3)术后胸腔积液或胸腔积血引流不彻底。积血是细菌良好的培养基,很容易招致细菌感染。术后积气或积液常常需胸穿,反复胸穿或胸穿时不遵循无菌原则是引起胸腔感染的又一直接原因。

(4)各种原因导致胸腔引流管长期放置,可因引流管护理不当招致逆行性感染。

2. 继发性脓胸

(1)食管、贲门手术后吻合口瘘:吻合口瘘一般均引起漏出物污染胸腔,导致脓胸。某些部位的吻合口瘘发生较轻时,仅局限于纵隔逐渐吸收痊愈,可能无须引流至胸腔,而多数较严重的吻合口瘘,均可使感染波及胸腔或治疗时为了引流而使脓液经胸膜腔再引出体外。

(2)支气管胸膜瘘:肺切除后支气管残断可因愈合不良引起残端瘘,进一步感染引起脓胸。其中结核性支气管胸膜瘘较常见。

(3)术后肺漏气:无论食管手术还是肺切除手术,均可因肺损伤或缝合修补不良出现漏气。尤其是老年人肺质较差,针眼处即可造成漏气。肺切除时肺裂分化不完全,该处处理不妥是术后漏气的常见原因。长期漏气可造成胸腔污染,引起脓胸。

(4)血源性感染:病人术后存在其他部位感染灶,如扁桃体炎、前列腺炎等,或输血时细菌可通过血液途径达胸腔引起脓胸。

此外,年老体弱、营养不良、应用免疫抑制剂的的病人等对感染抵御能力差,均可促使细菌接种于胸腔。

3. 脓胸的病理改变

胸膜腔有较强的抗感染能力,但当胸腔有积血时,或胸腔内致病菌较多或致病力强或病人体质较差时,胸腔感染机会明显增加。胸科手术后的病人均存在胸腔感染的各种诱因,任一环节的失误即可导致胸腔感染即脓胸。发生脓胸有一系列病理变化,了解这些变化,对不同时期的病人采取不同的治疗措施,是选择正确治疗的关键。脓胸可因发生时间长短分为急性及慢性脓胸期。其病程可分为3期。

(1)急性渗出期:它是脓胸发生的早期。当病菌侵入胸膜腔并增殖引起组织炎性病变,脏、壁层胸膜充血,水肿、渗出,渗液较清淡或稍有混浊,含有大量白细胞及纤维蛋白,可压迫肺组织影响呼吸,此时抽出积液利于细菌的引流,并可使肺复张而不致影响呼吸功能。术后胸腔引流管未拔时,可通过引流量及性状初步判定。

(2)纤维素化脓期:急性渗出期未能及时处理,致病菌不断繁殖,纤维蛋白及脓细胞增多,渗出液由浆液变成混浊呈脓性,纤维蛋白沉积于肺表面较软且易脱落,以后纤维素层不断加厚,韧性增强而易于粘连,并有使脓液局限化的趋势。胸膜腔粘连速度轻重与致病菌有关,金葡菌及肺炎球菌较快产生粘连且较广泛;链球菌、大肠杆菌及绿脓杆菌感染,粘连出现晚且轻。纤维素的附着使肺膨胀受到一定程度的限制,此时是急性向慢性过渡的阶段,但基本仍属于急性期。此时处理得当,胸膜腔往往留下不同程度的增厚征象,肺膨胀已受限制。若未经有效治疗,则炎症继续发展,成为慢性脓胸。

(3)机化期:急性渗出期未能及时处理,致病菌不断繁殖,纤维蛋白及脓细胞增多,渗出液由浆液变成混浊呈脓性,纤维蛋白沉积于肺表面较软且易脱落,以后纤维素层不断加厚,韧性增强而易于粘连,并有使脓液局限化的趋势。胸膜腔粘连速度轻重与致病菌有关,金葡菌及肺炎球菌较快产生粘连且较广泛;链球菌、大肠杆菌及绿脓杆菌感染,粘连出现晚且轻。纤维素的附着使肺膨胀受到一定程度的限制,此时是急性向慢性过渡的阶段,但基本仍属于急性期。此时处理得当,胸膜腔往往留下不同程度的增厚征象,肺膨胀已受限制。若未经有效治疗,则炎症继续发展,成为慢性脓胸。

一、急性脓胸

【诊断与鉴别诊断】

1. 单纯性脓胸根据感染程度不同,发病可急可缓,但一般为术后 5 天左右出现明显症状,高热呈持续性,病人常常伴有胸痛、寒战、气促、脉细快、呼吸困难、食欲不振、周身不适等感染表现。脓液较多时可有胸闷、咳嗽、咳痰症状。查体可见患侧语颤减弱,叩诊呈浊音,听诊呼吸音减弱或消失,严重时可出现紫绀及休克。血化验可出现白细胞明显增高,中性粒细胞比值高。厌氧菌感染时白细胞升高有时不明显,应引起注意。X 线检查可见患侧积液征,脓液多在下胸部。少量时肋膈角变钝,可见一由外上向内下的斜形弧线形阴影,积脓较多时出现大片浓密阴影,纵隔向健侧移位。伴有气胸时有液平面。B 超可定位,并可初步估计积液量。

2. 胸穿是最可靠、简单的诊断方法,抽出脓液即为脓胸。根据脓液性状可初步判断病原菌。革兰阳性菌感染多无气味,如葡萄球菌及肺炎双球菌的脓液多较稠厚,链球菌脓液较稀薄;革兰阴性菌感染多有臭味且颜色发灰暗;厌氧菌感染时可呈恶臭味;真菌感染时无味常伴有絮状物或豆渣样物。应将脓液做细菌涂片,并进一步细菌培养和药敏试验,以指导用药。对尚有胸腔引流的病人,仅具有高热、白细胞高等感染表现,无胸部体征,胸腔引流液能给予较好的提示,引流不见减少且引流液变浊,往往是感染征兆。应将引流液进行涂片及培养,以进一步确诊。有人认为,胸腔引流管拔除数天后,病人仍有发热,并可见胸腔大量积液经胸穿仍不见消失者,无论胸液是否为脓性,均应按胸腔感染处理。

3. 继发于吻合口瘘等原因的脓胸,其发生与原发病密切相关。最常见于胃、食管吻合口瘘后,漏出物经瘘口溢出,经纵隔进入胸腔,对于未经纵隔胸膜包埋的吻合口,漏出物直接进入胸腔。病人突发胸痛、寒战、高热、呼吸急促、紧迫感,查体有胸腔积液征。X 线检查可见液气平面,该液平面即脓胸部位,常位于脊柱旁靠吻合口附近,同时应注意鉴别胃内液平,透视时病人转动体位,根据胃腔位置较易鉴别,必要时口服钡剂或泛影葡胺即可确诊。胸穿常有灰色脓液伴恶臭气味。支气管胸膜瘘的病人有胸腔引流时,表现为持续大量漏气,瘘口大时平静呼吸即有气泡自引流瓶逸出。拔除胸腔引流管后出现的支气管胸膜瘘,则表现为气胸征象。由于气道与胸腔相通必然引起胸腔污染。肺表面愈合不良,术后长期漏气的病人,因胸腔引流管长期放置及气体的污染亦可造成脓胸。由于起病较缓慢,其症状亦不典型。病人表现为低热、白细胞轻中度升高、引流液较混浊。应进行胸液的培养及化验。因扁桃体炎、前列腺炎等造成的血行播散引起的胸腔感染,除脓胸症状外尚有原发病表现。

【治疗】

1. 胸腔闭式引流术

脓胸一经确立即应于低位放置闭式引

流。历史上，希波克拉底是文献记载中第一个采用引流术治疗脓胸的人，将脓肿切开引流治疗使脓胸死亡率明显下降，但起初采用的是开放性引流，开放性引流所致的开放性气胸又使部分病人置于死地，以后应用闭式引流才真正成为治疗脓胸的强有力手段。将脓液引出不仅有利于肺复张，减轻症状，而且充分引流出致病菌及沉积物，有利于控制细菌。不经引流而单纯靠抗生素应付的保守治疗必然会事倍功半。

对于早期单纯性脓胸，脓液量少且稀薄时，可采用胸腔穿刺的办法，但必须注意无菌操作。每天胸穿1～2次，经反复胸穿将积液抽出，同时注入抗生素有利于感染的控制。若经胸穿后积液不见减少或变浑浊，病人有加重趋势，或为继发于胃食管吻合口瘘等的脓胸，则应行胸腔闭式引流术。胸腔闭式引流术可保持胸膜腔负压，有利于肺复张，避免纵隔摆动并可及时观察脓液情况。

胸腔闭式引流通常有两种办法，一是经肋间插管引流；一是经肋床置管引流。

(1)经肋间插管引流：即通常的胸腔闭式引流术，它适用于急性脓胸早期，脓液较易引流，脓腔单一，尚无明显分隔，估计引流较充分。单纯性脓胸通常于腋后线7、8肋间放置引流管，放管前必须经试验穿刺有脓液抽出。对于继发于"瘘"的脓胸病人，一般为局限性脓胸，放管位置应随机而定。一般是根据胸透情况，有时可借助B超定位，并结合查体以选择胸腔穿刺点试穿。穿刺应采用8号及以上的针头，细针有时因脓液黏稠而出现穿刺阴性。此外，还要注意病人是否肥胖及脓腔是否靠胸壁，准确估计以选择合适长度的穿刺针头。我们经常遇到肥胖病人胸穿时，因胸壁太厚，普通穿刺针往往达不到胸膜腔，而误认为无积液或积脓，结果延误治疗，经换用长针穿刺时方穿出脓液。经试穿有脓液者应注意针头位置及方向，以指导胸管的放置，否则，虽胸穿有脓液但于该处放管却未见引流脓液的情况。局限性脓胸放胸管时，一定要注意不要误伤心脏及大血管，还要注意胃的位置，尤其是贲门癌术后，吻合口瘘后局限性脓胸多位于吻合口旁偏下，与胃腔位置靠近，必须格外注意。应根据胸片位置试验性胸穿，此时B超常不能判定是胃液还是脓液，我们曾遇到一例误将胸管插入胃内引起胃瘘的病人。

如果经引流后肺膨胀良好，脓腔消灭，每日引流液在30ml以下，胸腔引流管中水柱无明显波动，或开放引流管后无气胸，此时从时间上考虑已是脓胸后至少2～3周，胸膜及纵隔相对固定，可变闭式引流为开放引流。方法是将引流管在贴近胸壁处切断，该处穿一别针，防止胸管脱入胸腔，以后根据引流管外推速度剪短引流管，这是由于引流管被肉芽组织生长从胸腔内自动推出到胸壁外的缘故。当然，对蘑菇头引流管而言，应先拔出换成直管，以利于引流管"外推"。当引流管基本退出至胸壁外时则去除，油纱换药即可，切口很快愈合。以上变闭式为开放的目的在于充分引流脓液，不致因直接拔管导致肉芽生长截断脓液出路，同时去除引流管方便病人。对于早期单纯性脓胸，若处理及时，引流较稀薄且通畅，经透视肺膨胀良好无残腔或液平，经引流1周左右即达到一般引流管拔管指征，可再适当多观察，病人无发热、引流无增加趋势，则可直接拔管。

(2)经肋床置管引流：它适用于急性脓胸后期，由于早期经肋间引流不理想，肺膨胀不良，脓液黏稠，脓腔有大量纤维素及沉淀物，形成多个分隔，无法充分引流的病人；亦用于脓胸诊断较晚，脓腔呈分隔状，脓液黏稠，估计经肋间引流不彻底的病人。若能清除沉淀物，通畅引流，则仍能使肺膨胀良好，不留残腔及时愈合。若不及时处理则转成慢性脓胸,处理起来更为复杂。经肋床置管引流一般在脓胸2周后进行,局麻下切开长5cm左右与肋骨平行的切口,游离骨膜,剔除一段肋骨进胸,用手指探查脓腔,分离纤维膜并打通脓腔分隔,吸净脓液及坏死组织,厌氧菌感染者可用甲硝唑冲洗。用2%的活力碘冲洗及灌洗适于所有感染者。关胸时放置一较粗的引流管,并逐层缝合,妥善固定引流管,接闭式引流瓶。待引流减少,肺膨胀满意后改为开放引流,具体指征参考经肋间引流者。由于经肋床引流多针对于急性脓胸中期以后,或继发于胸腔内吻合口瘘或支气管瘘后,引流时间较长,一般不能直接拔除引流管,以防拔管后引流不彻底再次积脓。

(3)胸腔闭式引流的注意事项:有支气管胸膜瘘的病人,术中采取半卧位,防止大量脓液灌入支气管造成窒息;采取经肋床引流时,由于病人多为已消耗数天,常常体质较差,术中及术后要注意止痛,以免因疼痛导致衰竭;术后要鼓励病人咳嗽张肺,防止再引流不畅出现残腔;摄胸片或透视,了解胸腔情况,若仍有液平面则说明引流欠通畅,需调整引流管以改进引流。

(4)胸腔引流管的管理:胸腔引流管的目的在于引流,因此,保持引流管通畅至关重要。应每天至少挤压引流管胸腔引流管2次,引流液黏稠时,用盐水冲洗管道。由于脓胸放置时间较长,必须注意胸管的固定情况,以防线结脱落,引流管脱出。此外,应注意引流管周围皮肤的护理,于引流管周围放油纱或涂皮肤黏膜保护剂。

2. 抗生素

经胸穿后应根据脓液性状估计致病菌,经验性应用抗生素,同时进行细菌培养及药敏试验,再根据其结果选用合适抗生素。但应当指出,细菌培养及药敏试验结果,有时与临床并不一致,应根据治疗情况适当调整。值得强调的是除非危重的病人,抗生素应有针对性应用窄谱药,以避免菌群失调。我们体会,充分的胸腔引流比最有效的抗生素更为重要。脓胸初期全身症状较重,抗生素对控制细菌蔓延、促使炎症局限较重要,当全身症状控制后,可减量乃至停药。

3. 原发病的治疗

原发病不痊愈,脓胸常难以治愈。如胃、食管吻合口瘘的病人,因持续有胃内容物流入胸腔,故脓胸不易痊愈,应用胃肠减压以减少漏出,同时采取促进吻合口愈合的各种方法,包括加强营养、局部粘堵等。

4. 综合治疗

(1)营养支持:病人消耗较重,应给予充足热量、正氮饮食、多种维生素等,充足的营养才能保障病人有更好的抗病能力,良好的肉芽生长利于瘘口愈合,一般采用肠道内营养,可适当辅助肠道外营养。必要时输血及白蛋白。注意水电解质平衡,补充足够的水分。

(2)鼓励咳嗽,促肺膨胀,消灭残腔:放置胸腔引流后早期咳嗽很重要,若不能充分咳嗽张肺,肺表面纤维包裹后,再用力咳嗽往往亦不能满意。

(3)下床活动:对全身症状较稳定的病人,应鼓励手提引流瓶下床活动。下床适当活动无论从病人消化、呼吸、循环等生理角度有积极意义,而且从病人心理上是莫大的安慰。

(4)心理沟通:病人术后脓胸,心理往往较紧张,应向病人讲明病情,既认识到病情的严重性,同时,更重要的是使其认识到只要处理得当,病情会较快恢复,使其认识到咳嗽、增加饮食、下床活动等的重要性,充分调动病人的主观能动性。安慰病人,给予鼓励,随时沟通往往能收到事半功倍的效果。

5. 胸腔镜治疗

电视胸腔镜的开展为脓胸治疗开辟了新的天地。它介于保守与开胸之间,既能避免因开胸造成的损伤,同时又能解决不开胸无法解决的问题。针对脓胸而言,主要是当脓胸急性期处理欠妥,但尚未至典型的慢性期时,脓腔有分隔粘连,胸腔有沉积物,单纯引流不能解决问题,但尚未形成厚密坚实的脓腔。胸腔镜可分离粘连,游离并清除陈旧性积血块、纤维组织、坏死物等,即在直视下清理胸腔,冲洗脓腔,达到通畅引流的目的。在很大程度上,可避免经肋床引流,即无需切除一段肋骨,用手指探查并清理胸腔。进镜口可作为引流口或冲洗孔。

【预防】

脓胸是胸外科严重并发症。应当指出,大部分脓胸的发生是可以预防的。对手术污染造成的单纯性脓胸,更是应严格操作积极预防。

1. 做好术前处理

(1)术前营养不良,术后感染明显增高。胸科手术前除非急症均应纠正营养不良、水电解质紊乱,以增强病人抵抗能力。

(2)除非是肺脓肿、支气管扩张等需手术切除者,若合并肺部感染者应用抗生素控制感染,完全康复后再进行手术。肺结核病人做肺切除时,术前应多次做痰培养检查,对痰菌阳性者积极抗痨,使痰菌转阴。

(3)食管、贲门病变有明显梗阻时,术前应每天冲洗食管,必要时口服庆大霉素或链霉素液,以减轻食管水肿及局部炎症,同时清除食管内存物,可防止术中切开食管时造成污染。

2. 严格术中操作

(1)术中无菌操作是最基本、有效的预防措施。术中操作轻柔,减少组织损伤。无论是切开食管或支气管,均应用纱布衬垫,以减少切开后呼吸道或消化道内容物对手术野的污染。术中污染严重时,应耐心冲洗,如生理盐水、新洁尔灭、甲硝唑、碘伏等。

(2)肺切除时,支气管残端不可保留过长,否则易导致局部积液感染,引起支气管胸膜瘘。此外,支气管残端肿瘤阳性是造成支气管胸膜瘘的常见原因,应充分切除。肺创面修补应仔细缝合,且必须缝合脏层胸膜,必要时取衬垫物如剪取少许胸壁肌,放入结扎线结内打结,以防止术后漏气。

(3)胸内胃、食管吻合应仔细可靠,防止瘘的发生。

3. 加强术后管理

(1)术后鼓励病人咳嗽、排痰、张肺,防止肺炎及肺不张的发生。

(2)对术后持续漏气者应设法治疗包括鼓励咳嗽张肺、负压吸引等,膨胀满意的肺与胸壁粘连后漏气口即闭合。有时可适当限制咳嗽,肺适当萎缩后,局部漏口往往随之闭合,但应在最初经咳嗽漏气变得严重时试行。

(3)加强引流管的管理,经常挤压引流管防止不通。避免胸腔积液及积血,尤其是积血易招致感染。胸穿抽取积液时必须严格无菌,以防外源性感染。

二、慢性脓胸

【概述】

急性脓胸病程超过 4～6 周,脓腔壁坚硬,脓腔容积较固定不再缩小,细菌感染也不能控制,壁层及脏层胸膜已形成厚纤维板,限制肺的扩张,即成为慢性脓胸。

【病因】

1. 急性脓胸诊断过迟

由于未诊断出脓胸，故不能及时治疗，逐渐进入慢性期。

2. 急性脓胸处理不当

应该进行闭式引流，而进行胸穿，脓液不能充分引流；应当经肋床引流却经肋间引流，不能将纤维素、血凝块及坏死组织等彻底清除；放置引流管过细，引流位置不当，不是低位引流或插入过深导致排脓不畅；引流管拔除过早，或应当变开放引流者而直接拔管，致使脓液不能彻底引出，发展为慢性过程。

3. 胸腔内有异物存留

如胸腔内存有死骨、棉球、引流管残端等。

4. 原发病未去除

胸内胃、食管吻合口瘘或支气管胸膜瘘的病人，若瘘口未封闭，会持续排入胸腔致病菌使脓胸不能愈合。胸腔内胃食管吻合口瘘并不少见，它是导致胸外科慢性脓胸最常见的原因。

5. 有特殊致病菌存在

如结核菌、放线菌等慢性炎症所致的纤维层增厚，肺膨胀不全，使脓腔长期不愈合。细菌性脓胸因长期或应用高效广谱抗生素引起的霉菌性感染，病程亦相对较长。

【诊断与鉴别诊断】

1. 病人长期感染及慢性消耗，多有慢性全身中毒症状，如低热、乏力、食欲不振、消瘦、营养不良、贫血、低蛋白血症等。查体可见患侧胸壁塌陷，胸廓呼吸运动受限，肋间隙变窄，纵隔向患侧移位，少数病人可出现脊柱侧弯、杵状指等，叩诊呈实音，听诊呼吸音减弱或消失。此外，由于胸腔引流管长期放置，引流管周围皮肤常有溃疡或肉芽增生，引流液黏稠，引流量常少于急性期。

2. 胸部X线检查可见胸膜增厚，肋间隙变窄，呈一片密度增强的毛玻璃样阴影。膈肌升高，纵隔向患侧移位，有液平面时，说明存在支气管胸膜瘘或胃、食管吻合口瘘。若有胸腔引流管或窦道，可注入12.5%的碘化钠进行造影，以了解脓腔情况，包括部位、脓腔大小、是否与外界沟通等。怀疑支气管胸膜瘘时可注入美蓝，若经口咳出则证实。怀疑胃、食管吻合口瘘时，可在透视下口服稀钡或泛影葡胺，或口服美蓝经胸管引流出即证实。

慢性脓胸诊断并不困难，关键是查明病因，处理好原发病。对于结核性病灶手术后，即使培养出普通细菌，亦不能排除结核混合感染的可能。霉菌性脓胸应结合病史，且引流物常有豆渣样物，可反复取脓液找菌丝及霉菌培养。

【治疗】

慢性脓胸的治疗原则是：改善全身情况，消除中毒症状及营养不良；消灭致病原因和脓腔；尽量使肺复张，恢复肺功能。

为消灭脓腔，促肺扩张，常用的手术方式有：改进引流；胸膜纤维板剥除术；胸廓成形术；胸膜肺切除术。

1. 改善全身情况

慢性脓胸的病人体质弱，改善营养是提高抗病能力增强免疫力的有效措施，而且充足的能量及氮源是肉芽增生消灭脓腔的前提。对可经肠道内营养者，应计算好各种营养成分的比例，此法简单有效。对不能肠道内营养者应肠道外营养，深静脉穿刺置管，静脉高营养。对胃、食管吻合口瘘的病人，进入慢性期时，即使瘘口尚未愈合，由于吻合口与脓腔已形成窦道，在引流通畅的情况下，病人可进食，随着营养的增加瘘口会加速愈合。

低蛋白及贫血的病人应相应给予支持。

2. 消灭致病原因

若胸腔存有异物，应手术取出。若脓胸是由膈下感染或其他感染造成，则应设法控制原发感染。若存在胃、食管吻合口瘘，应采取相应措施，包括增加营养及在胃镜或胸腔镜下粘堵瘘口等。支气管胸膜瘘亦可考虑内镜下处理。

3. 改进引流

针对引流不畅的原因，如引流管过细，引流位置太高或过深等予以改进。主要适于慢性脓胸早期，脓胸纤维板尚未坚实固定时效果较好。有些病人经改进引流后可痊愈，但对大多数病人而言，可减轻病人的中毒症状，使脓腔有一定程度缩小，为下一步治疗如胸膜纤维板剥脱术或胸廓成形术等提供有利条件。

4. 胸膜纤维板剥脱术

该手术是将壁层胸膜及脏层胸膜上的纤维板剥除，即将脓腔壁剥掉，同时肺得以充分扩张，扩张后的肺消灭脓腔，胸廓呼吸运动得到改善，肺功能最大限度的恢复，它体现了治疗慢性脓胸的主要原则之一。它是治疗慢性脓胸较理想的手术。

(1)适应证：手术时机的掌握是成功与否的关键，它适于病程不长、纤维板粘连不甚紧密的病人。若病人由于病程已久，坚韧的纤维板与肺组织紧密粘连融合，无法剥脱，强行剥离必然导致肺损伤，大量漏气。对于肺内有活动性结核或支气管扩张的病人，肺复张会加重其病情，不宜采取此方法。

(2)方法：开胸后应仔细寻找纤维板界限，严格沿边界剥离是避免大出血、减少肺损伤的有效措施。部分病人可用小尖刀将附着于肺表面的纤维层做“十”字切开，直到肺表面达脏层胸膜，将纤维板分块切除。但粘连严重时亦不易成功。此外，肺长时间受压缩，部分肺组织已纤维化亦不能复张。

(3)术后处理：术后保持胸腔引流通畅，防止积液感染再次脓胸；鼓励咳嗽排痰，促肺膨胀；加强抗生素控制感染，结核性脓胸正规治疗。

5. 胸廓成形术

胸廓成形术是治疗慢性脓胸的常见手术，疗效较肯定。其目的是去除胸廓局部的坚硬组织，使胸壁塌陷，以消灭两层胸膜间的脓腔。最初的胸膜内胸廓成形术，是将脓腔顶部的肋骨、肋间组织、壁层胸膜以及纤维层全部切除，手术损伤大，已造成胸壁的软化。现多对其进行改进，仅切除脓腔顶部的肋骨和壁层胸膜上的纤维板，保留肋间组织和肋骨骨膜，使肋骨得以再生，能保持胸壁稳定，减少反常呼吸运动。胸廓成形术虽会造成一定程度的胸廓畸形，影响患侧肺功能，但对病程已久，肺组织已纤维化不能复原的病人，仍是一种行之有效的办法。

(1)适应证：慢性脓胸，纤维板与肺密实，肺组织已部分纤维化，估计行胸膜剥脱不能奏效；有支气管胸膜瘘，需要修补。

(2)操作要点：进胸后切开脓腔，尽快吸净脓液，有支气管胸膜瘘者，应堵住瘘口防止脓液灌入气道。切除第 1 肋骨时，应注意保护锁骨下血管。肋骨切除范围要大，上下超过脓腔 1、2 肋骨，切除长度前后超过 1～2cm。冲洗脓腔后，顺序将肋间肌排在脓腔底部，用细线固定，使胸壁下陷消灭脓腔。若脓腔范围大可用带蒂肌瓣如胸大肌、背阔肌等填塞。有支气管胸膜瘘时同时修补。于脓腔位置放置多根多孔引流管，防止积液。

(3)术后注意事项：术后加压包扎是成功的关键，包扎松紧适宜，以伸入手指为宜，包扎时间为 4～6 周，过早拆除将导致胸壁软化，脓腔复发。术后加强有效抗生素，结核病人抗痨半年以上。术后姿势训练，要求病人头正、肩平、腰直，以防畸形。

此外，尚有胸膜外胸廓成形术，手术中保留了壁层胸膜纤维层，以区别于以上手术，即胸膜内胸廓成形术。胸膜外胸廓成形术不能彻底消灭脓腔，主要针对于慢性脓胸初期，且范围小的脓胸。

6. 胸膜肺切除术

若慢性脓胸合并肺内严重病变时，如支气管扩张或结核空洞或肺损毁或不宜修补的支气管胸膜瘘，可将纤维板剥除加肺切除术，该手术出血多，创伤重，难度较大，应严格掌握适应证。

第七章

胸壁和胸膜手术并发症

【概述】

胸壁是指胸部皮肤与胸膜壁层之间的皮下组织、胸壁浅层肌肉、肋间肌、肋骨、肋软骨和胸骨等组织。胸膜包括壁层胸膜和脏层胸膜。

【并发症】

由胸壁和胸膜手术引发的并发症主要包括:胸壁缺损、术后切口并发症、脓胸、肺不张、胸廓出口综合征和乳糜胸。其中乳糜胸部分请参见第一章第十六节,而脓胸部分请参见第二章第五节,本章对其他部分通过以下四节予以详述。

第一节　胸壁缺损

【病因】

胸壁肿瘤切除术后;胸骨肿瘤切除术后。

【诊断与鉴别诊断】

胸壁肿瘤切除术后,胸壁局部缺失,可因胸壁软化引起反常呼吸,在吸气时内陷,呼气时外凸,表现为显著的呼吸困难和紫绀。另外,缺损不能以皮肤肌肉完全覆盖是产生术后并发症和死亡的主要原因。

【治疗】

1. 临床实践表明,肿瘤切除术后胸壁缺损面积＜5cm×5cm 的可直接缝合,无须胸壁重建;缺损面积在 6cm×7cm 以上者,如周围无组织覆盖者,必须进行胸壁修补重建,以保证胸廓正常的呼吸功能。

2. 胸壁缺损的修复材料应具备以下

条件：

(1)有很好的支持力，能防止胸壁浮动及反常呼吸。

(2)能长期置于体内，不发生松动；能透过X线。

重建胸壁选用的材料通常为人工合成制品和自体组织两大类。自体组织修补胸壁缺损，包括骨、阔筋膜、肌瓣、皮瓣、大网膜等，可直接修补较小的胸壁缺损。人工材料包括金属网、钢针、涤纶布、有机玻璃、硅橡胶片及Marlex网等。有文献报道，用绦纶和钢丝等金属材料以试图增加坚固性，但术后易出现感染、积液、松动现象；为达到胸壁的坚固性与密封性，采用较简便、可靠的自身组织取材修补法，减少局部异物刺激及感染的发生，效果较为理想。

近年来，随着胸壁缺损修补方法及材料的改进，可以在彻底、大块地切除胸壁肿瘤以后而不发生呼吸困难或胸壁反常呼吸运动，降低了手术死亡率。在任何情况下施行胸壁重建术，都应考虑到重建的胸壁必须是完全封闭、坚固，但又可充分活动，以保证正常的呼吸功能，同时坚固的胸壁给内脏以良好的保护和抗感染作用。

第二节　术后切口并发症

一、切口血肿形成

【概述】

切口血肿的危害性不仅在于它对切口愈合的不良效应，还在于为切口感染提供了病灶，通常认为血肿形成内压，随之阻塞皮肤血液循环，构成坏死，且有人认为血肿确有一种毒性作用，能促使坏死的发生。

【诊断与鉴别诊断】

胸部切口往往由于肌层较厚，或有些切口局部有几层肌肉，在缝合不好，肌肉止血不彻底，手术后常可出现血肿。

【治疗】

只要在缝合切口时止血更仔细一点，该并发症是可以避免的。

二、切口无菌性液化坏死

【概述】

普胸外科手术切口一般均较长，范围广，切断的肌肉层厚，且部分病人胸背部有较多的脂肪组织，在普胸外科临床，另一种切口并发症为无菌性液化坏死，导致切口延缓愈合。

【病因】

1. 由于剖胸切口多较长，侧胸壁肌肉层厚。剖胸时常以血管钳钳夹肌层，若钳夹压榨过紧，时间过长，便可使局部肌肉变性坏死。肌层缝合过于严密，打结过紧，致局部血运差，也可造成肌肉坏死。

2. 目前常用电刀切开皮下组织及肌层，这样速度快，止血效果好，但有时电刀火花过大，或电刀停留在局部时间过长，可使局部组织造成Ⅲ度烧伤而导致手术后局部肌肉、脂肪组织坏死、液化。

3. 有时利用福尔马林熏蒸的缝线，在使用前未能严格清洗，缝线上的福尔马林可能刺激局部组织产生炎性肉芽肿。

4. 普胸外科后外侧切口部分在背部，如病人手术后长期平卧，导致背部切口血运明显受限，造成压迫后坏死。

【诊断与鉴别诊断】

1. 切口无菌性液化坏死一般多无发热症状，或仅有轻度低热，常在于术后1～2周之间出现切口局部略红，有积液或浆液性渗出，在无合并细菌感染时，渗出物培养往往无菌生长。

2. 如已拆线，切口可局部裂开，裂开的切口可见有液化的脂肪和水肿的肌层，且这种切口一旦裂开，如未能及时处理或处理不当，数天后多可合并细菌感染，清淡的浆液性渗出很快会成为脓性渗出。

【治疗】

发生切口无菌性液化坏死，应及时进行清创，将切口彻底引流，清除积液、坏死的脂肪组织及异物缝线，并以浸过含有抗生素溶液的生理盐水纱布湿敷，1～2天后如渗出不多时可行Ⅱ期缝合。如仍有渗出或已明显有脓性渗出物，可用康复新溶液浸泡的纱布湿敷换药；如渗出不多但局部肉芽组织不多时可用凡士林纱布填塞，以促使肉芽组织增生。

【预防】

1. 术中尽量避免产生无菌性液化的原因。如手术切开胸壁时，注意电刀不要烫伤表皮层，电切勿过大，停留在组织上的时间也要尽短。

2. 对肌肉的出血止血时不要大块钳夹，大块结扎。

3. 缝合肌肉时缝线要清洗，注意缝合时肌筋膜一定要缝合严密，而肌纤维不必缝得过紧。

4. 手术后经常鼓励和帮助病人坐起，防止长时间平卧压迫背部伤口。

三、切口裂开

【病因】

切口裂开是切口愈合情况差的有利证明，而影响切口愈合的因素有：

1. 局部因素

(1)切口的局部血供：良好的血供能力为切口愈合处提供氧和养料，并运走代谢产物，是愈合成功的基础。血供受解剖位置、切口部位、继发于压迫的缺血、本身疾病特别是动脉粥样硬化以及缝线张力的影响。

对于普胸外科常用的后外侧切口来说，手术后一旦拔出了胸腔引流管后即要鼓励病人适当侧卧，或采取坐位，以减少身体重量对背部切口的压迫，防止其愈合不良。

(2)血肿：血肿的危害性不仅在于它对切口愈合的不良效应，还在于为切口感染提供了病灶，通常认为血肿形成内压，随之阻塞皮肤血循环，构成坏死。胸部切口往往由于肌层较厚，或有些切口局部有多层肌肉，在缝合不好，肌肉止血不彻底，手术后常可出现血肿。

(3)感染：感染是切口愈合最常见的并发症，当感染存在时，细菌和炎症细胞消耗氧及其他养料，以至纤维母细胞代谢受损，且感染使胶原代谢紊乱，胶原成分减少，导致切口裂开。任何妨碍血供的因素均能影响局部炎症反应。有利细菌生长，如广泛的组织损伤、手术技术粗糙、血肿、异物等。

普胸外科手术后感染因素除上述原因外，有些疾病本身污染较重，如脓胸、支气管胸膜瘘、吻合口瘘、肺脓疡等，如果手术中污染较重，或无菌操作不当等，均可能造成手术后切口感染。另外，普胸外科手术中还有一种常见的特异性感染即切口结核茵感染，常发生于结核性脓胸，胸廓成形术等手术切口，一旦感染结核茵，则切口生长更为困难，肉芽组织晦暗，长期不愈，反复渗出，往往非再次手术切除创刨面才能愈合。

2. 全身因素

(1)年龄：普胸外科中老年病人较多，而切口愈合的并发症多发生于老年人。主要因素是由于老年人营养状况一般较差，局部血供不良，组织再生能力相对较弱，多为恶性肿瘤而手术全身消耗大等因素。

(2)糖尿病：糖尿病病人的切口感染率较无糖尿病者至少高10%，实验表明，缺乏胰岛素的动物胶原积聚减少，早期血管生长受限，在给予胰岛素时则能改善之。糖尿病性动脉硬化及其小血管的分布状态不正常是另一主要影响愈合的因素。

(3)激素：大剂量类固醇能抑制愈合过程，降低切口张力，类固醇可抑制炎症期，并使毛细血管、纤维母细胞及基质都随之受影响，普胸外科手术后常常由于大量输血，病人高热一般退热药不能缓解，严重的支气管哮喘等因素经常使用较多的激素，但一般在手术后几天应用激素对伤口愈合并无影响，但切忌连续使用。

(4)贫血与低蛋白血症：严重贫血特别是有低血容量及继之出现的组织缺氧与切口愈合不良有关，低蛋白血症时，纤维增生和胶原合成不足，血浆胶体渗透压改变，组织容易水肿，同时氨基酸也少，切口生长的有利因素不足。

(5)肥胖：由于肥胖，胸壁的皮下脂肪多，特别是成年女病人，往往使组织的死腔消灭困难，止血难度大，且普胸外科手术中电刀的使用频度高，容易使脂肪产生液化，从而使切口容易形成血肿，妨碍伤口愈合，故手术缝合时一定要注意胸壁缝合仔细，但皮下组织线结不宜过紧，以防线结反应。

(6)维生素：维生素C缺乏对胶原合成和愈合不利，并可能对巨噬细胞的吞噬和游走有不良作用，从而影响机体对感染的易感性，故仍应坚持常规对胸外科病人手术前口服维生素C及复合维生素B，并在于术后及时补充水乐维他等高效维生素。

【治疗】

在辨明造成裂开原因的基础上做出处置，然后进行重新缝合。

第三节　术后肺不张

【概述】

任何原因引起的肺叶、肺段或肺泡的萎陷称为肺不张。肺不张时由于肺泡表面活性物质被破坏而造成肺泡不能通气和灌注，导致动静脉短路和静脉性混合，当这种短路和混合达到20%时则表现为缺氧和发绀。肺不张是胸外科手术后最常见的并发症之一，大手术后肺不张的出现率为20%左右。

【病因】

保持气道的通畅和胸腔的负压状态是肺保持良好的膨胀状态的基本条件，肺泡表面活性物质和良好的肺泡顺应性和神经支配是其基础，所有导致上述平衡及协调紊乱的原因将导致肺不张。

1. 阻塞性肺不张

阻塞性肺不张是胸外科手术后最常见的肺不张，由于支气管的梗阻气体不能进入肺泡导致梗阻远端的肺泡内气体吸收或分泌物不能有效地排出从而导致肺不张。

(1)支气管内的原因：胸部手术后由于手术切口的疼痛、体质虚弱无力、麻醉药或止痛药的呼吸中枢抑制、膈肌动度减弱等原因，不能做有效的咳嗽，造成气道内分泌物的潴留而形成痰栓；或者由于血液坏死脱落组织存留形成栓子，均可造成支气管的阻塞引起肺不张。

(2)支气管本身的原因：气管吻合术后的颈部前屈位造成气管成角，隆突成形术后、支气管袖式肺叶切除术后支气管成角或扭曲，导致气道引流不畅，引起肺不张。由于右肺中叶较小，中叶支气管较细小，尤其当肺裂发育较好，容易发生扭转、成角而不张。段支气管成形术后容易发生吻合口狭窄而造成肺不张。气管吻合、成形术后由于吻合口部位肉芽组织生长或瘢痕造成狭窄导致肺不张。支气管断裂修补术后支气管肉芽形成、狭窄发生率较高易致肺不张。手术过程中的过度牵拉支气管、各种炎症导致支气管黏膜的水肿、增厚也可导致肺不张。肺部肿瘤切除术后发生肺不张时还应排除肿瘤复发的可能。支气管内膜结核也可以造成支气管的狭窄。

(3)支气管外的原因：支气管周围肿大的淋巴结、主动脉瘤、支气管外的肿瘤、结核、肉芽、结节病、增大的心脏、心包积液、纵隔的占位等均可导致气管支气管的外压性狭窄梗阻导致肺不张。右肺中叶由于其支气管较细长且有三组淋巴结围绕，由于感染、肿瘤或结核等因素造成淋巴结肿大压迫中叶支气管造成中叶肺不张，称为中叶综合征。

2. 压缩性肺不张

压缩性肺不张临床上也较常见。胸膜腔为存在于脏、壁层胸膜之间的一个潜在的腔隙，肺脏由于肺泡弹性及肺泡表面张力的作用形成向心回缩，而胸廓弹力向外，两者作用的结果形成胸膜腔的负压。当胸膜腔的负压消失或高于大气压时，肺组织就会萎陷造成肺不张。大量的胸腔积液、气胸、血胸、脓胸、乳糜胸、膈疝、纵隔疝、扩张的胸腔胃等都可以压迫肺组织造成肺不张。膈肌下的病变如肝脏的较大占位、肝脏肿大、大量腹水等时膈肌升高，可以引致相邻肺的盘状不张。当上述病因解除后，肺组织多能自然恢复。但当胸膜过度肥厚时肺的复张将受到限制。

3. 神经反射性肺不张

肺组织的膨胀与收缩受迷走神经、交感神经、肋间神经和膈神经的制约，这些神经若受到强烈的刺激或被破坏将造成肺不张。例如肺切除术中肺迷走神经丛的损伤、胸部手术中的膈神经的损伤、肿瘤压迫或侵犯神经组织等均可导致神经反射性的肺收缩而造成肺不张。这类肺不张以没有肺组织受压迫或支气管阻塞的情况为特点。

4. 肺泡表面活性物质异常造成的肺不张

各种原因造成的肺内表面活性物质的减损，造成肺泡与细支气管内的表面张力增高造成肺不张。肺内的严重感染、急性肺水肿、术中或术后的误吸、严重的肺挫伤、严重的电解质紊乱等以及其他原因所致的成人呼吸窘迫综合征均可以使肺泡表面活性物质减损及肺泡毛细血管壁的通透性增加造成肺不张。

5. 肺纤维化性肺不张

弥漫性肺间质的病变、慢性肺肉芽肿增生性感染(如肺结核性病变造成的肺局限性纤维化或钙化)等可使肺组织收缩体积变小。

6. 其他原因造成的肺不张

由于胸痛、呼吸肌无力、神经原性因素等造成的肺通气不足可以造成肺不张。吸烟、年老、肥胖、哮喘、长期卧床等也可引起肺不张。

【诊断与鉴别诊断】

1. 病史

胸部手术史,尤其是手术较大、手术时间较长、病人体质较差、术后疼痛较重者;严重的胸外伤、严重的肺部感染者;有气管支气管损伤、手术者;有其他肺部慢性疾患或较严重的全身性疾病人均应被认为是出现肺不张的高危因素。

2. 症状

较小范围的肺不张可以没有明显的临床症状。随着肺不张的范围扩展开始表现为呼吸急促、心动过速、发热等。当肺不张的范围较大,其所造成的动静脉分流或混合达到整个肺的20%时,将出现发绀和缺氧。急性的肺不张往往表现较慢性肺不张的症状明显。

3. 体征

典型的肺不张可有患侧胸廓萎陷、呼吸动度减小、气管向患侧移位、叩诊浊音、呼吸音减弱、管状呼吸音等表现。而由于大量胸腔积液、积脓、积血等引起的压迫性肺不张则患侧饱满、气管移向健侧、患侧叩诊浊音或实音。气胸时患侧可叩诊鼓音。合并有感染时肺内可有湿啰音,有气管支气管的狭窄时可闻及干啰音。患侧肺不张而健侧肺代偿性肺气肿时,可有健侧肺气肿的相应体征。

4. 影像学诊断

尽管较局限的肺不张的X线表现可能不十分明显,X线检查仍是诊断肺不张的可靠、有效的方法。根据影像学表现可将肺不张分为全肺不张、大叶性肺不张、段性肺不张、小叶性肺不张、弥漫性肺不张、压缩性肺不张、线状或盘状肺不张等。肺不张的X线表现分为直接和间接两种。

(1)直接表现

1)不张肺体积和密度的改变:不张的肺组织内由于其中气体减少和(或)分泌物、渗出物的存留,可呈现肺体积减小而密度增高的表现。依肺不张的范围不同表现为线形、楔形、带形、扇形等密度增高影,其边界往往较清晰。气胸造成的压迫性全肺不张可见所谓的"气胸线"。

2)不张肺相邻胸膜的改变:由于不张的肺的牵拉,其相邻的叶裂向患侧移位。在上叶肺不张时可出现倒"征"。

3)肺纹理的改变:可见不张的肺纹理有聚拢的现象,与健肺代偿性肺气肿的肺纹理分散形成对比。

(2)间接表现

1)肺门的移位:上叶肺或下叶肺的不张可以牵拉肺门向上或向下移位,而下叶肺不张时由于有膈肌移位代偿一部分,所以不如上叶不张时肺门移位明显。

2)纵隔的移位:肺不张时可以使纵隔向患侧移位(压缩性肺不张情况相反),尤以上叶肺不张时明显。纵隔移位又以气管的移位为明显。

3)膈肌的移位:肺不张时可有膈肌的升高,以下叶肺不张时为明显。而压缩性肺不张时膈肌可能下移。膈下的病变(如肝脏的占位、大量腹水等)造成肺不张时,可见到膈肌升高。

4)肋间隙变窄:多见于较大范围的肺不张或肺不张的时间较长时。

5)健肺代偿性过度充气:以肺的透光度增加和肺纹理的稀疏为表现。当一侧肺不张时可见于健侧肺,肺叶或肺段不张时可见于相邻近的肺。

(3)其他表现:当肺不张合并有继发性感

染时，肺的体积可以没有明显的缩小或反而增大。压缩性肺不张可见胸腔大量积液或积气的影像表现。当有多发性肋骨骨折和肺挫伤征象时有可能已经存在肺不张。弥漫性肺间质病变、肺弥漫性慢性肉芽肿炎症时，可见有肺钙化、纤维化的表现。X 线还可以排除支气管异物造成的肺不张。气管支气管受压迫造成的肺不张可以见到纵隔增宽、异常突出、钙化、心影增大等表现。

(4)CT 表现：肺不张的 CT 表现除与 X 线表现相同以外，对于较小的肺不张分辨率更高，且能发现支气管的外压、变形、阻塞、新生物等，尤其对纵隔的因素造成的肺不张可明确的鉴别。检查还可以清楚地显示胸腔的积液、积气和膈肌下的病变。三维成像技术可以立体地显示气管支气管的情况。

5. 血气分析

较大范围肺不张时，血气分析可以显示 PO_2 下降，正常或降低。

6. 纤支镜诊断

纤支镜检查可以对肺不张的原因进一步明确。纤支镜下可以见到气管支气管的受压、扭曲、狭窄、阻塞、异物存留、痰栓、血凝块、黏膜充血肥厚水肿以及新生物等，可以明确气管支气管损伤的部位和程度，了解气管支气管成形术后的吻合口的情况，可以取活检或细胞检查排除肿瘤、结核等。纤支镜检查的同时可以进行有关的治疗。

【治疗】

肺不张一旦明确诊断，应进行及时的处理，以免情况进一步加重导致呼吸循环障碍或继发肺部感染等。肺不张的治疗应从以下几个方面着手。

1. 清理呼吸道

有效的清理呼吸道的分泌物及存留物是使不张的肺复张的关键，具体措施有：

(1)有效排痰

1)手法协助咳痰：胸外科医生应鼓励病人咳痰。定期用双手按住伤口两侧并限制腹部活动的幅度，以减轻切口的疼痛并增大腹压，嘱病人深吸一口气后用力咳嗽。定时帮助病人拍背，以使痰液松动易于咳出。拍背的方向为自下而上、自周边向中心。时常更换体位，可减少痰液的积聚，有利于支气管内分泌物的排出。

2)环甲膜穿刺：自环甲膜处穿刺置入消毒尼龙线或注入生理盐水以刺激气管黏膜引发咳嗽反射，排除痰液。

3)蒸汽吸入或超声雾化吸入，使痰液稀释，以便于咳出。

4)应用氯化铵、沐舒坦、糜蛋白酶、舍雷肽酶等药物使痰液变稀薄，易于咳出。

5)如病人无力咳嗽或经上述措施痰液咳出不理想时，可用鼻导管插入气管或支气管吸痰。

6)必要时可进行纤支镜吸痰，彻底地清理呼吸道，同时可用抗生素盐水冲洗。如有气管支气管出血可予以止血药物。有报道急性支气管梗死所引起的肺不张经纤支镜吸引后肺复张率可达 85%，一般都在吸引后 1～3 天内复张。

7)可以适当地应用止痛剂减轻胸部的疼痛，但应不用或少用能够抑制呼吸的镇静药或止痛药。合并有肋骨骨折等的病人应予胸带或其他固定措施以减轻胸痛。

8)情况严重的病人必要时可予以气管插管或气管切开，及时清理分泌物保持呼吸道的通畅，并有利于实施机械辅助呼吸。

(2)减少气道分泌物：全身或局部应用抗生素，预防或减轻感染；应用激素减少气道的炎性渗出；及时清理误吸的分泌物减轻胃液等液体的刺激；及时应用止血药物等制止气道出血。

2. 畅通的呼吸道

(1)可应用抗生素及激素减轻气管黏膜的水肿肥厚;用微波、激光、电灼、射频等治疗方法减少气管支气管的肉芽组织及新生物;用球囊扩张或放置支架减轻气管支气管的狭窄;用局部注射无水酒精、化疗药物或局部放疗治疗肿瘤的复发;全身及局部应用抗痨药物治疗支气管内膜结核等。上述方法大部分需要用纤支镜辅助完成。

(2)尽早手术修复受损伤的气管支气管,必要时可以手术切除狭窄段的气管支气管,解除梗阻。

(3)可以根据情况采取相应的措施解除造成气管支气管的外压性狭窄的病因。

3. 解除肺的压迫

应进行胸腔穿刺或放置胸腔闭式引流并保持引流的通畅,排净胸腔的积液、积脓、积血、积气等;并采取相应的措施防止及治疗膈疝和纵隔疝;食管、贲门手术后进行有效的胃肠减压以防止胸胃的扩张;积极治疗肝脏的疾患,减少大量腹水。一旦肺的压迫解除,一般压缩性肺不张的肺可以自行复张,所以应尽早采取措施解除压迫,以免时间较长导致胸膜肥厚限制肺的复张。

4. 去除肺的疾患

对于低氧血症应积极吸氧;可应用氨茶碱等药物解除支气管的痉挛;灌注表面活性物质;预防肺部的感染;防治肺间质纤维化及纤维增殖性肺结核;治疗引致 ARDS 的病因。

5. 张肺

采取上述措施的同时还应积极促进不张肺的复张。具体措施有:嘱病人吹气球或空瓶子张肺、人工呼吸器张肺等。

【预防】

1. 手术前的预防措施

(1)呼吸训练:胸部手术的病人应做腹式深呼吸练习,练习有效咳嗽,以增进吸气功能,且有减轻术后伤口疼痛的好处。

(2)减少肺泡和支气管内的分泌物:吸烟者应在术前至少停止吸烟 2 周,因吸烟常能引起支气管炎,术后气道内分泌物更会加重,容易引起肺不张。有急性上呼吸道感染的病人应尽可能在感染消退后做手术;合并有肺部感染如支气管扩张、阻塞性肺炎等的病人术前应将感染有效地控制在一定标准以内,并尽可能在术前做痰细菌培养及药物敏感试验以指导术后抗生素的使用。在胸部大手术前可预防性地应用抗生素,尤其是年老体弱者、肥胖者、合并有慢性肺病病人、糖尿病病人等。

(3)气管支气管损伤术前应行气管镜检查以明确损伤的部位、范围及程度,以设计可行的手术方案。

2. 手术中的预防措施

(1)手术中操作应轻柔,尽量减少对肺组织、支气管的挤压;熟练操作、尽量减少开胸手术的时间;肺感染性疾病手术中,如果有较多的脓性分泌物存在应使用双腔气管插管或先行处理支气管以免灌入健肺。

(2)气管支气管成形或吻合手术中应注意气管切缘应修剪整齐,吻合均匀整齐,保证良好的血供,避免支气管成角、扭曲。支气管断裂修复前应尽量吸净患肺内的分泌物。

(3)手术中麻醉师应及时清理口腔和呼吸道分泌物,防止误吸。

(4)手术中应仔细止血、修补肺面漏气、减轻术野污染、避免损伤胸导管等,以防止术后胸腔积液、积气。

(5)手术中尽量避免膈神经损伤,减小膈肌的损伤;采取措施防止膈疝、纵隔疝。

3. 手术后的预防措施

(1)全身麻醉结束时,应吸净气管、支气管和口腔内的分泌物并尽可能使健肺膨胀后方可拔出气管插管。

(2)术后应保持胸腔闭式引流的通畅，定时协助病人做有效的咳嗽、变换体位，或作物理疗法，协助咳痰，促使肺膨胀。尽早离床活动对肺功能的恢复有较好的帮助。

(3)术后应防止呕吐物误吸入呼吸道，保持胃肠减压的通畅，采取半坐位，以增加膈肌动度，防止胃液反流误吸。

(4)有效控制肺部感染、及时处理肺水肿等其他肺部并发症。

(5)有肺不张的高危因素或怀疑有肺不张时，应尽早行气管镜检查及治疗。

第四节　脓　胸

【概述】

胸膜内积存有脓液即称为脓胸。脓胸是一种严重威胁人们健康的疾病，当病人从严重肺部感染炎症度过以后，他们中约有 10％发生脓胸合并症，从而开展了以前未能进行的许多胸内疾病的外科手术。结果手术后脓胸合并症的上升成为脓胸的主要内容。手术后脓胸与肺炎后脓胸特点不同，处理方法也不尽一致。今日各种有效抗生素和外科手术技术的提高，术后脓胸也不多见。

【病理病因】

1. 脓胸的发病原因

原发性脓胸临床极为罕见，绝大多数是胸膜腔内继发感染所致。继发感染中约60％从邻近胸膜腔的脏器或组织感染而来，其中肺部感染最为常见。肺炎后脓胸产生机制可能是细菌和感染物堵塞了肺部淋巴管，导致淋巴液逆流，感染通过淋巴管从肺部病灶传递到胸膜腔；或者是肺炎直接扩散至胸膜腔，细菌产生溶组织酶引起组织坏死和微小脓肿形成，终末小支气管的脓肿破溃可直接污染胸膜腔产生脓胸。所以，胸膜腔内有死腔存在，胸膜腔内有积液成为细菌培养基，加上细菌污染的共同作用才引起了脓胸。临床上所谓的“原发性脓胸”实际上都是亚临床肺炎。其他引起脓胸的原因还有来自纵隔内的感染，如食管破裂最终会造成脓胸，若曾有过器械或内镜检查的病史可帮助诊断脓胸和产生的原因，但是缺乏产生脓胸的明显诱因时，应尽力寻找，也应警惕自发性食管破裂的可能。某些少见的情况亦可造成脓胸，如颈后深部软组织感染、胸壁感染、胸椎感染以及极罕见的纵隔淋巴结感染等。在附近脏器感染蔓延所致脓胸中，临床上膈下脓肿并不少见，它常常造成胸腔反应性积液，偶尔严重感染蚀破膈肌也可直接感染胸膜腔。隐袭发生的腹腔内脓肿有时也有类似情况发生。

细菌直接种植胸膜腔也是产生脓胸的一个原因，它占 35％～40％，如胸腔诊断性穿刺、胸膜腔置管引流、较大的胸腔内手术操作以及食管或肺等污染性手术均可造成手术后脓胸。另外，胸部创伤有两个因素对于脓胸的产生最重要，胸壁穿透伤和血气胸，前者是因为附有细菌的异物存留于胸膜腔，后者是因胸腔穿刺、置管或邻近肺组织的感染污染胸膜腔，从而继发血胸感染。已有材料表明血气胸比单纯血胸或单纯气胸更容易继发感染。少见的胸外伤所致脓胸还有食管钝性破裂和急性膈破裂造成肠嵌顿绞窄坏死等。更少见的是血源性细菌播散发生在一侧全肺切除后脓胸，在脓胸发病原因中，它占不到 1％。

2. 脓胸的病理改变和分期

胸膜腔有较强的抗感染能力，但当胸腔有积血时，或胸腔内致病菌较多或致病力强或病人体质较差时，胸腔感染机会明显增加。胸科手术后的病人均存在胸腔感染的各种诱因，任一环节的失误即可导致胸腔感染——脓胸。发生脓胸有一系列病理变化，了解这些变化，对不同时期的病人采取不同的治疗措施，是选择正确治疗的关键。脓胸可因发生时间长短分为急性及慢性脓胸期。其病程可分为3期。

(1)急性渗出期：它是脓胸发生的早期。当病菌侵入胸膜腔并增殖引起组织炎性病变，脏、壁层胸膜充血，水肿、渗出，渗液较清淡或稍有混浊，含有大量白细胞及纤维蛋白，可压迫肺组织影响呼吸，此时抽出积液利于细菌的引流，并可使肺复张而不导致影响呼吸功能。术后胸腔引流管未拔时，可通过引流量及性状初步判定。

(2)纤维素化脓期：急性渗出期未能及时处理，导致病菌不断繁殖，纤维蛋白及脓细胞增多，渗出液由浆液变成混浊呈脓性，纤维蛋白沉积于肺表面较软且易脱落，以后纤维素层不断加厚，韧性增强而易于粘连，并有使脓液局限化的趋势。胸膜腔粘连速度快慢与致病菌有关，金葡菌及肺炎球菌较快产生粘连且较广泛；链球菌、大肠杆菌及绿脓杆菌感染，粘连出现晚且轻。纤维素的附着使肺膨胀受到一定程度的限制，此时是急性向慢性过渡的阶段，但基本仍属于急性期。此时处理得当，胸膜腔往往留下不同程度的增厚征象，肺膨胀已受限制。若未经有效治疗，则炎症继续发展，成为慢性脓胸。

(3)机化期：胸膜表面形成极厚的纤维素板，并有大量新生毛细血管和成纤维细胞长入，纤维素板机化变硬，严重束缚嵌闭肺组织，使得肺组织失去的舒缩作用和呼吸功能。脏壁两层胸膜，特别是壁层胸膜增厚尤为显著，厚可达2～3cm，有时胸膜发生钙化坚硬如石。胸膜增厚系由纤维组织构成，呈为纤维板样，两层增厚胸膜之间即为脓腔，其内可有肉芽组织，中间存有积液，积液内75%为细胞成分和沉渣，极为稠厚，或完全变成脓性。脏层胸膜和肺为机化的纤维瘢痕包膜所限，肺的呼吸功能受到严重影响。膈肌表面也有纤维素沉着增厚成板状使之固定。纤维板的机化过程可以早于发病后的7～10天开始，通常于发病后4～6周即进入脓胸的慢性期。脓胸的合并症可以出现于脓胸病程中的任何一期，但是临床所见多发生在脓胸的慢性期。脓胸最终结果是脓液从胸壁软组织分离，它可穿通胸壁皮肤形成窦道。另一种是脓液侵蚀穿破肺组织，脓液自发经支气管内引流，形成支气管胸膜瘘。少见的合并症还有肋骨骨髓炎和椎骨骨髓炎、化脓性心包炎、纵隔脓肿、脓胸经膈裂孔造成腹膜腔感染。

3. 脓胸的致病菌

在有效的抗生素发现以前，肺炎球菌和链球菌是脓胸最常见的致病菌。目前抗生素广泛大量应用，葡萄球菌已成为呼吸系统最常见的致病菌了，尤其是2岁以下的儿童脓胸病例，92%培养出的细菌是葡萄球菌。其次的致病菌还有革兰阴性菌，如假单胞菌属、肺炎杆菌、大肠杆菌、产气杆菌、变形杆菌和沙门菌等。细菌培养技术的提高，以上这些细菌引致脓胸越来越多地被辨识出来。

【诊断】

1. 临床表现

肺炎后脓胸并无特殊的临床表现。对于一急性肺部感染的病人，合并有胸膜腔积液，应时刻想到急性脓胸的可能。典型急性脓胸病人常见主诉有患侧胸部疼痛、沉重感。全身症状可有发热、疲乏无力、心跳、呼吸增快，有时病人可有咳嗽并咳出脓痰。体格检查可发现受累侧胸廓呼吸动度减弱,肋间隙饱满增宽,叩诊有疼痛发现浊音,听诊可闻及胸膜摩擦音,呼吸音减低或消失;肺实变可闻及支气管性呼吸音,胸腔积液则听不到呼吸音。

2. 放射学检查

(1)胸部X线片:可能显示肺炎或肺组织炎以及中等量胸腔积液,或一侧胸腔因大量积液变得完全不透明。当然不含气的肺组织与胸腔积液在X线片上具有相同的密度,面对一侧胸腔灰白一片完全不透明,放射科医师单从X线片上很难说出有多少不张的肺或肺实变,又有多少是胸腔积液。另外,大量胸腔积液时,气管与纵隔可被推移向健侧,而肺不张时气管和纵隔可被拉向患侧。有时纵隔移位可产生严重的呼吸循环障碍,出现明显的临床症状。

(2)超声检查:对于胸腔积液与肺实变、肺不张的鉴别提供较大帮助。

(3)胸部CT:能清楚显示胸膜腔内的病变,如积液的量、部位以及肺内病变等。

(4)穿刺检查:一旦证实胸腔内有积液,即应行胸膜腔诊断性穿刺。有人提出,穿刺液的大体形态特征和臭味对脓胸诊断及处理最有价值。稀薄的脓液,即使培养出细菌,胸腔穿刺和抗生素治疗就可取得明显的治疗效果,稠厚的脓液则需要外科手术处理。

3. 细菌培养和药物试验

胸腔穿刺抽出的胸液要送细菌培养和药物敏感度试验,包括革兰染色、厌氧菌培养。最近的研究表明,耐青霉素的金黄色葡萄球菌、革兰阴性菌和厌氧菌是造成脓胸的最主要病菌。Bartlett等也提出76%的脓胸病人或者单独(35%)有厌氧菌,或者合并(41%)有需氧菌。

在胸腔积液的分析检查中,最有争论的是关于胸液的生化指标。某些学者认为,若胸液内的pH值低(<7.0),葡萄糖含量低(<50mg/dl),LDH含量高(>1000IU/L),则应行胸腔引流。因为这些参数预示着将要发生脓胸等合并症,这些生化指标改变在细菌染色和培养结果出来以前即已显示。解释原因是由于白细胞活性以及酸性代谢产物增加的结果。

病人已经接受了抗生素治疗后,其临床症状、体征可有相当的变化。抽出的胸液仅可见稍许有些混浊,在50%的病例细菌培养往往无细菌生长。尽管细菌培养结果阴性,但是胸腔内感染依然存在,这是因为抗生素对细菌培养的掩盖作用,也可能是未进行全面的细菌培养,如厌氧菌培养。在进行胸液细菌培养的同时,还需要做痰细菌检查和培养,它的意义在于产生肺部感染的致病菌同时也是造成脓胸的致病菌。若连续多次细菌培养均为阴性,而病人对治疗无明显改善,此时应怀疑是否脓胸因结核菌或真菌感染所致。纤维支气管镜检查的目的是除外气管或支气管内有无肿瘤存在,有无异物存留。此外,通畅的呼吸道对于胸管引流后肺的膨胀或以后行胸膜纤维板剥脱手术均是必不可少的。

【鉴别诊断】

脓胸和肺内脓肿的鉴别对治疗有较大的意义。虽然两者的治疗原则均是抗感染和脓液引流,但是脓胸依靠胸管引流出脓液,而肺脓肿则需要体位引流达到治疗的目的。若将胸管误插入肺脓肿内,则可能会产生脓胸、气胸、支气管胸膜瘘和出血等合并症。但是若肺脓肿周围有较多的增厚的胸膜和纤维化的肺组织所包围,也不一定会发生以上合并症。关键要看肺脓肿的位置,紧贴胸膜的肺脓肿并无太大的危险。出现气液平面对于两者的鉴别也没有更大的帮助,因为包裹性脓胸也可以出现气液平面，如气体可来自于产气杆菌，胸腔穿刺，以前气胸未完全吸收，有支气管胸膜瘘等。

此时，胸部CT在鉴别诊断上有较大帮助。一般来讲，脓胸的脓腔形态比较均匀，位置靠近胸壁，垂直向和水平向比其横向更大。相对典型肺脓肿多呈球形，并不一定贴近胸壁，肺脓肿周围有较重的肺组织感染。此时，肺炎症状逐渐减轻或消失，但是病人仍持续有发热。最终脓胸可形成皮下脓肿自发从胸壁破溃，或蚀破支气管形成支气管胸膜瘘。此时，病人可有咳嗽、咳痰，有时咳出有臭味的脓性痰。支气管胸膜瘘形成后，若引流量大，应嘱病人侧卧病侧位于下方，以免大量呼吸道分泌物和脓胸液体流入健侧造成窒息。

急性脓胸发作6周后即进入脓胸的慢性期。慢性脓胸多是由于急性脓胸未能及时发现，或者虽然发现了却未能适当治疗，引流不彻底而致。另外，某些病人是因为胸内有异物存留、存在支气管胸膜瘘、邻近脏器有慢性感染，如肋骨骨髓炎，膈下脓肿，还有些病人是因患有肺结核病。病人多表现消瘦，全身衰弱，呈现贫血，营养消耗，低蛋白血症，还有慢性全身中毒症状，如乏力、低热、食欲不振等。体检可发现病人患侧胸廓塌陷变形，肋骨聚拢，肋间隙缩窄，纵隔移向患侧，呼吸音明显减低，有时并可见杵状指(趾)和脊柱侧弯(脊柱弯向对侧)。

慢性脓胸的放射学检查可发现胸膜广泛增厚、钙化或异物存留。有支气管胸膜瘘则可显示气液平面。包裹性脓胸脓腔较小或有窦道存在，可注入造影剂显示脓腔大小和范围以及与支气管胸膜瘘的关系。

【治疗】

1. 急性或移行性脓胸的治疗

正常胸膜腔，只要肺能完全膨胀就有很强的抵御细菌侵入的能力。肺部感染出现胸腔积液，以后发展至慢性脓胸，意味着肺内感染未能有效控制。一旦肺炎得到有效控制，胸膜腔本身即有能力清除积液和残渣。因此，处理肺炎后胸腔积液重点应放在治疗肺部感染。处理慢性脓胸的许多方法，像开放引流、胸廓成形术、胸膜纤维板剥脱术都是因为身体本身缺乏肺部病变自愈的能力。继发于肺炎的胸膜腔积液，可能是清稀浆液性的，或云雾状混浊的，或完全是脓性的。后两种胸液可以诊断为脓胸。

(1)急性和纤维脓性脓胸治疗的原则：①全身和局部应用有效的抗生素控制感染；②充分引流排净胸腔内积液；③促使肺复张闭塞胸膜腔。

(2)胸腔穿刺：是最简单有效的排除胸腔积液的方法。首先确定积液的位置，采用大号粗针进行穿刺，渗出性稀薄的积液有时一次穿刺即可抽净，加上应用敏感的抗生素，治疗效果极佳。当脓胸已有包裹时，脓腔定位并不容易。此时，胸部正侧位胸像帮助不大，胸部CT和超声检查对定位有重要作用。若胸穿抽出的稠厚脓液，送化验检查显示低pH，低葡萄糖量，高LDH，则应胸腔闭式引流，以尽快排净胸内积液，使肺重新复张。若胸液显示未被细菌污染，系因支气管内肿瘤或限制性肺炎而导致肺不能膨胀，此时不宜插管引流，因为可能会造成胸膜腔污染和脓胸形成。至于采取哪种胸管(橡皮管、蘑菇头状或硅胶管)，或是什么方式(切开或套管针)进行置管，依每个医师的偏好决定，目标是充分引流尽快促使肺复张。需注意的是置管多少具有一定的盲目性，小心勿损伤膈肌将胸管插入膈下。

当脓液比较稠厚时，穿刺不容易获得较多脓液，此时胸腔置管行闭式引流可有较大效果，它帮助排空胸内脓液，也促使肺尽快复张。有时反复胸腔穿刺后，胸内脓液逐渐变得黏稠，并因纤维素沉着，使游离的胸腔出现分隔，无论穿刺或胸腔闭式引流均不能有效排出脓液，在这种情况下，肋骨切除胸腔引流术便有指征。具体方法在全身麻醉下，切开胸壁及肌层，切除一小段肋骨，完全打通胸膜腔内所有的分隔，再吸净胸内脓液，冲洗胸腔，最后另孔置放胸腔引流管，接闭式引流。病人一般状况不好，可采用局部麻醉进行。术后是否行负压吸引，则视各自情况酌情处理。据笔者的体会，负压吸引并非如理论上所说有那么多的优点，单纯闭式引流不加负压吸引同样取得良好治疗效果，关键是胸管引流要通畅。胸管放置约 2～3 周后，脓腔缩小，胸管的液面不再上下波动，脓液量逐渐减少，当每日引流量＜2ml，则可改成开放引流。胸腔开放引流的条件是胸内脓腔已经形成包裹，纵隔相对固定，管通向大气，亦不会产生纵隔摆动，肺组织亦不会被压缩。具体方法是在距离胸壁约 1cm 处剪断胸管，用安全别针和胶布固定胸管，以免胸管脱出或滑入胸膜腔，每日交换敷料。以后随着肉芽组织生长和纤维化逐渐填塞脓腔，胸管逐渐被推出，剪短，最后由肉芽组织自行将胸管完全推出胸膜腔，达到脓胸的完全治愈，在开放胸腔引流的过程中可进行脓腔造影。以了解脓腔的大小。注意不要主观地将胸管向外拔出，以免遗留残腔，日后脓胸再发。当然，在治疗脓胸的同时，亦要治疗肺内的原发病灶，否则脓胸的治疗也不会彻底。

(3)注入纤维素溶酶：对于稠厚黏滞的脓液，为了引流通畅，有人推荐胸腔内注入纤维素溶酶。常用的方法是 25 万 IU 的链激酶溶于 100ml 的生理盐水内注入胸膜腔，目的为刺激纤维素液化促进引流。纤维素溶解酶仅用于脓胸的早期阶段，到了慢性期脓腔已形成包裹，纤维素溶解酶无任何作用。另外，在使用溶解酶时应慎重，偶尔有病人对此发生过敏反应。

对于急性脓胸，传统的治疗是胸腔引流，但是早在 20 世纪初即有学者推荐早期胸膜剥脱治疗急性脓胸。Lilienthal 是第一位介绍早期胸膜剥脱概念，以后不断有多篇报告赞同这一做法。最近 Fishman 和 Hoover 报告了他们应用早期开胸行胸膜剥脱术治疗先天性免疫缺陷和药物成瘾的病人的脓胸，整个存活率优于长期置管胸腔引流。早期开胸行胸膜剥脱术的指征为病人一般状况好，脓胸已形成多房性分隔，或单纯依靠胸腔引流肺组织不能自行膨胀，此时单纯脏胸膜剥除即可达到治疗目的，因为一旦胸膜腔被排空肺迅速膨胀，壁层胸膜自然变薄。

2. 慢性脓胸的治疗

急性脓胸未能及时发现；或虽然被发现却没有合理、正确地治疗；或肺内病变未得到有效的处理，如存在支气管胸膜瘘、异物存留；或邻近脏有感染灶存在，如膈下脓肿、肋骨骨髓炎或肺本身特异性感染，如结核病等。以上多种原因均可造成慢性脓胸。到了这个阶段，肋骨切除引流或开窗引流，开始尚可有某些作用，但是若脓腔已经形成包裹固定，脓腔不再缩小，此时则需行胸膜纤维板剥脱、胸壁塌陷、肌肉瓣填塞残腔等胸廓成形术。

(1)慢性脓胸的治疗原则：是改善病人的全身状况增强病人体质，消灭胸内残腔，保持肺的呼吸功能。慢性脓胸病人因长期感染和慢性消耗，往往有营养不良，全身衰弱。治疗应包括纠正水电解质紊乱和贫血、低蛋白血症，增加蛋白质和维生素的摄入，改善肺功能，减少痰量。鼓励病人轻度活动和锻炼，以提高手术的耐受力。

(2)手术方法：有改进脓胸的引流、胸膜纤维板剥脱术、胸廓成形术和胸膜肺切除术。

1)改进脓胸引流：最简单的方法是更换

较粗的引流管或做一较大的胸腔造口，最好切除一段肋骨以使脓液得到充分引流。这是一个较小的手术操作，需在脏胸膜与壁胸膜之间形成较多的粘连，用于一般情况不佳，胸膜残腔不大且有可能较早地自行闭合的病人。具体方法前已叙述。肋骨切除胸管引流需要肉芽组织生长填塞残腔，故所需时间较长，剪断胸管和交换敷料比较麻烦。

2)胸壁开窗引流术：最早是由 Eloesser 提出用于引流急性结核性胸膜炎，以后有学者加以评价。其主要做法是在脓腔之上切除 2～3 根肋骨，然后再游离皮片，将之翻入胸腔缝到壁胸膜上形成脓腔的衬里，进行持续引流。开窗引流的优点是可以在直视下清除坏死的组织和纤维素碎片，以后随着脓腔的缩小变成无菌的干腔。用抗生素充满后闭合窗口或残腔太大无法自行闭合可用肌瓣填塞残腔。开窗引流有时也为以后胸廓成形术和其他手术创造条件。

3)无菌残腔技术：一侧全肺切除后脓胸的治疗可采用无菌残腔技术，这是 Clagett 等人对于治疗慢性脓胸的贡献。其基本做法是通过原手术切口进行前胸壁开窗术，每日脓腔灌洗持续 4～8 周，当判断残腔已经干净无菌时，再将皮瓣拆除，腔内灌满抗生素溶液，分层缝合胸壁开窗伤口。虽然各组报告的结果不尽相同，但是总的说来不合并支气管胸膜瘘的病人约半数可获得治疗成功，若有支气管胸膜瘘，则有效率约为 5%～10%。无菌残腔技术也可用于未行肺切除的脓胸病人，效果颇佳。

自从 Abrashanoff 首次报告应用肌肉瓣填塞术治疗感染性胸膜残腔后，不管是闭式胸腔引流还是胸壁开窗，均获得良好治疗效果，得到了广泛的应用。应用此技术关键是腔内要有生机的肌肉组织。当然选择肌肉不仅是存活一个条件，还要考虑脓腔的部位，大小和形状。同时应注意保护其血运、神经和成块的肌肉。手术时应保证使整块肌肉充满脓腔，不遗留间隙，以免日后脓胸再发。小的(<2mm)支气管胸膜瘘不必缝合，大的支气管胸膜瘘应修剪后严密缝合关闭。术后脓腔引流要保留 10～12 日。

4)胸膜剥脱术和脓胸切除术：目的都是促使肺膨胀以充满胸内残腔，胸膜剥脱是清除增厚的胸膜纤维板，脓胸切除是彻底清除脓腔和其内容物。手术成功要求脏胸膜的完整，更重要的是肺能够膨胀填满整个胸膜腔。有时为了彻底清除慢性感染的来源，不得不切除邻近的肺段或肺叶，极少情况下需做全胸膜肺切除术。

5)胸廓成形术：应用在单纯胸管引流感染的胸膜腔不能闭合，没有满意的肌肉瓣填塞或不能填满脓腔，或者肺不能有效膨胀，这样需要胸壁本身塌陷来消灭残腔了。去除几根肋骨减少胸腔的体积再使感染的胸腔塌陷以消灭脓腔的概念，首先由 Scheede 和 Eastlander 提出的，以后经学者不断改进，使此种技术逐渐完善。安全、有效地施行此手术的基本要点是：全面考虑病人对于手术的耐受力，手术可一次或分次完成；为了保持颈部、肩带和上胸廓的骨性结构的完整性，保留第 1 肋是必要的；当椎旁间隙亦要塌陷时，切除肋骨应达到肋骨横突；为美观、结构完整，也为保护肺功能，前胸下部肋骨切除应持保守态度；有良好的术前准备，包括营养、水电解质平衡、纠正贫血、加强锻炼，小的支气管胸膜瘘有术后可自行闭合，大的瘘口需严密缝合。过去数十年来，胸廓成形术在临床上的作用越来越少了，主要原因是病人难以耐受这种破坏性较大的手术。最近的报告显示胸膜外胸廓成形术对于选择性病人有极好的效果。Hopkins 等报告，一组 30 例病人，手术死亡率为 10%，82%的存活者取得脓腔持续性闭合。

第五节　胸廓出口综合征

【概述】

胸廓出口综合征(TOS, thoracic outlet syndrome)是锁骨下动、静脉和臂丛神经在胸廓上口受压迫而产生的一系列症状,如手臂冰凉、容易疲劳或肩手臂或手有钝性疼痛,做上肢超过头部的活动时困难等。胸廓上口上界为锁骨,下界为第1肋骨,前方为肋锁韧带,后方为中斜角肌。上述肋锁间隙又被前斜角肌分为前、后两个部分。锁骨下静脉位于前斜角肌的前方与锁骨下肌之间;锁骨下动脉及臂丛神经则位于前斜角肌后方与中斜角肌之间。压迫神经和/或血管的原因有异常骨质,如颈肋、第7颈椎横突过长,第1肋骨或锁骨两叉畸形,外生骨疣,外伤引致的锁骨或第1肋骨骨折、肱骨头脱位等情况。此外,有斜角肌痉挛、纤维化;肩带下垂和上肢过度外展均可引起胸廓出口变狭窄,产生锁骨下血管及臂丛神经受压迫症状。另外,上肢正常动作如上臂外展,肩部向后下垂,颈部伸展,面部转向对侧,以及深吸气等也可使肋锁间隙缩小,神经和血管受压迫的程度加重。

【病因】

胸廓出口综合征最主要的原因是压迫臂丛神经,并且有胸出口综合征的病人常有腕管和肘管综合征。因此,了解慢性神经压迫的病因对于了解胸廓出口综合征是非常重要的。第一个变化是由于神经束膜下和神经内膜水肿引起血管神经屏障的阻断。随着压迫时间的延长,神经外膜或神经鞘内外纤维化,伴有神经鞘的增厚,随后,有髓鞘的纤维发生节段性脱髓鞘,然后发展为弥漫性节段性脱髓鞘,最后形成 Wallerian 退行性变,即神经纤维由于血运不良造成营养不良性脂肪变性。慢性神经压迫发生缓慢,并与压迫的程度和时间有关。典型的慢性神经压迫,在神经束内的变化轻重不同,这种情况有时可在有症状的病人遇到,而电生理检查正常或接近正常。

慢性神经压迫的组织病理学的继续变化将直接与病人的症状和临床发现有关。当解除慢性神经压迫的病因时,病人的症状将进行性加重。在感觉方面,病人最初主诉是间歇性感觉异常,然后为持续性感觉异常,最后形成麻木。在运动方面,病人最初主诉肌肉疼痛,然后肌肉无力,最后发展为肌肉萎缩。由于慢性神经压迫的组织病理学改变,病人的症状表现出较大的差异,最初的症状仅在体位或容易诱发的方式出现,而在静止时无症状。在这一阶段,感觉试验在静止的体位是正常,诱发体位不正常,如手臂上举。当病人上举上肢60秒,在锁骨上压迫臂丛神经,小指的振动阈明显增大,我们诊断这种病人即为胸廓出口综合征。病人有持续的感觉异常病史,测量感觉阈将出现改变,即振动和皮压试验。在更严重的阶段,两点的分辨能力下降。

疼痛常常是胸廓出口综合征的主诉,病人很快学会改变肢体的位置以减轻疼痛。这只能导致定期的压迫臂丛,很难发展为持续慢性压迫的程度,因此,发生两点辨别能力的改变更像远侧神经压迫,如腕管或肘管压迫,与胸廓出口综合征无关。

1. 双重挤压综合征

1973年,Upton 和 Mccomas 首次描述

双重挤压的假设,近侧神经压迫引起同一神经的远侧对于压迫更敏感。发现病人有颈根部的神经受损时,具有较高的腕管和肘管综合征的发病率。结论是:多水平的轻度压迫,可能导致轴浆流动的改变和随后病理学的改变。这种病变与糖尿病有关,从而造成最初的挤压。这种假设对于有胸廓出口综合征的病人,症状可能与来自多水平的神经压迫是有重要关系的。每一个单独点的压迫,对于神经本身都不足以产生症状,出现异常的电生理诊断检查或手术治疗,但沿着神经的多点轻微压迫的蓄积作用将使病人产生明显的症状。腕管和肘管综合征加上胸廓出口综合征构成双重压迫机制。

2. 肌肉不平衡

正常一个肌肉纤维在它的正常静止长度下,产生最大张力。然而,肌肉能够改变它的静止长度,这种变化将明显地影响它们的功能。在缩短的位置,肌凝蛋白和肌动蛋白纤维间间隙重叠增加,在伸长位置时则减少。在两种情况下,肌肉的张力和力量减少。当处于伸长状态的肌肉收缩时,更容易造成肌肉的损伤。处于缩短状态的肌肉收缩时不引起特殊的损伤,但出现无力。因此,伸长状态的肌肉引起损伤。我们每日所处的舒适姿势,并不一定是理想的肌肉静止长度,肌纤维的异常伸长造成的肌肉损伤近来逐渐引起人们的重视。

3. 积蓄创伤性疾病

近10年来,美国和加拿大已经注意到积蓄创伤性疾病明显增多,尽管病人的症状模糊不清,但临床表现是持续的,病人常常主诉肩胛下、肩胛骨和颈部疼痛,有时伴有偏头痛、手麻木或麻痹,当上肢抬高或相对抬高时,疼痛和症状加重,心胸外科医师常常诊断这种情况为胸廓出口综合征。骨科或手外科医师常常诊断这种情况为腕管或肘管综合征。这类病人中,大多数有上肢多水平的轻度神经受压和颈部、肩部和上背部肌肉不平衡。

已知某些肢体的位置围绕着特殊神经在不同的止点直接增加压力,或使神经张力增加,引起慢性神经压迫。例如,当手腕从中立位变为屈曲或过伸位,腕管内的压力增加。同样肘部的屈曲使尺神经的张力增加,并使肘管的压力增加,肘管内的间隙减少。前臂旋前时在前臂的近侧压迫正中神经和桡侧感觉神经。理论上,上臂高于头部使臂丛张力增加,受累神经的根部产生麻痹。双重挤压机制可解释在上肢多点轻度压迫的累积作用,产生临床症状,而电诊断试验正常。

慢性体位使肌肉保持在异常缩短或延长的位置,造成部分肌肉过度使用,部分肌肉较少使用,导致肌内的不平衡。主诉肌肉紧张、痉挛,并且过度使用出现严重的症状,如胸廓出口综合征。同样,过度缩短的肌肉产生疼痛,这种紧张的、缩短的肌肉可继发压迫臂丛神经(斜角肌,胸小肌),异常的体位特别是头颈部前突和肩部前屈引起其他肌肉的机械性障碍,引起上肢肌肉活动无力(中、下斜方肌,前锯肌),其他肌肉代偿性过度使用,进入肌肉不平衡的恶性循环。

【诊断与鉴别诊断】

本病可发生于15～60岁的人群,以20～40岁的女性发病率最高,可能与女性颈肋的发生率较男性高1倍,并且女性的肌力弱,肩胛带下垂较男性多有关,肩胛带下垂可造成臂丛神经紧张,肋锁间隙狭窄,导致斜角肌痉挛,压迫血管神经束。胸廓出口综合征主要是臂丛神经及锁骨下动脉受压而表现出来的相应的临床症状。

1. 临床表现

(1)臂丛神经受压:臂丛神经以跨越第

1肋骨的下干最容易受压，上干受压的较少，主要表现是臂丛神经下干受压的症状。病人主要表现为患侧肩部及上肢疼痛，无力，发病早期疼痛为间歇性，可向前臂及手部尺侧放射，肩外展及内旋时疼痛加剧。严重者可出现前臂及手部尺侧的感觉异常，甚至出现肌肉瘫痪，肌肉瘫痪及萎缩以小鱼际及骨间肌为甚，表现为爪形手畸形，有时也存在大鱼际肌及前臂肌肉肌力减退。锁骨上区有压痛并向前臂放射。多数病例前斜角肌紧张试验阳性，检查方法是病人坐位，头转向健侧，颈部过伸，同时将健侧手臂向下牵拉，患肢麻木疼痛加重并向远端放射为阳性。

(2)血管受压：一般病人不出现严重的血运障碍，当病变刺激血管时，可出现上肢套状感觉异常，患肢上举时感发冷，颜色苍白，桡动脉搏动减弱，锁骨下静脉严重受压时，则出现患肢远端水肿，发绀。血管严重受压时可出现锁骨下血管血栓形成，肢体远端血运障碍。Adson征，Roos征等试验常为阳性。

1)Adson征：病人端坐，双手置于膝上，将头转向患侧，下颌抬起使颈伸直，嘱病人深吸气后屏气，如桡动脉搏动减弱或消失者为阳性。

2)Wright征：病人取坐位，检查者一手触摸病人桡动脉，同时将上臂被动地过度外展，如桡动脉搏动减弱或消失，腋下出现杂音者为阳性。

3)Roos征：将病人的双侧上肢外展90°，并外旋，嘱病人做双手连续快速的伸、屈指动作，如出现疼痛加重，无力，患肢自动下落者为阳性。

2. 电生理检查

如果运用得当，电生理检查可判断神经损伤的水平，而且有助于鉴别肌源性或神经源性病变。本病肌电图检查异常常局限于手内部肌，表现为出现纤颤电位，运动单位电位(MuP)下降等慢性神经源性病变的表现。神经传导研究(NCS)的改变具有特征性，表现为前臂内侧皮神经感觉神经动作电位(SNAP)振幅降低或不能引出，尺神经感觉神经动作电位振幅稍降低，正中神经运动神经动作电位振幅降低，而正中神经感觉神经动作电位正常。F波延长。体感诱发电位检查(SEPs)的典型改变是尺神经SEPs异常，而正中神经的SEps正常，常表现为尺神经N9反应振幅衰减，伴或不伴N13反应振幅衰减，少数情况下，N9及N13反应不能引出，或虽能引出，但潜伏期延长。

3. 影像学检查

X线检查是协助诊断本病的一项重要检查方法，颈椎正位片可发现有无颈肋及第7颈椎横突过长，胸片和锁骨的切线位片可发现有无锁骨及肋骨的畸形。有时MRI检查有助于发现锁骨上区是否存在肿瘤及有否纤维束带压迫血管神经，但也有人对此持不同意见，认为MRI并不能发现压迫臂丛神经的纤维束带。

依据上述的临床表现，对症状、体征、X线片及电生理检查结果进行全面的综合分析，不难做出胸廓出口综合征的诊断。

【治疗】

1. 保守治疗

适用于症状轻和初发病人，方法有：

(1)左或右锁骨上窝压痛区注射1%普鲁卡因5ml加氢化可的松1ml注入局部肌肉内，每周1次，3～5次为1个疗程。普鲁卡因局部肌肉有劳损史者效果明显。

(2)口服地塞米松、强的松和消炎痛等药物。

(3)理疗：锁骨上窝采用透热疗法或碘离子透入。

(4)肩带肌肉锻炼的体疗和颈部牵引等。

2. 手术治疗

(1)适应证:适用于经过1～3个月非手术治疗后症状无改善甚至加重,尺神经传导速度经过胸廓出口＜60m/s者;血管造影显示锁骨下动脉和静脉明显狭窄受阻者;局部剧痛或静脉受压症状显著者。

(2)手术原则:是解除对血管神经束的骨性剪刀样压迫,必须截除第1肋骨全长和解除有关压迫因素,使臂丛和锁骨下动脉下移而又不产生畸形并发症。

(3)手术途径

1)腋下途径:全麻或高位硬膜外麻醉,斜卧位,患肢抬高45°,抬举上肢后在腋毛下缘第3肋骨水平做长6～7cm横行切口。在胸大肌和背阔肌间解剖至胸廓,在筋膜下向上分离至腋窝顶部。在第1肋骨上缘见到神经血管束。抬举上肢使血管神经束离开第1肋骨,切断前斜角肌,切除第1肋骨和骨膜,前端至肋软骨,后端至横突,术毕检查骨残端有无压迫臂丛。此手术创伤较小,出血较少,但显露差,容易造成第1肋骨切除不彻底。

2)肩胛旁途径:全麻下侧卧位,患肢向上90°。切口起自高位肩胛骨旁区,沿肩胛骨内方向下绕向腋部。切断背阔肌,菱形肌和前锯肌。将肩胛骨向上向外撑开,切断中斜角肌纤维,显露第1肋骨。切除第2肋骨后段,增加对第1肋骨显露而对第2肋间神经起减压作用。对颈椎侧凸或圆椎胸也起到扩大胸顶空隙作用。切断第1斜角肌和第1肋骨全长,而对骨性异常如颈肋、椎体横突过长及异常纤维束带等均应切除,此手术切口较大,术毕时需仔细止血防止血肿后机化粘连。此切口能满意截除第1肋骨和解除有关压迫因素,适用于再次手术病人。缺点是创伤较大,出血较多。手术并发症有损伤胸膜引起气胸,术中牵拉臂丛引起手臂麻木无力或术后血肿的感染。术后约有90%以上的病例症状消失。

【手术并发症】

1. 伤口血肿形成

由于颈部近心脏,血管内血压高,很小的血管损伤就可能出现喷射样出血。所以颈部出血必须小心止血,稍大的血管,一般指外径＞1mm就应该结扎止血。一般颈部手术,外科医师都十分重视止血问题,在关闭伤口前常常是反复观察伤口,甚至用生理盐水灌入伤口,一次又一次观察有无出血迹象,一旦决定关闭伤口,警惕性就不那么高了。颈部脂肪垫内的血管也是非常丰富的,特别是在缝合最后1～2针脂肪垫时,缝针刺破血管也不知道,就匆匆打了结,最后造成伤口下血肿,甚至出血。因此,颈部脂肪垫的缝合不要太密更不能做大块缝合,缝合后脂肪垫下应常规置橡皮引流条,或小型负压引流。一旦发现出血,立即拆开缝线止血。胸廓出口综合征术后伤口血肿或出血危害很大,直接关系到手术疗效。在分离切断前、中、小斜角肌后,臂丛神经完全裸露在断离肌肉的间隙中,一旦出血,血液必将积聚在游离的间隙中包绕着被游离的臂丛神经根干部,特别是臂丛神经松解之处,如果不及时处理这些积血,凝固的血块就对臂丛神经产生刺激,而日后血肿的机化必然形成新的压迫,以致造成术后症状仍然存在。因此,一旦怀疑切口内有出血,或发现有出血,切不可存在侥幸心理,应立即进手术室,打开伤口清除血肿,再次止血。

2. 淋巴漏

主要发生在右侧的胸廓出口综合征术后。右侧上肢和颈面部的淋巴液是通过右侧淋巴管汇集流入腔静脉的,而淋巴管流出的淋巴液是无色透明的,常常不引起外科医生的注意。所以即使较大的淋巴管被切断,有时也没有结扎，造成术后淋巴漏。为避免这种情况发生，在关闭伤口前，应仔细的检验有无无色的液体渗出，特别要检查切开的脂肪垫两侧以及切除肿大的淋巴结近远端，如有较多的无色液体渗出，应用 3-0 丝线缝扎。术后用沙袋压迫伤口也是预防淋巴漏的方法之一。淋巴漏一旦发生，可先考虑非手术治疗，包括压迫伤口，反复穿刺吸出淋巴液等。如抽出积液后很快又形成积液，可考虑从原切口进入，在囊肿内找到渗液点，予以小心缝扎或电凝。如渗液点较深，剖开渗液道缝扎淋巴管有一定危险性，可在附近取一带蒂的肌肉塞入窦道中。常用的肌肉是胸锁乳突肌和肩胛舌骨肌。

3. 气胸

经颈部切口切断前中斜角肌后，常常可见到悬在下干下方的 Sibson 筋膜，术中需将条索状的 Sibson 筋膜切断，以完全解除其对下干的挤压。但折叠的胸膜顶常常与 Sibson 筋膜紧紧相贴。切断 Sibson 筋膜顶亦被打开，可看到其下方活动的肺脏。此时应将胸膜的破口缝合，在最后一针打结前，请麻醉师反复做正压呼吸数次，待肺完全扩张后打结，无需做胸腔引流。如胸膜破口太大或怀疑肺脏可能有损伤，则术中应立即做胸腔引流，术后安置封瓶引流 24～72 小时左右。做胸腔负压吸引的方法是用一根硅橡胶导尿管从胸腔破口处插入胸腔，约 3cm 一段，避开臂丛神经，从伤口外侧另做皮肤小切口将导尿管引出，接水封瓶。如果术中分破胸膜顶没有及时发现，术后再处理气胸就被动了。因此，在做颈部切口切断前、中、小斜角肌后，常规在伤口内灌满生理盐水请麻醉师做正压呼吸，观察有无气泡，如系颈丛麻醉，则令病人咳嗽，有无气泡出现。一旦出现气泡，应怀疑有胸膜损伤，立即检查胸膜顶，寻找破口，并修补之。

4. 膈神经损伤

根据本科做大量膈神经移位治疗臂丛神经根性撕脱伤的临床观察看到，成人一侧膈神经完全切断可不产生任何临床症状，但并不代表一侧膈神经损伤可以不去理会。因此，在手术时应保护好膈神经。在做胸廓出口综合征手术时数的膈神经损伤是牵拉伤，术后极少数病人可能会诉胸闷，胸透可能会看到同时膈肌抬高并有活动度减弱。一般休息数天后自愈。一旦术中发现膈神经断伤应该立即在显微镜下用 9-0 尼龙缝线将之做端端缝接。

5. 臂丛神经损伤

胸廓出口综合征手术损伤臂丛神经的可能性很小，且绝大多数是拉钩不当造成的牵拉伤。本组胸廓出口综合征手术造成臂丛神经损伤 1 例，经 2～3 个月的神经营养药物、功能训练及电刺激治疗，功能均逐渐恢复。在做前中斜角肌切断时，不可做大块肌肉用电刀或双极电凝切断，仍应逐渐分离做薄层切断，这样既安全，止血亦好。

6. 颈丛神经皮支损伤

颈丛的锁骨上皮支一般以胸锁乳突肌后缘中点附近为中心，从胸锁关节至肩锁关节分 5～6 支呈扇形行走分布。在切开颈阔肌后即可见到这些皮支，应避开这些皮支切开脂肪垫。这些皮支常常有血管伴行，止血时亦应先做分离，避免钳夹、切断或电凝与血管伴行的皮神经。在关闭脂肪垫时应避开这些皮支，切勿将之缝扎。颈丛皮支损伤病人大多数于术后 6 个月左右症状逐渐改善，乃至消失。

第六节 乳糜胸

【概述】

各种先天性、创伤性或梗阻性的因素影响了胸导管或其较大分支的回流，致胸膜腔内积存了乳糜液，称为乳糜胸。实际上它是淋巴管的内瘘。乳糜胸是一种少见病，近年来随着胸部创伤发生率的升高以及胸心手术的开展，乳糜胸的发生率亦随之增加，同时对于乳糜胸的诊断和处理也不断地增添了新的内容。目前，乳糜胸的发病率约为0.25%～0.50%。

【病理】

胸导管是一内覆上皮的肌性管腔，从第6胸椎以上，每隔几厘米腔内就出现瓣膜，胸导管内的瓣膜结构使得淋巴液在胸导管内循单一方向流动。特别是在它汇入静脉处尚有成对的瓣膜，可防止静脉血反流入胸导管。

胸导管内充满乳糜液，乳糜液呈牛奶状，无味，碱性，比重为1.012～1.025，静置后不凝，其上形成一奶油层。加入乙醚后变澄清，苏丹Ⅲ染色后在显微镜下观察可发现脂肪球。一般来讲，每100ml乳糜液含有0.4～0.6g脂肪，人体摄入脂肪的60%～70%通过淋巴系统吸收并经胸导管进入血流。乳糜液含有多种重要成分和细胞，主要是中性脂肪、非酯化脂肪酸、磷脂、鞘磷脂和胆固醇脂等。碳链上<10个碳原子的脂肪酸可通过门静脉系统直接吸收，这也是保守治疗乳糜胸时口服中链三酰甘油的原因。乳糜液内中性脂肪形成径约为0.5μm的乳糜微滴。乳糜液中总蛋白质含量为2.2～5.9g/100ml，约为人体血浆蛋白含量的1/2，主要是白蛋白、球蛋白、纤维蛋白原和凝血酶原。因之胸导管是正常情况下，血管外蛋白质返回循环，以及紧急情况下运输储存蛋白的主要通道。胸导管淋巴内含大量白细胞，约为2000～20 000/ml，其中90%是T淋巴细胞，它对人体的细胞免疫起重要作用。长期大量漏出乳糜液将明显损害机体的免疫功能。胸导管内也含有少量红细胞，其他成分包括脂溶性维生素，各种抗体和酶，如碱性磷酸酶、淀粉酶、胰脂酶、DNA以及乙酰乙酸和尿素氮等，分别依其血浆中的浓度出现在胸导管中。由于乳糜液呈碱性，含有大量淋巴细胞、非酯化脂肪酸和磷脂，故乳糜胸病人很少发生胸膜腔感染。

胸导管内淋巴液95%来自肝和小肠，来源于肢体的淋巴很少。摄入脂肪性食物后肝内淋巴量增加150%，肠淋巴液增加量约为静止时的10倍。进食脂肪、蛋白质和糖类的混合食物，淋巴液增加的较少。饥饿、完全静止休息、注射吗啡等抑制肠蠕动药物时，可减少胸导管内的淋巴液量，此时淋巴液亦变成清亮的细滴状。饮水、进食、腹部按摩可使流量增加20%，流速由0.93ml/min增加到3.9ml/min。在人体胸导管内插管收集24小时乳糜液可达2500ml，流速为14～110ml/h。在最大流速高峰时胸导管的压力为1.0～2.8kPa(10～28cmH_2O)。

如前所述，乳糜液内有大量的水分、电解质、脂肪、蛋白质、酶、脂溶性维生素和细胞，一旦发生乳糜瘘，可导致严重的代谢紊乱。另外，存在于乳糜液中的抗体和淋巴细胞也随同丧失，使机体免疫力下降。大量乳糜液积聚在胸膜腔内，使肺受压，肺活量降低，纵隔移位，静脉回流受阻，可产生一系列呼吸循环功能障碍，临床上出现明显的症状和体征。胸导管与静脉和淋巴系统有丰富的侧支循环，任何一个水平结扎胸导管均不致发生结扎远端乳糜液外渗。结扎胸导管后其压力可有暂时性升高，甚可高达 6.65kPa(50mmHg)，以后随着侧支循环的建立，其压力逐渐恢复正常。胸导管结扎后 3 小时，血中脂肪下降，16 天以后回复到正常水平。

【病因】

引起乳糜胸的原因很多，创伤、手术、肿瘤、结核、静脉栓塞、丝虫病等都可能造成乳糜胸。各种原因引起的乳糜胸发生率不同。文献报告恶性肿瘤引起者占 50%，手术后乳糜胸占 25%，未查明原因者占 25%。随着胸心外科手术的进展，尤其是心脏外科心内直视手术的广泛开展，手术后乳糜胸的发生率较前有所增加。中心静脉置管输液引起上腔静脉梗阻而导致乳糜胸的报告，近年来亦渐增多。一般来说，乳糜胸的病因可分为以下几种。

1. 先天性乳糜胸

系淋巴系统先天性发育结构异常，多于出生后发现有单发或多发乳糜瘘。胸导管先天性缺如或胚胎期胸导管的连接部分未能很好完成，致胸导管狭窄、梗阻，淋巴管广泛扩张和破裂，乳糜液可从胸导管、壁层胸膜、脏层胸膜下的淋巴管向外漏出。新生儿分娩过程中的产伤亦可产生乳糜胸，Robinson 就报告了 3 例。

2. 外科手术后(医源性)乳糜胸

在胸导管附近的手术操作均有可能损伤胸导管主干及其分支，最容易损伤的部位在上胸部，如胸部交感神经链手术；中上段食管手术；心血管外科中松动主动脉弓的手术，如主动脉缩窄切除术、Blalock-Taussig 分流术、动脉导管切断缝合术等。先天性膈疝修补术、食管静脉曲张内镜下注射硬化剂偶可造成乳糜胸。1967 年，Roy 等人报告17 000例胸心外科手术后出现 5 例乳糜胸，这个发生率较低，实际情况可能较此要高，约为 0.3%～0.5%。手术后乳糜胸的症状在进食后表现明显，多在 1 周左右发现。外科医师应当警惕的是在远离胸导管部位手术时也可能发生异常胸导管及其分支的损伤，如肺叶切除、胸骨正中劈开切口的手术等。

3. 非外科手术(创伤)后乳糜胸

(1)锐器伤：颈部、胸部、上腹部子弹、刺刀穿入伤可能伤及胸导管及其主要分支。这些损伤在伤后多被附近其他重要脏器的损伤所掩盖，早期不容易发现。

(2)钝性伤：椎管内压力增高，椎体突然过度伸展，可造成膈上胸导管撕裂，以前曾有过损伤或疾病使胸导管固定于脊柱时更容易发生。此外，爆震伤、挤压伤或剧烈咳嗽偶亦可致胸导管破裂。

闭合性损伤所致胸导管破裂在受伤与临床症状出现前常有一个间隔期，大约 2～10 天，也可长达几周或几个月。胸导管破裂后在纵隔内形成胸膜外乳糜肿，此乳糜肿增大到一定体积后始破入胸膜腔。它多位于右下肺韧带基底部。闭合性损伤所致乳糜胸只有约 50%能自行闭合，其余 50%若不经外科手术治疗终不免导致死亡。

4. 非创伤性乳糜胸

良性肿瘤：胸导管良性淋巴管瘤呈类似肿瘤样包块，形成单个或多个囊腔充满乳糜液，它易破入胸膜腔和心包腔，形成乳糜胸或乳糜心包。良性淋巴管瘤多发生于年轻病人。原发性胸导管恶性肿瘤鲜有报告，而纵隔淋巴瘤或腹腔淋巴瘤是造成乳糜胸的重要原因。胸导管是恶性肿瘤播散的重要途径，晚期肿瘤病人活体或尸检时收集胸导管内淋巴液，发现恶性肿瘤细胞的出现率为16%～23%。胸内或腹内原发性恶性肿瘤通过淋巴管继发地侵犯胸导管，一旦侵入管腔即可通过栓子或浸润进一步播散。恶性肿瘤侵犯胸导管的发生率估计为3.6%～30%。恶性肿瘤侵犯胸导管最终发生乳糜漏出，它可能是胸导管管壁本身被肿瘤侵蚀，也可能是肿瘤压迫胸导管造成梗阻，使胸导管内压力增加，其较大分支扩张后破裂。另一种情况是肿瘤将胸导管固定于附近脏器，此时很简单的呼吸运动或心脏跳动即可造成胸导管撕裂。有人曾在肿瘤所致乳糜胸病人术前、术中行淋巴管造影，发现造影剂顺利地通过胸导管或侧支，未见到梗阻，这种乳糜瘘是由于肿瘤侵蚀管壁造成筛状穿孔所致。肿瘤性乳糜胸可为单侧或双侧，乳糜胸后发生乳糜腹常提示腹膜后肿瘤，胸膜的恶性肿瘤也可合并乳糜胸，它系肿瘤造成多个胸膜乳糜瘘。

(1)特异性炎症：胸腔、腹腔的细菌可带入胸导管，引起胸导管的特异性炎症，如胸内结核、丝虫病侵犯阻塞胸导管引起乳糜胸。纵隔放疗后的纤维化亦可产生乳糜胸。

(2)循环障碍：胸导管进入左锁骨下静脉和左颈总静脉交界处的梗阻可致乳糜胸。其原因可为栓塞、炎症、肿瘤、创伤或某些尚未清楚的因素。

【诊断】

胸腔穿刺或胸管引流发现乳糜液即可诊断，但是乳糜胸的病因诊断常不容易，有时需数月、数年，有的甚至需要尸检时方才明确产生乳糜胸的病因。病史对诊断先天性和创伤性乳糜胸有重要价值。新生儿乳糜胸开始为胸腔积液，喂奶后才出现乳糜。手术后乳糜胸常在术后7～10天进食后出现。闭合性创伤后乳糜胸多有外伤史，症状出现前常有一间隔期。乳糜液中加入乙醚后摇动，脂肪溶解，牛奶样混浊变澄清可肯定诊断。苏丹Ⅲ染色后在显微镜下检查可见脂肪球对于乳糜胸有特殊诊断价值。

乳糜胸除表现胸腔积液外无特异性X线征象。淋巴管造影术自1963年由Heilman首次描述以来，应用不断增多。淋巴管造影能直接观察淋巴系统的形态改变，如狭窄梗阻，并能显示淋巴外漏的部位和范围，有时可以帮助病因诊断。淋巴管造影是一有创伤的检查，操作稍复杂，有一定的禁忌证，有可能引起某些并发症。近年来，利用放射性核素淋巴显像技术诊断乳糜胸的报告逐渐增多。核素淋巴显像借助淋巴系统对标记化合物胶体颗粒或大分子的渗透吸收、转运、摄取和吞噬等作用，以显示淋巴通路的形态结构与引流功能，是一种生理性的无创检查，简单易行，无副作用或并发症，并可重复应用，对于乳糜外溢不仅定性也能做定位诊断，并可用以术后监测疗效或预后。理论上目前的许多检查都能对乳糜胸做出诊断，也能确定胸导管漏口的部位、范围、程度以及乳糜胸的病因。但是临床实际上却并非如此，从笔者的临床工作中体会，有些乳糜胸，特别是非外伤性(自发性)乳糜胸，淋巴造影或核素淋巴显像对胸导管漏口的定位常常是含糊不清。乳糜胸的病因确定常常无法明确，尽管进行了淋巴造影、核素淋巴显像、骨髓穿刺、肝活检、淋巴结活检甚至开胸活检，也未能获得确切的病因。这也是大多数文章中总有一些“未明原因”的乳糜胸病例。对此种非创伤性乳糜胸，胸外科医师有时只有先处理乳糜胸，减轻病人的临床症状，病因诊断则放在第二位。

【鉴别诊断】

在鉴别乳糜液时应区分假性乳糜。假性乳糜常因肿瘤或感染引起，此种液中含有卵磷脂蛋白复合物，外观也呈牛奶状，而细胞变性产生的脂肪很少，用苏丹Ⅲ染色无脂肪球出现，比重<1.012，沉渣中有大量细胞，淋巴细胞不构成主要成分，蛋白质和胆固醇含量低于真正乳糜液。鉴别有困难时，可给病人进食混有亲脂性染料（苏丹Ⅲ）的液体，再抽胸水送检。某些结核病人的胸水亦呈牛奶状，易与乳糜胸混淆，此种胸水系胆固醇性质的胸腔积液，胸水中胆固醇结晶浓度很高。创伤性乳糜胸的胸液常混有血液，尤其开始时为血性，有时误认为结核。

【治疗】

在胸导管结扎手术开始应用以前，医师仅仅采用胸腔穿刺抽液和营养支持，这样治疗的结果约半数乳糜胸病人死亡，非创伤性乳糜胸病人无1例生存。此后有人试用静脉输注从胸腔抽出的乳糜液，后来因出现过敏反应而废弃。1934年，Heppner提出胸导管瘘的愈合机制是瘘口周围胸膜腔的闭塞非损伤胸导管本身的愈合。他建议每天胸腔穿刺后注入各种刺激性物质，如高渗葡萄糖、氮芥、四环素、滑石粉等来治疗乳糜胸。还有人采用膈神经挤压、碘酊涂擦壁层胸膜，诱发粘连促使胸膜腔闭塞。后来发现直接处理胸导管不产生生理紊乱，于是有人用银夹夹住胸导管控制乳糜液外漏。有人在颈部结扎胸导管成功。1948年，Simpson全面报告了用结扎胸导管方法成功地治疗乳糜胸的经验，从此以后乳糜胸的治疗有了显著的进步，死亡率从50%减低到15%。

1. 保守治疗

对于先天性和创伤性乳糜胸，大多数作者认为先行一个时期的保守治疗，当效果不佳时再施行手术为宜。保守治疗的时间以病人对于丧失乳糜液的耐受程度决定，当丢失量很大，保守治疗不应超过2～3周，以免发生严重的代谢紊乱和机体衰竭。医源性（外科手术后）乳糜胸，外科处理应更积极些，更早些进行结扎胸导管手术。由于对于液体、电解质和营养缺乏的深入理解，特别是静脉高营养的临床应用，有人认为严格积极的保守治疗，手术后乳糜胸很少需要外科手术。

保守治疗一般包括持续胸腔穿刺，当效果不显著时改用大口径的胸管引流。胸腔内注入刺激性物质，除了上述的各种胸膜粘连刺激剂外，有人报告胸膜腔内注入纤维蛋白胶成功治疗乳糜胸。限制病人饮食，给予无脂肪高糖高蛋白的食物，尤其给予三酰甘油食物。有人采用禁食、胃肠抽吸、完全胃肠外营养，静脉输注全血、血浆蛋白、维生素、电解质，经肋间胸腔插管观察引流量及促使肺复张等。在保守治疗期间，每日测定血浆蛋白、电解质、血细胞和胸部X线检查。

2. 手术治疗

（1）外科治疗的因素：在保守治疗无效时需考虑行外科手术治疗。是继续保守治疗还是改为外科处理应考虑到以下几个因素：①造成乳糜胸的病因；②乳糜瘘存在的时间长短；③每日胸腔引流量的多少；④营养缺乏和免疫功能损害的程度；⑤病人对于乳糜丢失的耐受能力。

（2）手术方法：目前，外科处理乳糜胸有两种手术方法被普遍接受，即直接闭合胸导管瘘和直接缝扎膈上胸导管。

1）第一种情况单侧乳糜胸经有胸液的一侧进胸，特别是术后乳糜胸，此时直接处理损伤的胸导管比较容易。寻找胸导管漏口是手术中的困难问题。由于解剖变异和纵隔内大量纤维素凝块沉着，广泛解剖纵隔不仅找不到漏口，反而可使单侧乳糜胸变成为双侧乳糜胸。为此，有人建议术前3～4小时口服牛奶，或口服混有亲脂性染料的牛奶，食管壁内注射染料，开胸时自大腿注入1%的伊文思蓝，手术台上行淋巴管造影等方法以帮助手术时辨别漏口。笔者的实践体会注入染料并无必要,清亮乳白色乳糜液在手术台上能清楚显示,高浓度染料很容易逸出使很多组织着色,反而影响观察解剖结构。一旦发现漏口,双重缝扎漏口远近断端并缝合纵隔胸膜,最后缝扎膈上胸导管。人们认为这三点是乳糜胸手术技术上的关键。但是临床上有时无法找到漏口,特别当纵隔胸膜广泛浸渗乳糜时,此时仅在乳糜漏出的一处或多处缝合纵隔胸膜并于右侧膈上结扎胸导管即可。也有作者提出对于手术中未能找到胸导管瘘口的病例,可以行部分胸膜切除并适当胸腔引流,也可能达到治疗的目的。有人提出,单纯缝扎右膈上胸导管而不去处理胸导管瘘就能获得有效治疗。笔者同意这样的意见,即不必企图找到胸导管漏口,只要找到膈上胸导管予以牢靠的缝扎,继之严密缝合纵隔胸膜,用纱布涂揩壁层胸膜诱发术后胸膜腔内的粘连,绝大多数病例可获得手术成功,术后乳糜胸完全消失。因此,推荐单侧或双侧乳糜胸均经右侧进入胸膜腔为宜。笔者体会经右侧进胸好,主要是右侧进胸,膈上胸导管位置比较固定,寻找和结扎胸导管比较容易,手术后能有效地控制乳糜外漏。最近,有人报告借助于体外压力泵行胸腹腔引流,将胸内乳糜液引流到腹腔,成功地治疗新生儿乳糜胸。

2)非创伤性乳糜胸治疗比较困难,主要原因是其病因难以确定。对于非创伤性乳糜胸的病例,已知病因者可以直接处理原发病和保守治疗,已知肿瘤引起者可用放疗或化疗。若原发病因并不明确,直接治疗原发病常无的放矢,保守治疗多费时、费力,效果难以估计。因此,在这种情况下,结扎膈上胸导管不失为一减轻临床症状的权宜之计。对晚期肿瘤病人也可试用,但是恶性肿瘤病人结扎胸导管成功机会不大。除了结扎胸导管以外,壁层胸膜切除或应用胸膜刺激剂,如碘酊处理过的滑石粉,干纱布擦拭壁层胸膜,诱发胸膜产生粘连从而使胸膜腔闭塞,也是成功治疗乳糜胸的重要措施。由此可看出,原因未明的乳糜胸需尽力求得病因诊断,这需要全面体检和完全定量的化验检查,开胸探查仅为最后手段。若开胸探查不能切除病变,可行活组织检查,便于术后更合理地治疗。若未发现胸导管病变,此时手术可直接处理乳糜胸,包括胸导管结扎和壁层胸膜切除。

第八章

食管癌和贲门癌的术中并发症

【概述】

食管癌及贲门癌手术的术中并发症主要包括:术中出血、气管和支气管的损伤、喉返神经损伤及血气胸。

第一节　术中出血

【病因】

1. 主动脉壁受到肿瘤组织侵犯,管壁发生炎症、水肿,术中钝性分离极容易造成主动脉壁撕裂。左侧剖胸时,将游离的食管过弓过程中,因粗暴操作撕破主动脉弓。尤其是游离主动脉弓下缘时,此处常有一支食管固有动脉,若操作粗暴,极容易造成主动脉弓撕裂。

2. 左侧剖胸游离胸上段食管时,在主动脉弓上,近脊柱旁撕破奇静脉,可引起大出血。

3. 在结扎食管固有动脉时,结扎线松脱或在其根部造成主动脉壁撕裂。

4. 处理胃左动脉时,由于转移淋巴结呈团块状,胃左血管分离困难,大块结扎后缝线滑脱,胃左动脉回缩而引起大出血。

【诊断及鉴别诊断】

1. 主动脉损伤后,即可发现血液从破口处喷涌而出。

2. 左胸入路时,由于奇静脉的位置深,压力低,提取时容易使得右侧纵隔膜破裂,如果破口出血后血液流入右胸,术者不容易发现,往往麻醉师先发现心率增快、血压下降等症状,出现早期休克表现。如果出血量大,术者可发现持续有血从右胸涌出。

【预防及治疗】

1. 对于肿瘤较大的食管癌病例，手术前进行胸部 CT 或 MRI 检查。明确肿瘤与邻近大血管的关系。术前备有足够的同型血和血管外科器械。术中发现肿瘤侵及主动脉难以分离，切忌钝性操作，宁可残留部分瘤组织亦不可冒撕破主动脉壁的风险。若术中发生主动脉撕裂，破口不大时，可先用手指按压止血，并输足血容量。在手指按压不能完全止血时，充分暴露后用 3-0 聚丙烯缝线做破口全层褥式缝合。再做外膜的荷包缝合，多能达到止血的目的。对于撕破口较大的情况，常因出血快导致病人短期内死亡。在技术熟练、血管外科器械准备充分的情况下，可争取在撕破口两端阻断血流(包括肋间动脉)，用血管补片进行修补或做血管置换术。

2. 术前检查肿瘤位于主动脉弓或以上水平食管时，应选择右侧剖胸切口，易于分离奇静脉和主动脉弓。左胸径路，如在主动脉弓上撕破奇静脉，立即打开对侧胸膜，用手指压迫止血，同时游离翻转主动脉弓，充分暴露奇静脉破口用丝线缝扎撕破口或双重结扎奇静脉；在主动脉弓下水平撕破半奇静脉，同样可用上述方法处理。

3. 肿瘤上缘近主动脉弓下缘的情况、在分离结扎主动脉弓向下发出的食管动脉分支时，应仔细操作，并在近食管侧切断结扎。如食管侧结扎线滑脱，争取重新结扎。血管较细小时，部分病例用手指压迫亦可达到止血目的。如在根部撕破主动脉弓，暴露极难，可将主动脉弓后下壁用手指顶出，争取修补止血。

4. 在处理胃左血管时，切忌大块结扎。对于周围转移淋巴结可逐个剥离后再处理胃左动脉。若发生胃左动脉回缩出血时，如暴露欠佳，应立即扩大膈肌切口，找出回缩到胰腺后的胃左动脉，予以结扎加缝扎，操作过程中切忌慌乱，以避免损伤腹腔动脉、脾动脉及脾脏。

第二节 气管、支气管的损伤

【病因】

1. 最常见的原因是食管肿瘤侵及气管膜部，手术中试图强行分离，过度牵拉造成气管膜部撕裂。

2. 一部分病例是在非直视下钝性分离胸上段食管时，操作粗暴、未靠近食管侧分离，造成气管膜部撕裂。

【诊断及鉴别诊断】

如果气管膜部的撕裂伤在气管插管气囊以上，则只能在术毕拔除气管插管后，胸腔引流管内有大量气体逸出，病人有重度呼吸困难、缺氧症状和纵隔气肿表现时，才能确诊。如果气管膜部的破口在气管插管气囊以下，术中见有气体溢出即可诊断为气管膜部损伤。

【治疗】

1. 对于小的破口可直接缝合，用邻近的纵隔脂肪组织、带蒂壁层胸膜加固缝合或用胃壁覆盖。

2. 在游离颈段和胸上段食管时见到有气体逸出，说明气管或支气管已受损伤，麻醉师应放出气管插管中的气体，将气管插管深插至气囊低于气管破口处，然后进行破口修补。

3. 若损伤隆突，在手术者引导下，麻醉师将气管插管插入一侧主支气管，进行单侧肺通气麻醉，进行隆突的修补，可用带蒂肋间肌瓣加固。

【预防】

对于胸中上段食管癌病例，应行胸部CT检查，以观察肿瘤与气管膜部的关系。对于术前有咳嗽、咳血者，应行纤维支气管镜检查，若气管膜部呈结节样改变，则表明气管膜部可能已受侵犯，术前应做气管部分切除的准备。若术中证实有气管膜部受侵，而术前又未做气管切除的准备，则宁可姑息性切除，亦应避免损伤气管。

第三节　喉返神经损伤

【病因】

解剖上两侧喉返神经均走行于气管食管沟内，故在做颈段或胸段食管游离时，牵拉、切割或电灼均可造成喉返神经的损伤。喉返神经损伤的发生率为3%～10%。

【诊断】

病人麻醉清醒后即发生声嘶，喉镜检查是一侧声带麻痹可确诊。

【鉴别诊断】

喉返神经损伤应与两种其他声嘶症状疾病相区别，即声带水肿和环杓关节脱位。其中声带水肿在经过正确处理后声音能够恢复，而环杓关节脱位也可在关节复位后声音恢复。

【治疗】

单侧喉返神经损伤，术后随着健侧声带的代偿，症状可逐渐改善。围手术期应加强护理，教会病人进半流质饮食。症状严重者，用硅油注入声带整复，以暂时缓解症状。有呛咳者，用鼻饲管进行鼻饲。对于双侧喉返神经麻痹的病例，应做气管切开经鼻饲管进行鼻饲。

【预防】

在行左胸、左颈两切口切除中下段食管癌时，主动脉弓下缘不必游离过多，以免损伤左侧喉返神经。非直视下游离胸上段食管时，手指靠近食管侧钝性游离食管达颈部，然后做颈部切口。用拉钩将胸锁乳突肌和颈血管鞘向外侧拉开，将食管从颈部切口拉出，直视下将可能与食管相连的喉返神经分离；在右胸行胸上段食管癌切除时，可用手指靠近食管侧向上钝性游离颈部食管，然后同上方法进行颈部操作。气管食管沟内操作，不宜用电灼切割和止血。

第四节　对侧血气胸

【病因】

在剖胸或经裂孔做食管切除时，尤其是肿瘤外侵累及胸膜的情况下，比较容易切破胸膜进入对例胸腔。切破对侧纵隔胸膜并不严重，但未发现对侧形成血气胸且未做处理，则可能造成严重后果。

【治疗】

若胸膜破口较小，可进行缝合修补。如胸膜破口太大难以修补时，术中用纱布垫堵塞破口，以免对侧胸膜腔充满血气。术毕关肋前，用吸引管伸入对侧胸腔吸尽积血和气体。我们体会用软蘑菇头管伸入对侧胸膜腔吸引，并瞩麻醉师胀肺，则效果更佳。将胸胃缝合团定于后胸壁，以避免术后胸胃疝入对侧胸膜腔。术后判断对侧胸腔是否仍有血气胸拍胸部 X 线片决定是否行胸穿或做胸腔闭式引流术。

第九章

食管癌和贲门癌的术后并发症

【概述】

食管癌手术涉及胸,腹和颈部的器官。且手术较大,复杂,手术时间较长,再加上病人年龄多数较大,全身其他部分多有疾病,手术容易出现并发症。

【并发症】

由食管癌及贲门癌手术的术后并发症主要包括:术后出血、上消化道出血、术后肺部并发症、术后吻合口瘘、术后吻合口狭窄、术后吻合口出血、术后脓胸、乳糜胸、移植肠管坏死、胸胃瘘和胃食管反流。本章分十节进行详述,乳糜胸内容请参看第一章第十六节。

第一节　术后出血

【概述】

食管切除和消化道重建术的手术创伤面大,特别是老年伴有高血压的病人,小血管弹性和收缩能力差,术后又使用了血管扩张剂,故术后渗血较多。术后出血的发生率为2%～4%。

【病因】

常见原因是术中处理血管欠妥,使缝扎线滑脱或电灼痂过早脱落。

1. 最常见的出血是来自主动脉的食管分支和支气管动脉。

2. 切开膈肌裂孔后,膈肌脚结扎或缝扎线松脱,术后膈动脉分支出血。

3. 肋间血管的结扎线松脱,造成肋间血

管出血;经肋间剖胸牵拉造成未发现或未做处理,术后刺破肋间血管。

4. 牵拉胃入胸腔过程中操作粗暴,胃大小弯的血管分支被撕破出血。由于胃的过度牵拉,造成胃小弯侧血管结扎线滑脱出血。

5. 关胸或放置胸腔闭式引流管时,刺破肋间血管。

6. 由于术中肺塌陷或牵拉肺组织,造成脏壁层胸膜间的粘连带断裂,术中未能发现或电灼痂过早脱落。

7. 术中未能发现撕破脾脏或脾门血管,造成术后腹腔出血。部分病例可在术后1周内发生后期脾破裂,病人突发急性左上腹痛和低血压,预示这一并发症出现。

【诊断】

1. 胸腔内出血:术后全身出血症状和体征明显。如面色苍白,烦躁不安,气短,手足冰冷,血压偏低不稳,脉快,胸腔引流管中红色液体流出,其中血红蛋白>60g/L,胸部X线片显示手术侧胸腔阴影,纵隔移位,提示胸腔内持续出血。

2. 腹腔内出血:术后全身出血症状和体征明显。腹部隆肿,有时可能出现皮跳,腹部引流管抽出血液即可确诊。

【预防及治疗】

1. 术中处理胸主动脉的食管支时,避免使用电灼止血,尤其是较粗的血管要结扎止血;切断膈肌脚时,要缝扎膈肌脚断端,不可大块结扎;充分游离胃,必要时可游离十二指肠的第一、第二段,以缓解胃张力;牵拉胃操作要轻柔;胃网膜左血管弓断端应双重结扎,避免在牵拉胃的过程中造成结扎线滑脱;关胸前仔细检查食管床、脾脏、膈肌脚及肋间血管,对断裂的肋骨残端,剪整齐后涂以骨蜡,相关的肋间血管可做预防性缝扎。

2. 术后再次剖胸止血的指征

(1)病人出现失血性休克,经输液、输血等抗休克治疗血压仍不能维持者。

(2)术后胸腔闭式引流管内每小时引出血性液体200ml,连续5小时,经止血措施无效。引流量超过1000ml,病人一般情况恶化,脉搏超过120次/分,血容量明显个足,即使血压没有下降,亦应剖胸止血。

(3)胸腔闭式引流管内引流出血块或引流出血液很快凝固。引流液血红蛋白含量与体内相近合。

(4)肺及纵隔出现受压症状且呈进行性加重,影响呼吸循环功能,床边X线摄影出现胸部阴影并逐渐增大者。

3. 术后二次剖胸止血,必需在准备足够量全血的情况下进行。手术一般采用原切口进胸。清除胸腔内积血及血凝块,充分暴露手术野,若为小血管出血可以给予再次结扎或缝扎、对于胸膜广泛粘连剥离后的大面积渗血用电凝及局部应用凝血酶等止血药物或止血纱布等。正确估计失血量,以指导术后输血补液等治疗。

第二节 上消化道出血

【概述】

上消化道出血是食管、贲门癌切除术后的常见并发症,其发生率报道不一,多为1%~5%,死亡率较高。

【病因】

1. 吻合口出血

由于吻合口、胃残端黏膜下血管未予缝扎止血;吻合口缝合针距过大;结扎线松脱;术中病人血压偏低或用钳夹致使出血未被发现,迟发性出血多发生在术后1周左右,原因可能为:

(1)吻合口黏膜缺血,坏死致吻合口裂开。

(2)吻合口部位感染,黏膜下脓肿侵蚀血管。

(3)吻合口溃疡。

2. 胃残端出血

胃残端出血的原因多为:

(1)封闭胃残端时,缝线过稀。

(2)缝合线结扎松脱。

(3)缝合时未能包括胃壁全层,导致黏膜层滑脱,黏膜下出血。

(4)使用胃残端闭合器时,过松导致出血而未能发现;过紧则致胃壁切割、黏膜滑脱。

3. 急性胃炎

原因尚不十分明确.可能与十二指肠液反流至胃内,破坏了胃黏膜的屏障作用,氢离子逆向弥散,而使胃黏膜糜烂,导致出血。可发生于术后早期,出血量亦可较大。

4. 胃的应急性溃疡

是食管癌和贲门癌术后一种少见且凶险的并发症。其原因尚不十分清楚。有学者对重度创伤病人进行早期和重复内镜观察指出;创伤后早期即可出现胃黏膜糜烂,多发于胃底和高位胃体部。亦有学者认为;胃黏膜缺血、胃黏膜屏障机能的损害和胃酸逆向反流是术后应急性溃疡发生的3个主要因素。总之,在导致发生应急性溃疡的众多原因中,以下因素最具危险性,即低血容量性休克、重度感染、重要器官功能损害及术后其他并发症。

5. 其他原因

如胃内遗留病灶,黏膜皱襞小息肉或小动脉瘤遗留均可导致术后出血。

【诊断】

1. 食管癌和贲门癌术后,胃减压管内引出物为持续血性或鲜红色,则提示胃内有活动性出血。若有呕血、便血,则说明出血速度较快;如病人无急性呕血表现,亦为持续性柏油样大便,说明出血的速度较慢,这类病人出血多能自行停止,急性出血的病人可伴有失血所致的贫血和血容量不足的表现,如头晕、出汗、脉速和血压下降。

2. 正确判断出血量和出血速度,是诊断出血原因和决定治疗措施的关键。术后胃引流管内即刻引出鲜血,则考虑为吻合口或胃残端出血;如果术后先引流出正常胃液、数小时后突然引流出大量鲜血,则应考虑为胃应激性溃疡所致出血。

3. 临床估计出血病人早期失血量的简单方法是观察病人面色,测量血压及脉搏。一个平时血压正常的病人,如收缩压＜13.3kPa,脉搏＞100次/分,面色苍白,估计失血量为总容量的10%～20%。病人由平卧位改为半卧位时,收缩压下降1.3kPa,脉搏增快20次/分。提示急性失血＞1000ml,出血后12～14小时测定血红蛋白、红细胞计数、血细胞压积,对估计出血量有一定价值。

【鉴别诊断】

术后上消化道出血的原因应根据病史、出血时间、出血速度及化验检查等进行综合分析。特别是胃镜检查,对食管胃肠术后出血有重要的诊断价值,可明确性质、部位,同时还可以做一些有效的治疗。应在出血早期进行,可增加阳性检出率。还应注意,术后检查具有一定的危险性，不可过多，应该配合其他诊断做出检查。

【治疗】

食管癌、贲门癌术后上消化道出血的治疗原则为：严密观察下，进行保守治疗，保守治疗无效时，再考虑手术治疗。有学者提出保守治疗的适应证为：出血量少，血压平稳，脉搏在 100 次/分以下或血红蛋白浓度在 80g/L 以上，以黑便或呕吐咖啡色胃内容物为主。手术治疗的适应证为：呕吐鲜血(800～1000ml)经保守治疗 2～3 日仍无改善、或突然大量呕血在 1500ml 以上，6～8 小时保守治疗无效者，应及时进行手术治疗。文献报道食管癌、贲门癌术后应激性溃疡出血保守治疗的治愈率为 38%，死亡率为 62%；手术治疗的治愈率为 78.8%，死亡率为 21.2%。

1. 保守治疗

(1)抗休克治疗：首先要补充血容量，可在中心静脉压监护下补充血容量。输血、输液或血浆代用品的总量及速度。应根据病人的血压、脉搏、尿量、心肺功能、红细胞、血红蛋白测定，随时调整补液速度。没有中心静脉压监护补液时可以血压、脉搏、颈静脉充盈程度和尿量作为观察指标，并同时给病人吸氧，对烦躁、焦虑的病人给予镇静剂。有肝病史病人可给予维生素 K，大量输血者应给予葡萄糖酸钙，以对抗枸橼酸钠的毒性作用。

(2)止血措施：分为 2 种止血方法。

1)静脉给予止血药物：垂体后叶素 20U，加入 5%葡萄糖溶液 100～200ml 中静脉滴注，对小动脉性出血效果良好，但有高血压、冠心病病人应慎用。此外，应使用促进血液凝固的药物，如安络血、止血敏、6-氨基己酚、立止血等，以及 H_2-受体拮抗剂。或经胃管内注入冰盐水去甲肾上腺素液。动物实验表明，去甲肾上腺素注入胃内，可迅速由门静脉系统吸收，使内脏血管收缩，从而起到止血的目的。该药在肝内迅速被分解破坏，无全身不良反应。

2)去甲肾上腺素法：清洗胃内残血后，将去甲肾上腺素 8mg 加入 100ml 冰盐水中，经胃管内注入，注入后夹管 30 分钟，每 4～6 小时可重复 1 次。对于疑诊急性胃炎、应激性溃疡所致出血，可用云南白药 1.0g 加入生理盐水 100ml 中，与冰盐水去甲肾上腺素液交替经胃管注入，可起良好效果。

(3)抗生素的应用：食管癌、贲门癌术后，病人机体抵抗力下降，容易发生继发性感染，特别是吻合口周围感染更为重要，应给予广谱抗生素，防止感染性出血。

2. 手术治疗

对食管癌、贲门癌术后胃出血的手术指征，目前尚无统一标准。该症一般经保守治疗多可起到止血的目的，但对短期内发生休克、出血凶猛、保守治疗无效者，应立即手术，否则将延误抢救时机。

第三节　术后肺部并发症

【概述】

常见的肺部并发症有肺不张、肺炎、肺化脓症及呼吸衰竭。由于接受食管癌切除术的病人多为老年人，术后肺部并发症占食管术后并发症的首位，亦是食管癌手术后死亡的主要原因。

【病因】

老年病人常伴有吸烟史、慢性支气管炎、肺气肿，肺功能欠佳；食管手术时间长、创伤大；术中同侧肺门容易受压；术毕气管、支气管内的痰液未能吸净，尤其是在颈部吻合的病例。

1. 较长时间的游离食管，过度牵拉气管，在术后早期造成气管的反应性创伤性分泌物增多，常可引起肺不张。

2. 如术中损伤喉返神经未能发现、拔除气管插管后仍处于半昏迷的病人容易引起误吸。

3. 如病人尚未恢复咳嗽反射，术后早期鼻胃减压管引流不畅，使反流的胃液误吸入气管。

上述原因均容易引起术后早期肺不张，继发肺炎、肺化脓症，甚至引起呼吸衰竭致死。

【诊断】

病人有烦躁不安、呼吸困难、发热、多汗。胸部X线检查多能诊断。晚期病例多死于严重缺氧和高碳酸血症。

【鉴别诊断】

根据以往表现，胸部X线光检查多能明确鉴定是否为肺部并发症。

【预防与治疗】

1. 术前最少绝对戒烟2周，加强排痰，术前3～7天开始给予有效的抗生素，清理呼吸道。对于有肺部感染的病人，应行痰细菌培养和药物敏感试验，根据细菌培养结果，有针对性的应用抗生素，待感染控制后方可进行手术。

2. 营养支持，术前进食高蛋白、高热量、高维生素的流质、半流质饮食，根据进食情况，及时静脉补充营养，纠正贫血及负氮平衡，调节重要脏器功能使机体状态适应手术治疗，加强口腔护理。

3. 对于食管、贲门癌合并慢性支气管炎或呼吸道分泌物较多的病人，术前进行雾化吸入。内加庆大霉素或卡那霉素，每日2次。对呼吸道分泌物较多且不容易咳出者，加用α-糜蛋白酶等药物，从而减少呼吸道分泌物，利于排痰。使用超声雾化吸入，效果更佳。

4. 术前肺功能检查及血气分析，证明有严重通气及弥散功能障碍者，应采取非手术治疗。

5. 术毕拔除气管插管前，尽量吸尽双侧支气管内的痰液。术后加强护理，每日2次雾化吸入，并协助病人咳嗽、排痰。对肺功能较差的病例，术后应做辅助呼吸8～24小时，亦有利于吸痰及预防术后早期肺不张。

6. 一旦诊断为肺不张，应及时经鼻腔做气管深部吸痰。如效果不佳，立即用纤维支气管镜吸痰，用生理盐水冲刷黏稠痰液并吸净。操作要轻柔，避免损伤支气管黏膜造成出血，因血块堵塞再次引起肺不张。

第四节　术后吻合口瘘

【概述】

吻合口瘘是食管癌、贲门癌术后的严重并发症之一，亦是手术后死亡的重要原因。吻合口瘘的发生率为3%～5%，胸内吻合口瘘的死亡率在50%以上。近年来，随着吻合技术的不断改进（如机械吻合的普遍推广应用），吻合口瘘的发生率有所下降。对吻合口瘘的处理方法的进步，使其死亡率亦有明显下降。吻合口瘘的发生率与手术方式、方法、术者操作的熟练程度有密切关系。

【病因】

1. 营养因素

如病人的低蛋白血症、维生素C缺乏等。

2. 吻合技术

如手术切口选择不当，致使手术野暴露不良；食管游离太长或剥离过多影响血运；操作粗暴，误扎或损伤胃的供应血管，胃张力过大、扭转或/和胃黏膜回缩脱开；缝线结扎过紧、过松或滑脱；缝合针距过稀、过密、缝线距切线太近；使用吻合器吻合时，食管的撕裂、吻合钉脱落、操纵杆的摆动、钉合不严等均可引起吻合口瘘。

3. 局部因素

如吻合口周围发炎，形成脓肿穿破吻合口；胸腔积液浸泡吻合口；主动脉弓上吻合因主动脉弓的解剖位置关系，使吻合口成角畸形；主动脉持续搏动，对吻合口造成影响而致瘘，颈部负压引流口直接吸附在吻合口，致局部缺血、坏死致吻合口瘘。

4. 术后处理不当

如缝合时缝住胃管，术后强力拔管撕破吻合口；术后过早进食硬食物或过量饮食，可胀破吻合口。

5. 其他因素

伴有动脉硬化，高血压及心脏病病人，吻合口瘘的发生率增高。蛔虫上窜、残端癌残留等，亦增加了吻合口瘘的发生率。

吻合口瘘的发生时间与发生原因有一定关系，术后3天以内发生者为早期瘘，多因吻合不规范引起。术后4～14天发生者为中期瘘，主要原因为缝线感染、胸穿及术后液气胸、脓胸未能及时充分引流以及食管或胃壁的小块坏死。术后2周以上者为晚期瘘，常因吻合缝线慢性感染形成周围小脓肿引起继发性吻合口瘘。此种按时间分期并非十分准确，只是显示不同原因导致发生吻合口瘘的早晚而已。

一、颈部吻合口瘘

【诊断】

颈部吻合口瘘发生后，可出现颈部皮下感染、蜂窝织炎。临床上若瘘口较小，则表现为局部红肿、压痛或有轻度皮下气肿，而很少有全身症状。此时不容易与切口感染相区别，但切开引流后即可明确诊断。如瘘口较大，则局部红肿、疼痛较重，病人不敢转头反吞咽，有轻度或中度体温升高，白细胞计数增高，颈部切口有脓液溢出。戳开切口，可见有含气脓液流出。偶见食物残渣或可见瘘口所在。颈部感染严重时，可并发血管破裂出血、纵隔感染、交通性脓气胸。颈部吻合口瘘消化液丢失量较少，对全身造成的影响轻，其危险性亦较小，诊断较为容易。

【鉴别诊断】

颈部吻合者，应经常查看伤口，如发现红肿，有感染迹象，不管是否发生吻合口瘘，应立即对红肿敞开进行检查，明确是一般术后感染还是吻合口瘘。

【治疗】

1. 一般经拆开切口缝线充分引流后，多在2周左右可愈合，无需特殊处理。如在拔除胃管前发现颈部吻合口瘘。可延期拔除胃管，经胃管给予鼻饲，既可保证病人机体营养需求，又可减少口腔分泌物经瘘口外溢，有益于瘘口的愈合。如合并有纵隔感染、交通性脓气胸，则情况较为复杂，应充分引流、抗炎、支持治疗，必要时可给予锁骨下静脉穿刺，全胃肠外营养。如有较广泛的移植肠管坏死，则需切除其坏死部分才能控制感染，然后再处理连接代食管的缺损部分，以恢复病人经口进食。

2. 为降低颈部吻合口瘘的发生率，除有熟练的吻合技术外，还应注意：

(1)颈部食管游离不宜过长，以保证吻合口有良好血运。

(2)食管切除后，消化道重建的替代器官要有足够长度。胃代食管消化道重建时，可切开十二指肠侧腹膜，松解幽门，使胃游离更充分，同时亦可减少胃上提成直立位后的成角，防止术后功能性幽门梗阻。

(3)吻合完毕后，将胃与颈部软组织固定2～3针，这样既有利于胃的固定和保护，消除直立胃的重力作用所带来的吻合口张力，又可将颈部切口与胸腔隔离，即便发生吻合口瘘，亦不致波及纵隔及胸腔，引起纵隔感染、交通性脓气胸等严重并发症。

(4)缝合颈部切口前，将颈部切口仔细冲洗，可用新洁尔灭溶液和生理盐水反复冲洗2～3次，以减少切口感染几率。

(5)颈部切口放置引流管，术后采取负压引流，能更充分将颈部切口渗血、渗液引出，减少颈部切口因积液、积血、感染，造成吻合口瘘的可能。

二、胸内吻合口瘘

【概述】

胸内吻合口瘘一旦发生，食物及消化液流入胸膜腔内，早期可有大量纤维素渗出物，不久即可引起感染，发生纵隔炎、纵隔脓肿、腐败性脓胸，压迫肺脏致使纵隔向健侧移位。胸内吻合口瘘消化液丢失量多，可导致脱水、电解质紊乱及酸碱平衡失调、肾功能衰竭及氮质血症。胸腔内引流不彻底及引流管周围糜烂时，可加重感染，进而导致全身性感染、中毒性肝炎、中毒性心肌炎、中毒性脑病及败血症等。还可由于长期不能进食，自身分解大量蛋白质，以致体重减轻，心、肝、肌肉等重要器官明显萎缩，以及多种维生素缺乏而致周围神经炎，使机体抵抗力降低，并易患其他疾病，最终可因恶病质而死亡。

胸内吻合口瘘的病人，在临床上多有严重的中毒症状。早期吻合口瘘的病例，可发生剧烈胸痛、胸闷、呼吸困难、突发性高热、急性张力性脓气胸、中毒性休克及突然死亡。在术后4～5天以后发生的吻合口瘘，因术后肺已复张或已有胸膜粘连，则多形成较为局限的脓胸或脓气胸。

病人有胸痛、体温升高和脉搏加速等一般中毒症状。体格检查见胸式呼吸减弱或消失，叩诊呈鼓音或实音。肺部呼吸音减弱或消失。胸部X线检查表现为胸腔积液或液气胸征象。有时是双侧的，或是手术对侧胸膜腔积液/液气胸(如手术时切开了对侧纵隔胸膜)。胸腔穿刺可抽出混浊臭味液体,可能含有少量漂浮的黏液或食物。口服美蓝溶液后进行胸腔穿刺,则穿刺液呈蓝色。另有一些吻合口瘘发生时间较晚或瘘口较小时,只表现为吻合口附近的局限性脓肿或纵隔脓肿。

临床上表现为持续性发热或胸背痛及吞咽不畅。X线检查:可见吻合口周围有块状隐影或纵隔隐影增宽,或吻合口周围有包裹性积液或气液面,或有较重的胸膜反应表现。稀钡造影可发现有少量钡剂溢出。对于术后病人体温持续不恢复正常,且表现出衰竭状态的病人,或胸膜反应较重或有包裹性积液者,应考虑吻合口瘘的可能性。

【诊断】

胸内吻合口瘘的诊断,除根据术中吻合时的难易情况、术后临床表现、X线检查所见及胸腔穿刺结果等方面考虑外,往往需要吞咽少量造影剂(碘油或稀钡),并进行多轴透视及摄片,以明确诊断并了解瘘口的大小。

胸腔穿刺抽出液体为混浊的感染性液体,如液体中含有食物残渣或漂浮黏液,常常是吻合口瘘或移植胃或肠管穿孔的征象。在进行胸腔穿刺时。应避免穿入移植的胸腔胃内,以免混淆诊断。在某些情况下,吻合口瘘的诊断并非易事。低位的食管-胃或食管-空肠吻合口瘘引起的感染,可沿食管床向下流至腹腔,表现为腹膜炎或膈下脓肿等腹腔感染的征象。一般在上腹部,偶在右下腹部,部分病人甚至被误诊为急性阑尾炎。

【鉴别诊断】

鉴别吻合口瘘、胃壁坏死穿孔或胃残端瘘,可行X线造影检查,但有时也非常困难。

【治疗】

胸内吻合口瘘一旦发生,处理往往相当困难。胸内吻合口瘘的死亡率高达50%以上。治疗原则为早期诊断,及时治疗。治疗方法应根据其发生时间、术式、吻合部位、瘘口大小及病人的全身状况而定。处理方法包括保守治疗和手术治疗2种。

1. 保守治疗

术后较晚或延误确诊的吻合口瘘,多因胸膜粘连,而病人体质衰竭而不适于二次开胸手术,以保守治疗为妥。

(1)有效的胸腔引流:有效的胸腔引流是指引流管应放置于脓腔的最低位置,保持引流通畅,放置引流管后胸腔内应无积液,一般体温逐渐下降。如体温不下降,则说明胸腔内仍有脓液残留或有多个脓腔,应将脓腔间隔打开或再做低位引流。有时需同时放置上、下两个胸腔引流管,以便及时引流出积气与脓液,减少胸膜吸收中毒,必要时可冲洗胸腔,一般可选用0.5%的甲硝唑或1/1000的氯霉素液滴注或冲洗。也可根据细菌培养结果选用敏感抗生素进行冲洗。

(2)促使患侧肺膨胀:鼓励病人吹气球胀肺,以缩小脓腔,也可应用持续负压引流促使肺复张。单纯型吻合口瘘多可因肺膨胀与其粘连达到瘘口愈合的目的。

(3)胸液细菌培养和药敏试验:及时对病人胸腔引流液进行细菌培养并行药敏试验,根据其结果选用敏感抗生素,有效地控制感染。

(4)加强支持治疗:支持疗法在吻合口瘘的治疗中非常重要。可静脉输液、输血及蛋白质,但不能长期使用。全胃肠外营养可以补充足够热量及蛋白质,但需要较复杂的无菌条件和护理,费用也高。可行空肠造瘘术,接管注入营养液,补充充分的热量及蛋白质,达到正氮平衡，保证吻合口瘘的愈合有重要作用。也可通过造瘘管给予扶正固本、清热解毒的中草药。此时不宜常规应用激素，以免影响吻合口瘘的愈合。经过及时认真处理、吻合口瘘一般在3～4周可愈合。

(5)禁食问题：瘘口较小者可不禁食。开始1～2天口服生理盐水或葡萄糖液(内加庆大霉素、卡那霉素)，每天2000～3000ml。其优点是口服后既可冲洗脓腔，又可摄入一部分液体，纠正水、电解质失衡。以后可进无渣流质。对于瘘口较大，每日引流液较多者应禁食，行空肠造瘘或在X线透视下置鼻饲管，插过幽门，行鼻饲。

2. 手术治疗

对于较大的早期吻合口瘘，如病人全身情况允许，应争取在瘘口发生6小时内开胸探查，彻底清除坏死组织，清洗胸腔。针对1cm以下的瘘口，周围组织尚健者，可做瘘口修补。先全层缝闭瘘口，再用健全的带蒂胸膜片覆盖或用大网膜、带蒂肋间肌瓣覆盖；对于瘘口＞1cm，局部组织水肿严重者，应切除原吻合口，封闭胃残端，充分游离胃后，再切除胸中上段食管，争取在颈部再做食管胃吻合术；如吻合口局部组织严重感染坏死，应行食管外置胃造瘘二期消化道重建术，即将上端食管外置于颈部，封闭胃切口，还纳入腹腔，做空肠造瘘，经造瘘管注入饮食，待病情稳定后做结肠代食管、消化道重建；如吻合口瘘经修补后再瘘，其治疗应建立一个可控制的食管胸膜皮瘘，切除1段肋骨，放置1根大口径的引流管到瘘口附近，保证食管和胃的外溢液体能通畅的引出胸腔外，将鼻胃管引出的胃液经空肠造瘘管输回，以减少电解质的丢失。待炎症控制后，视情况再做消化道重建术。

三、腹部吻合口瘘

【概述】

多见于经腹贲门癌切除、食管-胃或空肠/结肠吻合术，吻合口在膈下的病人。

【诊断及鉴别诊断】

主要根据病人表现，X线片进行诊断。另外，B超定位可以协助诊断。

【治疗】

其治疗原则应根据瘘口大小、是否局限化、腹膜炎严重程度及病人全身情况而定。瘘口小且周围粘连、消化液溢出不多者，应行双套管引流术，同时在瘘口周围放置大网膜。瘘口较大、发现较早、病人一般情况尚好、残胃能行再吻合时，可根据情况选择吻合口切除再吻合术。

第五节　术后吻合口狭窄

【概述】

在做食管癌、贲门癌切除，消化道重建术后，无论使用任何器官(胃、结肠或空肠)替代食管消化道重建，哪一种缝合线，任何一种吻合方法(手法缝合或器械吻合)，均不能完全避免手术后的吻合口狭窄。如果病人是瘢痕体质，尤其是并发吻合口瘘的病人，更容易并发术后的吻合口狭窄。

【诊断】

病人术后出现进食受阻，食管造影和胃镜检查可确诊。

【鉴别诊断】

要区别于癌复发，胃镜及活检联合检查可以证实有无癌复发。

【治疗】

如果病人术后1个月，仍不能进半流质饮食，应行钡餐检查和纤维胃镜检查，排除吻合口复发后，及时做食管扩张。如果再出现吻合口狭窄的症状，可重复进行扩张。食管-胃吻合术后的吻合口良性狭窄，胃壁较厚且有弹性，即使严重狭窄，经细致的扩张术后，多能缓解症状。对行食管-结肠/空肠吻合术后的吻合口狭窄，因肠壁较薄容易被穿破，扩张术有较大风险。故有学者建议，行吻合口修补术，而不冒扩张穿破吻合口的风险。

对于术后肿瘤复发造成的恶性吻合口狭窄，如有手术切除的可能应再次手术切除。对于不能手术切除的病例，可在吻合口处放置支架后，给予放射治疗。

第六节　术后吻合口出血

【概述】

食管、贲门切除术后发生吻合口大出血并不常见，其临床表现与一般的上消化道出血很难鉴别，故多数病人是在胃镜检查时才能明确诊断，曾有人统计食管、贲门癌切除术后胃出血率为1%～5%，但尚未见单独统计吻合口出血发生率的报道。

【病因】

1. 与吻合口有关的因素

吻合时缝合过稀或打结不紧或胃黏膜下止血不彻底是造成吻合口出血的原因之一；打结时用力过猛以致撕破食管肌层和胃壁的血管，但术中未发现；吻合的部位未避开胃短血管及其分支。器械吻合时用力过猛，损伤胃壁引起出血。

2. 吻合口溃疡

胃酸等消化液反复侵蚀吻合口，形成溃疡，导致吻合口黏膜下出血，一般多发生在手术后1周以后。

3. 吻合口感染

一般不常见，但是由于食管手术为污染手术，若术中无菌技术掌握不好，可能发生吻合口周围化脓性感染，若感染未能得到有效控制，侵蚀血管就有可能导致吻合口出血。

【诊断】

吻合口出血根据以往表现结合胃镜检查一般就能确诊。

【鉴别诊断】

吻合口出血需与一般上消化道出血的病因区别，胃镜检查可以明确。

【治疗】

吻合口出血的治疗原则和上消化道出血的治疗相同。估计保守治疗无效的情况下，应积极考虑手术治疗。

1. 保守治疗

对出血少、生命体征稳定的病人可行保守治疗。一般药物可选用止血三联(止血敏、止血芳酸、维生素 K_1)、氨甲环酸、垂体后叶素、安络血、立止血等。为避免或减轻胃酸对吻合口的腐蚀和预防应激性溃疡的发生,还可以选用抑制胃酸的药物,如雷咪替丁、奥美拉唑等。

2. 局部治疗

可口服去甲肾上腺素冰盐水(去甲肾上腺素 4~8mg+冰生理盐水 100ml),每 4~6 小时重复一次。也可通过胃管反复灌入去甲肾上腺素冰盐水,或通过胃镜找到出血点,用去甲肾上腺素冰盐水反复冲洗,如无效还可在出血处使用凝血酶或止血胶。

3. 手术治疗

对于保守和局部治疗无效者,出血量大、短时间内发生休克的病人应立即行手术止血。对术前已通过胃镜寻找到出血部位的病人,可直接在吻合口外相应的出血部位做贯通全层的"8"字缝合;对于不能明确出血部位的病人,应围绕吻合口一圈做全层间断缝合;对缝合后仍不能止血者,也可拆除部分缝线寻找出血点并做"8"字缝合。术中止血后一定要通过胃管检查出血是否停止,必要时做胃镜检查进一步明确。

第七节 术后单纯性脓胸

【概述】

术后单纯性脓胸是指由于术中或术后胸膜腔的污染而形成的胸膜腔的化脓感染。其区别于因术后发生的吻合口缕所致的脓胸。术后脓胸经积极处理后大部分均可痊愈,只有少部分病例会因治疗不妥当或不及时而合并其他术后并发症,最后引起病人全身衰竭而导致死亡。

【病因】

术后脓胸的发生主要是术中对胸膜腔的直接污染以及术后的继发性感染。感染来源是多方面的,常见有:

1. 病人系老年体弱,伴有贫血、严重营养不良或合并有大出血的病人,抵抗力较差,容易遭受病原菌的侵袭。

2. 开胸术野暴露过长。

3. 术中食管或胃肠道内容物溢出,造成对胸膜腔的直接污染。

4. 术后合并有胸腔内积气、积液的继发性感染。

【病理】

病菌污染胸膜腔产生炎症时的病理改变可分为:

1. 早期渗出期

此时抽得的积液稀薄、混浊,有少许臭味,细菌培养可明确为何种细菌。表现有胸膜充血、水肿,但不影响肺组织的膨胀。

2. 纤维性脓胸

脓液中纤维蛋自和脓性细胞增多,渐沉积于脏壁层胸膜,由于纤维粘连的形成,可出现多层脓腔,脓液较稠厚。胸膜的增厚粘连,限制了肺的扩张和胸壁的呼吸运动。

3. 纤维机化性脓胸

纤维层覆盖胸膜,胸膜极度增厚,更加限制了呼吸运动。

【诊断】

1. 多数病人以术后高热为主要症状,在胸腔内积脓未做处理之前,术后体温曲线一直呈上升趋势，病人可伴有咳嗽、胸闷、胸痛、呼吸困难等症状。体检时有气急、肋间隙增宽，叩诊呈实音，听诊患侧呼吸音减弱或消失，纵隔可向健侧移位。不同程度的临床症状和体征，一般决定于脓胸脓液量的多少。

2. 食管癌和贲门癌的手术，一般于术后的 48 小时拔出胸腔闭式引流管。此时胸腔内的积存液气体基本排除干净，肺组织也完全复张。拔管后病人出现连续的高热、脉快、气短或呼吸窘迫等症状时，经胸部 X 线透视或超声波定位后做胸腔穿刺，抽的积液送细菌涂片，便可获得早期诊断。若抽的积液为脓液当时即可确诊。脓液尚需送细菌培养和抗生素敏感试验，便于及早选用适当有效的抗生素。此外，尚应确定脓液是弥漫性的还是局限性的，是单侧的还是双侧同时发生的，以便采取相应的治疗措施。

【鉴别诊断】

术后单纯性脓胸需与吻合口感染造成的脓胸相区别，通常可口服美蓝，如果出现蓝色，则可口服造影剂，X 线拍摄检查造影剂及吻合口处是否有渗出，即可鉴别两种脓胸。

【治疗】

脓胸一经确诊，即应尽早采取各项治疗措施。

1. 对于弥漫性脓胸。应尽早安放胸腔闭式引流管，及时排净脓液。持续引流，同时促进肺扩张，闭缩脓腔。引流管应置于脓腔最低值达到彻底引流的目的。

2. 对局限性脓胸，若脓腔较小，脓液量不多(在 50ml 以下)，脓液稀薄者，亦可不安放引流管，采取间断胸腔脓液定位穿刺的方法，间隔 1～2 天抽吸脓液 1 次，冲洗脓腔后可向脓腔内注入适当的抗生素，亦可收到满意的治疗效果。

3. 应用抗生素控制感染。可根据细菌培养结果及抗生素敏感试验，选用适当的抗生素。加强全身的支持治疗，增加营养，补充维生素，纠正贫血和水、电解质紊乱，输白蛋白以及新鲜血浆等。促进肺早期复张，消灭脓腔。应鼓励和协助病人勤咳嗽、深吸气、吹气球等。条件允许的情况下，多下床活动。

第八节　移植肠管坏死

【病因】

移植肠管坏死的主要原因为：肠管扭转、牵拉损伤，供血肠系膜血管扭曲、受压，隧道狭窄压迫肠管，空肠边缘血管弓不全，采取长段空肠行颈部食管空肠吻合时，容易发生坏死。

【诊断及鉴别诊断】

胸骨后位移植肠管坏死的症状出现早，多发生于术后 24～48 小时。可表现为胸骨后疼痛，颈及腹部皮肤切口红肿、化脓，有腐败性脓液溢出。全身症状严重，持续性高热。体温可达 39℃以上，严重者可发生败血症、休克。若坏死肠段脱入胸腔。可导致腐败性脓胸；若坏死肠段波及腹腔或坏死性分泌物顺移植肠管之隧道流至腹腔，则早期可出现急性腹痛及腹肌紧张等腹膜刺激症状。因此，结、空肠代食管术后有腹部切口红肿、化脓、持续高热及严重的全身中毒症状，或伴有脓胸、腹膜刺激征，即应考虑移植肠管坏死之可能。

【治疗】

宜及时敞开颈部切口，充分引流，观察结肠段血运，必要时应行营养支根部探查，如肠段供血血管搏动差，自胸骨后或胸骨前取出肠管检查，以便早期诊断、早期切除坏死肠管。切除坏死肠管后应置管引流并加强支持疗法，输液、输血，维持水、电解质平衡，应用大剂量抗生素，待全身情况改善后，再行消化道重建术。

第九节 胸胃瘘

【病因】

1. 胸胃断端瘘

极少见，术中胸胃断端漏缝或缝合不全、缝合器故障（如钉合不全或脱钉等）是胸胃断端瘘的常见原因；角端半荷包缝合时边距太窄，强行包埋切割或撕裂胃壁组织、浆肌层缝合时残留死腔等亦可能成为其发生原因。

2. 应激性溃疡

术中麻醉不平稳、较长时间的低血压、缺氧、术中胃组织血供损伤较严重、手术时间长、术后严重感染及使用糖皮质激素等均可诱发应激性溃疡。

3. 胃壁缺血坏死

（1）血管的损伤：胃的血供主要来自胃左动脉、胃右动脉、胃网膜左动脉和胃网膜右动脉；前两者分别发自腹腔干及肝总动脉，沿胃小弯走形于肝胃韧带内，终支吻合成小弯血管弓；后两者分别发自脾动脉及胃十二指肠动脉，两者沿胃大弯走形，终支吻合成大弯血管弓；胃底还接受来自脾动脉的血供。因此，胃的血供丰富，拥有丰富的血管吻合支及血管网，一般不会发生胃壁缺血，但是在食管、贲门手术中，胃左动脉、胃网膜左动脉及胃短动脉常常需要结扎、离断，此时的胃右动脉和胃网膜右动脉承担整个胃壁的血供，因此术中应注意保护胃右动脉、胃网膜右动脉及其血管弓，否则会因缺血、坏死形成胃穿孔或胃瘘。

（2）胃壁损伤：误扎胃壁及术中胃组织挫裂伤。

4. 消化性溃疡

是术后远期胃瘘最常见原因。胃壁活动性溃疡逐渐形成穿透性溃疡并向周围器官侵蚀，穿入相邻器官畸形成胃瘘。

【诊断】

1. 胸胃瘘的症状和体征与吻合口瘘非常相似，不容易鉴别；胸胃瘘的胃穿孔一般发生在术后 2～7 天，症状常常在拔除胃管后出现，术后 3 天内发生的胃穿孔多见于胸胃断端瘘、应激性溃疡及误夹或误扎胃壁等；病人临床症状很重，可出现剧烈胸痛、呼吸困难、持续高热、急性张力性脓气胸甚至发生感染性休克及死亡。

2. 胸部 X 线检查可见胸腔积液或液气胸征象，而且这种征象在短期内有明显改变或进展。在手术 4～5 天以后发生胸内胃穿孔，因肺已复张或胸膜已形成粘连，多表现为局限性的脓胸或脓气胸，呼吸急促、气管不偏或移向健侧；患侧呼吸活动度减低，语颤减弱或消失、叩诊浊音或实音，可闻及多量湿啰音。X 线片上表现为瘘口周围密度增高影、包裹积液或出现气液平面；口服美兰后胸腔穿刺液呈蓝色；碘油造影可了解瘘口的部位及大小，胃镜检查对部分病人可确诊，但应避免加重损伤。

【鉴别诊断】

食管切除术后胸胃瘘的临床表现与胸内胃食管吻合口瘘基本相同,应加以区别。对有的病例在 X 线透视下经胃管注入碘油或使病人口服稀钡进行仔细观察,便可明确诊断,而且可以确定部位与大小。但根据报道,大部分胸胃穿孔的病例都是在 2 次剖胸探查才能明确诊断。

【治疗】

原则是:充分引流、控制感染、改善营养、促进瘘口愈合。

1. 保守治疗

(1)禁食、充分胃肠减压:目的是减少胃内容物经瘘口溢出;减少胃壁张力,从而反射性减少胃液分泌;改善胃壁血供,促进小的瘘口愈合。安置胃管时要注意:①因胃管放置时间长尽量选用质软、腔大的胃管,以减少压迫胃黏膜造成损伤;②放置胃管时避免使用暴力,必要时可用纤维胃镜引导;③持续胃肠减压。

(2)抑制胃酸分泌:代表药物为奥美拉唑。

(3)充分引流:充分有效的引流是治疗胃瘘的关键措施之一。首先是对瘘口或脓腔的定位,X 线胸片或透视对确定瘘口部位有帮助;碘油或泛影葡胺造影可了解瘘口的位置及大小;引流管应放在脓腔的低位,最好在距脓腔最低的胸壁引出;一般在初期引流量较多,可适当加用负压吸引。如引流量<50ml,引流时间超过 2 周,且病人全身情况好转,体温等生命体征稳定,可变闭式引流为开放引流,经造影认为脓腔闭合、瘘道已形成可逐渐退出引流管。

(4)控制感染:胃瘘病人常常继发感染,如脓胸、纵隔感染、肺炎等。强有力的抗感染药物治疗不仅可以控制局部感染,缓解全身中毒症状,而且有利于减轻瘘口周围炎症,促进瘘口愈合。初期选用广谱抗生素联合用药,待病情得到初步控制后改用窄谱抗生素或根据细菌培养选择抗生素。由于胃瘘病人多伴有营养不良,免疫力低下,抗生素应用时间长,容易并发真菌感染,因此应密切监测是否存在二重感染。

(5)营养支持:胃瘘病人常伴有营养不良,营养支持是治疗胃瘘的重要环节。胃瘘病人有全肠道外营养(TPN)和经肠道营养 2 条途径:与 TPN 相比,后者具有简便、有效、费用低廉的优点,是较好的供能方式。

经上述保守治疗后,多数瘘口小的病人可逐渐愈合,恢复至正常进食。

2. 手术治疗

手术治疗适用于胃器官瘘及少部分胃穿孔的病人。

(1)适应证:①胃器官瘘;②胸内胃瘘时间短、感染轻;③病人全身情况允许,能耐受再次手术;④估计胸胃穿孔较大或有胃壁坏死,保守治疗难以愈合。

(2)手术方法:对于胃穿孔伴有脓胸的病人,选择离脓腔最近(一般为原切口),吸尽脓液、分离脓肿隔、彻底清除坏死组织。胃瘘口小,位于吻合口附近胃内容物漏出少,脓腔污染及粘连不重,如果胃大小足够,可将瘘口及吻合口一并切除,在颈部做食管吻合。亦可在修剪瘘口边缘后直接行瘘口缝合,并用大网膜或附近组织覆盖。瘘口大、污染及感染重、局部炎症水肿明显,或有胃壁坏死,局部修补一般难以奏效。因此,应行颈部食管外置造口,切除胸段食管及瘘口,封闭残端,腹部行空肠造瘘,手术需将胃和气管分开,找出瘘口,然后对胃和气管的瘘口分别修补,一般情况下胸胃与周围器官形成瘘后,其瘘口周围炎症较轻,修剪胃瘘口后多可直接缝合。

第十节　胃食管反流

【病因】

1. 胃食管结合部解剖结构改变

食管手术后贲门括约肌被切除、His 角被破坏，特别是食管远端的静息高压区遭到破坏，食管与胃之间的压力梯度消失。

2. 神经支配

去神经化的胸胃不能形成由近端向远端的节律性收缩，而且幽门括约肌不能和胸胃的运动协调一致，食物只能在重力作用下移向幽门，如病人同时存在部分幽门梗阻、胃潴留等胸胃流体静压升高的因素，则有可能形成术后胃食管反流。

3. 体位

Hinder 等认为，胃代食管手术的病人在平卧位时胃内容物较正常人更容易反流入食管，这一理论也得到广大学者的认同及实验检查的证实。

4. 吻合口位置

Domergue 经动态 pH 值测定发现高位吻合者其残食管腔中 pH 值≤4 的时间百分数明显小于低位吻合者，说明前者反流较后者轻。

【诊断及鉴别诊断】

临床上病人常常出现胃灼热、胸痛、反胃及吞咽困难等症状。胃灼热、胸痛多在饱餐或进食高蛋白、高脂饮食后 10～20 分钟发生，因此时胃酸最多；胃灼热的发生率高(>50%)，多表现为胸骨后温热或烧灼感。胸痛常在心窝或胸骨后，疼痛常较剧烈，容易与心绞痛相混淆，站立行走或服用制酸药后可立即缓解。早期吞咽困难呈间歇性是由于炎症刺激食管痉挛所致，并伴有吞咽疼痛，晚期则由于瘢痕狭窄，出现持续性吞咽梗阻。部分病人反流还会引起食管外症状，喉炎、声嘶、呛咳及吸入性肺炎等。

内镜检查残段食管内腔内黏膜糜烂、充血、水肿，部分甚至可见溃疡和腺上皮化生。24 小时动态 pH 值检测食管腔内 pH 值≤4 的发生频率显著高于正常食管。结合症状及必要的实验室检查多可得出比较明确的诊断。

【预防及治疗】

由于食管反流治疗较困难，疗效差，预防显得更为重要。

1. 设计吻合口位置

根据 Domergue 的实验，下段食管病变的胸胃吻合口在条件许可的情况下尽可能设计在主动脉弓平面的上方或胸顶部以减少反流。

2. 避免胃扩张

胃经食管床胃食管吻合或管状胃可以明显降低胸胃流体静压，减少胸腔内压力对胃的影响，从而减轻胃食管反流。

3. 养成饮食习惯

指导病人养成少食多餐的饮食习惯，忌高脂饮食、巧克力、咖啡等，戒烟和避免过量饮酒，睡前 2～3 小时勿进食；鼓励半卧位睡眠。

4. 制酸药物的使用

抗酸剂是广泛用于临床的抗反流药物，它能降低胃酸的分泌，增加食管腔的 pH 值，进而减少胃酸对食管黏膜的刺激。常用药物有：西咪替丁、奥美拉唑等。

5. 胃动力药物的使用

吗丁啉、胃复安、西沙比利等胃动力药物具有促进胃排空减少胃反流的作用。

6. 预防性手术

抗反流手术术式较多,大多数胸外科医师都有自己常用并且有效的抗反流术式。其目的是重建一项闭合机制,目前采用最多的方法是通过胃底向上折叠,在食管胃间构成一瓣膜组织,使反流减少至正常水平并可使病人能嗳气。

第十章

肺移植及术后并发症

【概述】

肺移植是治疗晚期肺实质疾病及晚期肺血管疾病的惟一有效方法。近年来,随着供体与受体选择的完善,供肺的处理保存和手术技术的发展,高级免疫抑制剂和新生抗生素的问世及对排异监测水平的不断提高,肺移植术得到长足的发展。特别是 1990 年肺移植大规模进入临床,术式也发展为单肺移植(包括肺叶移植)、双肺移植(包括整体双肺移植和顺序式分侧双肺移植)以及心肺联合移植。目前,手术死亡率约为 10%;1 年和 2 年生存率分别为 80%和 70%。然而仍存在不少问题,术后最主要的并发症是慢性排斥反应,在同种肺移植中的表现为闭塞性细支气管炎。

近几年大量的临床实践,在单肺、双肺及心肺联合移植的适应证、供体及受体选择、供体器官的保存、移植的手术技术、围手术期管理、免疫抑制方案、并发症的预防和处理、儿童肺移植以及器官移植的社会心理学等重大课题上都有了深入的研究和长足的进步,肺移植已稳步走上临床实用阶段。

1. 单肺移植

适应证包括特发性弥漫性肺纤维化(idiopathic diffused pulmonary fibrosis)、石棉肺(asbestosis)、矽肺(silicosis)、毒气中毒性肺纤维化、COPD、肺气肿、肺大疱、α_1-抗胰蛋白酶缺乏症(α_1-antitrypsin deficiency)、先天性支气管肺发育不全、结节病、淋巴管平滑肌瘤(1ymphangioleiomyomatosis)、闭塞性细支气管炎(OB, obliterative bronchiolitis)、原发性或继发性肺动脉高压、Eisenmenger 综合征、嗜酸性肉芽肿、硬皮病、外源性过敏性肺泡炎、纤维化纵隔炎、成人呼吸窘迫综合征(ARDS)及移植肺功能衰竭等。最多的是弥漫性肺纤维化及 COPD。

从原则上讲,凡心功能良好,或移植后心功能可以恢复的各种晚期肺病,无论先天的或是后天的,无论肺实质病或是肺血管病,只要不合并肺部感染,均可行单肺移植。

2. 双肺移植

从原则上讲,凡合并肺部感染的各种晚期肺实质或肺血管疾病,只要心功能尚好,或右心功能可以恢复，不合并严重的冠心病或心瓣膜病等，都是双肺移植的适应证。双肺移植适应证有COPD、囊性纤维化（cystic fibrosis）、支气管扩张、α_1-抗胰蛋白酶缺乏症、弥漫性肺纤维化、嗜酸性肉芽肿、OB、肺泡显微结石病（alveolar microlithiasis）、双侧大疱性肺气肿、毒气吸入性肺纤维化、组织细胞病（histocytosis）、原发性肺动脉高压、Eisenmenger综合征、移植肺功能衰竭及移植肺支气管软化等。

3. 肺叶移植

但在供体短缺情况下，肺叶移植仍不失为一种救命措施，将来必要时还可以再行其他形式肺移植。

4. 再次肺移植

对经仔细选择的OB、严重气道并发症或移植肺功能衰竭病人可行再次肺移植，但是，已有广泛感染及多器官衰竭者应视为禁忌。

总之，肺移植的适应证就如肺移植本身一样，近几年发展很快。单肺、双肺与心肺移植的适应证界限仍不十分清楚，互相交错，有时选择哪种术式均可。在西方，很多情况下取决于能够获得什么样的供体以及术者的习惯与观点。

【并发症】

由于肺移植属于大型手术，会因为技术原因导致一些并发症。此外，这类手术还包括以下并发症：早期移植肺功能不全、肺水肿、胸膜腔并发症、移植排斥反应、感染及气管和支气管吻合口的并发症。分为以下7节分别进行详述。

第一节　技术失误造成的并发症

移植术同任何其他大手术一样，术后也会发生各种各样的技术原因所导致的并发症。

1. 出血

肺移植手术早期，大约有25%的病人因术后出血需再次手术。

【治疗】

近年来，随着手术技术的不断改进及抑肽酶的应用，已使术中及术后出血明显减少，目前已经很少因出血而再次手术。

2. 胸骨延期缝合

有报道肺移植术毕遇到无法关胸的病例，其原因为硬性关胸后会出现血液动力学明显不稳。

【治疗】

此种情况下，应切实保护好伤口，待病人情况稳定后，再行二期缝合胸骨。

3. 神经损伤

包括喉返神经损伤、膈神经麻痹，股动静脉插管体外循环发生股神经分支损伤，因手术时间过长神经受压可导致臂丛及坐骨神经损伤等。

4. 肺动脉吻合口狭窄

【诊断】

临床表现为持续肺动脉高压和无法解释的低氧血症。核素灌注扫描有助于诊断，可发现供肺血流减少，双肺移植时两侧肺的血流分布不均。食管超声心动图检查有时也能显示吻合口狭窄。对任何可疑病人均应行血管造影检查,同时测定肺动脉吻合口两侧的压力梯度。避免该并发症关键在于预防,精确的手术技巧非常重要。若术中就对吻合口有怀疑,应立即测定双侧肺动脉压和肺楔压,必要时重新吻合。

【治疗】

术后应仔细观察,争取及早发现及早处理,根据临床表现确定是否需要重新吻合,以避免肺功能遭受不可逆损害。

第二节　早期移植肺功能不全

【概述】

据报道约有 20%的病人于术后早期发生移植肺功能不全。一半以上有较明确的原因,如未曾预料到的供肺的损伤、不良的肺保存技术、未发现的肺动脉或肺静脉梗阻、支气管梗阻、严重的早期排斥或感染甚至供肺过大等,另外心脏复苏时间过长、肺静脉吻合口狭窄以及支气管吻合口并发症等也是常见的发生原因。

【诊断】

主要表现为严重的低氧血症、充血性肺水肿、持续的肺动脉高压以及肺顺应性下降,难以脱离呼吸机,需较高 FiO_2,有的尚可表现为 ARDS。

X 线肺内持续有浸润性改变,肺活检有严重弥漫性肺泡病变。

【治疗】

遇此情况,需积极加强治疗,给予机械通气和药物治疗,给予高水平 PEEP 和有效的利尿剂,病情严重者往往需要体外膜肺氧合(ECMO,extracorporeal membrane oxygenation)。上述方法无效,则需再移植。

第三节　肺水肿

【诊断】

术后早期发现的肺内浸润性或渗出性阴影,不能一味的考虑为感染或排斥反应,特别对哪些已经应用了抗生素和免疫抑制剂的病例,更应当考虑是否为肺水肿的可能。严重肺水肿会破坏移植肺的肺功能,引发 ARDS 及急性呼吸功能衰竭。

【治疗】

预防措施有:保持肺静脉的足够通畅,移植肺灌注时维持恰当的压力,术后严格控制输液速度及输液量等。

第四节　胸膜腔并发症

1. 气胸

气胸的发生常见如下两种情况，最常见的一种情况是见于阻塞性肺病疾患，如肺气肿或囊性纤维化，原因是双肺移植后供肺明显小于受体胸腔。

【诊断】

通常表现为双侧少量气胸。这类气胸一般来说问题不大，胸腔内的气体被完全吸收，残腔最终会被积液充填。另一种情况是由于气道破裂与胸膜腔相通，但此种情况非常少见。

【治疗】

通常经肋间置管引流并使肺膨胀即可治愈。

2. 胸腔积液

为常见的并发症，尤其多见于供肺体积小于胸腔的病人。主要发生原因与进行性肺部感染或移植后的排斥反应有关。

【治疗】

治疗上与其他原因引起的积液相同，在对肺实质病变进行适当治疗后积液通常能够完全吸收。

3. 脓胸

该并发症较少见。临床观察，发生原因多继发于术后接受大剂量激素治疗的病人，还有肺长期漏气的病人。持续漏气容易导致肺长期膨胀不全，继发性胸膜固定导致慢性残腔的发生，最终发生感染。

【治疗】

治疗上可采用开放引流、切除肋骨或行Clagett开窗或Eloesser瓣手术治疗。对大多数病人来讲，只要胸腔闭式引流充分，同时肺膨胀良好，吻合口即能满意愈合而不发生胸腔感染。

第五节　移植排斥反应及其处理

【概述】

排斥反应是肺移植术后主要并发症，也是导致肺移植失败的重要原因。环孢素(CsA)问世后，排斥反应得到了很大的控制，但仍未能彻底解决，至今仍是影响近期结果及远期生存的主要因素。严重的排斥反应可造成移植肺功能衰竭，是肺移植死亡原因之一。

因此，现在常规在围手术期就开始应用免疫抑制剂，有人还加用激素。在免疫抑制剂作用下，机体处于一种治疗平衡状态。免疫抑制剂过量会造成机体抵抗力过低，容易发生各种感染，而且还有免疫抑制剂本身的副作用发生。相反，免疫抑制剂用量不足，则会发生排斥反应。两者均可造成移植肺功能的严重损害。因此，排斥反应的监测和治疗是肺移植成功以及延长远期生存的关键。排斥反应分为急性与慢性两种。急性排斥反应术后早期即可发生，3 个月后逐渐减少，1 年以后多半不再有急性排斥反应。慢性排斥反应发生于术后晚期,病程呈隐伏状,主要表现为OB,肺功能渐进性破坏,最终导致死亡。排斥反应是淋巴细胞介导的变态反应,其病理学特点是毛细血管及细支气管周围淋巴细胞浸润,延伸至肺泡间隔。最终血管内血栓形成,小动静脉及细支气管坏死,终末细支气管管腔完全闭塞。

根据国际肺排斥研究组的分期标准将肺排斥反应分为5类:①急性排斥反应;②活动性气道损伤;③慢性气道排斥反应;④慢性血管排斥反应;⑤血管炎。

1. 急性排斥反应

【诊断】

(1)分级

1)0级:无异常发现。

2)Ⅰ级:为最轻度急性排斥反应,低倍镜下不明显。血管周围单核细胞浸润,尤其是小静脉周围,形成厚约2～3个细胞的一层套袖状浸润层,主要为小圆细胞、浆细胞样或变形淋巴细胞,偶见嗜酸性粒细胞。

3)Ⅱ级:为轻度急性排斥反应,低倍镜下即很容易辨认。血管周围可有大量淋巴细胞、小圆形淋巴细胞、浆细胞样淋巴细胞、巨噬细胞及嗜酸性粒细胞。常有黏膜下高度变形或退化的单核细胞浸润。但肺泡间隔及肺泡腔无单核细胞浸润。可有淋巴细胞性细支气管炎。

4)Ⅲ级:为中度急性排斥反应。小动静脉周围密集的单核细胞浸润形成套袖状的结构特点,很容易辨认。通常伴有内皮炎症。炎细胞浸润扩展至邻近的肺泡间隔及肺泡腔。

5)Ⅳ级:为重度急性排斥反应。表现为弥漫性血管周围、间质及肺泡腔单核细胞浸润,肺泡细胞受损。可见坏死的肺泡细胞、巨噬细胞及透明膜,肺泡腔出血,亦可见中性粒细胞。可合并肺实质坏死、梗死或坏死性血管炎。后四级又分为a、b、c、d 4个亚级:a. 有细支气管炎证据但无纤维瘢痕组织形成;b. 无细支气管炎证据;c. 合并大气道(有软骨气道)炎症;d. 标本中无细支气管可供检查。

(2)临床表现

1)术后1个月内几乎所有病人起码经受1次排斥反应,发病率50%～87%。

2)急性排斥反应可表现为低热,一般升高0.5～1.0℃。血象正常或偏高。自觉乏力,运动耐量下降,活动后气短。可有不同程度的呼吸困难及低氧血症。听诊可有喘鸣或吸气爆裂音。运动后血氧饱和度降低。

3)X线可见肺门阴影增大,或肺内出现大片云雾状阴影,亦可有胸腔积液。移植肺血流可减少,出现V/Q失衡。

当然,有症状轻微或无症状者,有人报道约占15%。术后近期(2、3周内)诊断主要依据临床症状,对怀疑对象应行支气管镜肺活检以确诊。亦可试验性大剂量激素冲击治疗。肺活检目前主张取8～10处标本活检,可以从X线显示的病变处或从下叶钳取标本。标本多自然遗漏诊断的机会少,但创伤及并发症相对要多。所以临床上常常是密切结合症状,尤其要密切监测肺功能。特别是反应小气道功能的用力呼气中速气流(25%～75%),结合血气变化以及试验性用药前后的动态变化,必要时重复肺活检明确诊断。每日监测肺功能对诊断急性排斥反应有很大价值。一般认为,FEV_1或FVC下降10%即应考虑排斥反应。当然,临床上有的排斥反应不影响肺功能,也有时病人发生与排斥反应无关的暂时性FEV_1降低,故应全面综合考虑。支气管冲洗液检查对排斥反应的鉴别诊断很有价值,但迄今为止对排斥反应的诊断尚无明确意义。支气管镜肺活检是主要的确诊手段，术后近期根据症状随时检查，3 个月后定期检查。第 1 年每 3 个月 1 次，第 2 年每 6 个月 1 次，以后每年 1 次。

【治疗】

一旦诊断为急性排斥反应，即应予大剂量激素冲击治疗。一般均用甲基泼尼松龙，500～1000mg/次，每日 1 次，静脉注射，连续 3 天。儿童剂量约 15mg/(kg · d)。如诊断正确，X 线肺部阴影将吸收，24～36 小时后经支气管镜肺活检可以证实排斥反应消退。如效果不佳，可给予 OKT 35mg/d，连续 10 天，或 ATG 10mg/(kg · d)，亦连续 10 天。亦有用口服泼尼松龙 6mg/(kg · d)，4 周内递减至 0.2mg/kg，同时用 OKT_3 5mg/d，连续 14 天，ATG 2mg/(kg · d)，连续 5 天。

2. 活动性气道损伤

【诊断】

无血管周围浸润亦无瘢痕形成。分二级：

(1) Ⅰ级：为淋巴细胞性支气管炎，表现为黏膜及黏膜下层混合的单核细胞浸润，可见黏膜下腺体及上皮损伤，可有单个细胞坏死及鳞状上皮化生。

(2) Ⅱ级：为淋巴细胞性细支气管炎，病理变化同Ⅰ级，但累及终末呼吸性细支气管。

3. 慢性气道排斥反应

系指慢性气道排斥反应，即部分性或完全性 OB。由于细支气管管腔被纤维结缔组织瘢痕闭塞，故病变不可逆。其形成原因可能是供受体的人类白细胞抗原不匹配。随着病程加长，病变进行性加重，肺功能不断破坏。有时尽管用大量的免疫抑制剂、激素等，仍不断恶化。临床上呼吸困难症状逐渐加重，运动耐量不断降低，严重者又渐渐依赖氧气生活。OB 是肺移植最严重的晚期并发症，也是晚期死亡的主要原因。OB 的发病率过去认为低，其严重性近年才被广泛认识。现已公认，肺移植术后 OB 发病率与心肺移植大体相似，高者可达 30%～50%，它已成为肺移植推广应用的重要障碍。

【诊断】

(1)临床表现

系指闭塞性细支气管炎，表现为呼吸性细支气管瘢痕形成，这种瘢痕组织可以是向心性，亦可离心性，细支气管管腔可以完全消失，肺泡腔内可有泡沫细胞出现。

(2)分级

1) Ⅰ级：为部分性闭塞性细支气管炎，细支气管管腔部分被瘢痕组织闭塞，可伴有管壁平滑肌破坏，纤维组织可延伸至周围间质中。

2) Ⅱ级：为完全性闭塞性细支气管炎，管腔为致密的纤维瘢痕组织完全闭塞，可伴有管壁平滑肌消失及细支气管周围纤维化。

Ⅰ级与Ⅱ级又分为活动性与非活动性病变两种情况。

①活动性：除纤维组织外，细支气管管腔内外仍可见单核细胞浸润，通常伴有上皮的继续破坏。

②非活动性：完全是致密的纤维瘢痕组织，无单核细胞浸润，代表不再有活动性炎症。

OB 的诊断一般根据临床症状。6 分钟行走试验可发现运动耐量下降，运动后血氧饱和度减低。连续肺功能检查对 OB 诊断亦很有价值。测定 FEV_1/FVC 亦很有意义，如持续 3 个月 $<70\%$，临床即考虑为 OB。

(3)检查

确诊可经支气管镜肺活检或胸腔镜肺活检。OB 的治疗很困难。目前主要是增加免疫抑制剂用量，必要时亦可使用 OKT_3 及

ATG。大剂量泼尼松 11mg/(kg·d)也可改善肺功能。如仍无效,病情持续进展,可试行全身淋巴放射治疗。

【治疗】

(1)由于病毒感染与 OB 有明确关系,为预防 OB,现多主张适当减少免疫药物用量,以减少病毒感染的发病率。尤其 OKT_3 及 ATG 因可引起 CMV 肺炎,已渐少应用。

(2)为减少排斥,一些移植中心已开始常规围手术期使用激素。总之,OB 是十分棘手的并发症,机制仍未完全清楚,需进一步深入研究。

随着肺移植的发展,肺保存技术的进步,组织配型的不断改进,相信 OB 发病率会得到控制,或出现更加有效的办法进行治疗。

(3)另外,有人开始试用另一种很有前途的免疫抑制剂 FK506,是一种结构与 CsA 不同的抗生素,但免疫抑制机制与 CsA 很相似。体外实验证实它抑制白细胞介素 2(interleukin-2)及干扰素 γ(interferon-γ)的分泌,以及抑制 T 细胞白细胞介素 2 受体的表达。对淋巴细胞的抑制作用较 CsA 强大 100 倍。但由于仍在研究和试用阶段,其优点及副作用尚需进一步得到证实。

长期应用非特异性免疫抑制剂,可以增加感染的易感性,男性产生精子活动力差,女性发生闭经而引起不育,用药期怀孕可致畸胎,此外亦可伴随恶性疾病发病率的增高。这些在临床应用时均应引起重视。

第六节 感 染

【概述】

感染是肺移植术后最常见的并发症和死亡原因,病原体包括细菌、霉菌、病毒、细菌性肺炎最常见。

【诊断】

病毒感染以巨细胞病毒(CMV, cytomegaoviyns)最常见,一般在移植后 2 周至 3 月期间发生,细菌培养,支气管肺泡灌洗及纤支镜活检可确诊。

【治疗】

1. 常规给予抗生素治疗,绝大多数病人的肺炎能够迅速得以治愈。

2. 导致移植后严重霉菌感染最常见的致病菌为曲霉菌,对没有活动性浸润感染的病人,酮康唑有一定的治疗效果。如果酮康唑治疗无效或出现活动性浸润感染,则需要采用两性霉素 B 治疗。

近年来,有学者提出术前对供体肺采用两性霉素 B 持续 24 小时输注,可预防术后真菌感染,取得了一定的临床疗效。

3. 病毒感染以巨细胞病毒最常见,采用更昔洛韦 5mg/kg 治疗。根据 CMV 血清学检查结果选择合适的供体和受体,近年来预防性应用巨细胞免疫球蛋白和更昔洛韦,CMV 感染已明显减少。

第七节　气管、支气管吻合口并发症

【概述】

初期临床肺移植气管支气管吻合口(简称吻合口)并发症发病率很高,吻合口并发症是大多数生存逾 2 周的病人的直接死亡原因。吻合口并发症包括出血、漏气、坏死、感染、裂开、狭窄及软化等。发生吻合口裂开即吻合口瘘的病人,多因呼吸衰竭或腐蚀血管大出血死亡。由于支气管动脉吻合技术困难且费时,迄今只有少数中心临床试行,绝大多数临床肺移植仍仅吻合肺、动静脉和支气管。吻合口血运是靠压力较低的肺动脉血流逆行重建。恢复支气管动脉供血通常要 4 周,因而缺血问题在术后早期相当突出,愈合能力欠佳。临床证明,吻合口并发症的发病率按气管吻合、支气管根部(近端)吻合及支气管远端吻合顺序递减。由于气管吻合的整体双肺移植吻合口及其他并发症均最多,现已基本为大多数中心废止使用,改行分侧支气管根部吻合的整体双肺移植,或者干脆代之以顺序式双肺移植,或分期双肺移植。吻合口并发症的发病率近年已明显降低。据文献报告吻合口并发症约在 0%～60%,相差甚为悬殊。整体双肺吻合口并发症甚高,而单肺移植有的几十例报告吻合口均一期愈合,无明显并发症。

【诊断】

吻合口坏死裂开多发生在术后 4 周内,亦有较晚者。如有大网膜包裹,临床症状可以很轻,但在吻合口与大网膜间可形成含气的脓腔。

【预防】

1. 为促进吻合口血管再生,减少吻合口并发症,Cooper 等首创大网膜包裹吻合口技术,动物实验及临床亦证实确有功效,它可在 4 天内形成体循环侧支,恢复支气管血运。此技术是人类肺移植走上临床成功的措施之一,至今仍为部分移植中心沿用着。它不仅能促进吻合口血运的重建,而且一旦出现技术漏洞或吻合口愈合不良时,可起到又一层保护作用,不至于立即发生吻合口瘘及更严重的危及生命的并发症。对于部分裂开的吻合口,它可提供生长肉芽重新愈合的基础。

2. 望远镜式吻合法使供受体支气管互相重叠一个软骨环,增强了抗张能力及愈合能力,亦明显减少吻合口裂开等并发症,传播较快。但个别报道显示狭窄的发生率较高是其缺点,当然,还有不少人仍只用端端吻合。有的用软组织包绕加固,有的什么都不用。

3. 另外,围手术期激素的应用还有待研究,无论如何,大剂量激素会延迟愈合过程。所以,免疫抑制方案的改进会进一步减少吻合口并发症。

4. 加强呼吸道物理疗法及反复支气管镜治疗多可自愈。如肉芽生长或外压狭窄或管壁软化,可于吻合口部位置入硅胶或记忆金属支架。前者可将硅胶支架套在硬式气管镜头上,后面再套一长胶管以使支架在金属气管镜抽出时不会移位。放好后,可以用纤维支气管镜检查一下,确保位置合适。使用支架可使气道通畅,病人亦多可耐受,有的靠支架维持正常生活已 5 年以上。但支架如过粗,可造成黏膜及管壁坏死,大量肉芽及瘢痕形成,肉芽梗阻及管壁软化。金属支架有难以取出和管壁穿孔的并发症,应用较少些。肉芽组织可以激光治疗,但有大出血的危险,应当小心。此外,有文献报道吻合口线头腐蚀血管造成大出血死亡者,术中在血管与吻合口之间应以软组织隔开。

总之,近来大多数肺移植组已抛弃了过去肺移植术中大网膜包裹支气管吻合口的方法,简化了移植手术,缩短了手术时间。即使手术后出现了气道吻合口的并发症,采用局部气囊扩张、气道内支架,甚至行局部切除袖状吻合,或再移植及局部近距离放疗等方法均是可采用的有效措施。

第十一章

电视胸腔镜手术及并发症

【概述】

电视胸腔镜手术(VATS, video-assisted thoracoscopic surgery)历经 15 年的不断发展,现已成为一门成熟的胸外科技术和临床常用的手术方法之一;在国内、外许多先进的医疗中心,它已占到胸外科总手术例数的1/3甚至一半以上;其应用比例也在一定程度上反映了一个医院胸外科的技术水平。电视胸腔镜手术的临床应用已经改变了一些胸外科疾病的治疗理念,尤其在重新界定某些疾病的手术适应证、禁忌证和手术入路方面有了很大进展;同时,随着新技术手段、新观点和新方法的不断的引入,胸腔镜技术本身也更加成熟和理性。

【并发症】

目前胸腔镜已经在肺部疾病、食管疾病和纵隔疾病等的诊疗中取得的良好的应用。本章分为五节介绍这些应用的最新进展和相关应用之下的常见并发症。

第一节　肺部疾病诊疗

肺部是胸腔镜手术应用最多的器官,通常占同期胸腔镜手术总量的 70%以上;同时它也是最适合开展胸腔镜手术部位之一。

1. 肺内小结节和肺弥漫性疾病

随着临床 CT 检查的普及,周围型肺结节的检出率增高。这些直径通常<3cm(尤其是 1cm 左右)的肺结节可能是早期肺癌,或肺良性肿瘤,或者是肺内的炎性肿物;它们的共同特点是临床诊断十分困难。对于这种小结节,经皮肺穿刺活检成功率偏低,并且存在诸多并发症,以前只能开胸活检才能得到病理诊断。许多病人因惧怕开胸手术而不能确诊,甚至延误了一些早期肺癌的治疗。电视胸腔镜手术能在微小创伤下完成同开胸手

术效果相同的肺楔形切除手术，深受病人和内科医生的欢迎；因此，近年来胸外科医生接触和治疗周围型肺结节的病例显著增多。同时，胸腔镜对于肺部弥漫性病变，比如肺间质纤维化、肺淀粉样变性，特发性含铁血黄素沉着症及弥漫性肺泡细胞癌等疾病的诊断和鉴别诊断具有无可替代的作用；显著提高了这类疾病的诊断水平。

2. 肺气肿和肺大疱性疾病

(1)肺气肿

传统上，终末期肺气肿的治疗以内科为主，但疗效极为有限，病情仍进行性恶化。在以往外科治疗中，肺移植为惟一手段，但因存在诸多问题难以推广。近 10 年来，人们重新应用肺减容术(LVRS, lung volume reduction surgery)治疗肺气肿，取得了满意的效果，为肺气肿的治疗带来了希望。

目前，认为理想的手术病人应符合以下 3 种情况。

1)一系列病理生理变化仅由严重的肺气肿所致。

2)病变分布不均一，存在可供切除的严重病变区并且位于肺上叶。

3)肺过度膨胀。

迄今，手术适应证和禁忌证都还是相对的；总的说来，接受筛选的肺气肿病人中，只有约 20%～30%的病人最终符合要求并接受肺减容术的治疗。目前常用的手术路径为胸骨正中开胸和胸腔镜 2 种，后者在 4 个 1cm 切口下进行，创伤明显减小，手术安全性有所提高，手术疗效两者基本相当。因此，在有条件的情况下，最好选择胸腔镜肺减容手术。

(2)肺大疱性疾病

手术适应证包括：

1)肺大疱引起呼吸困难症状。

2)症状虽然很轻，但肺大疱已经大于一侧胸腔体积的 1/2。

3)肺大疱合并 2 次以上发作的自发性气胸。

4)虽然气胸首次发作但属下列情况之一者。

①肺持续性漏气，即有效胸腔闭式引流＞72 小时肺仍不复张或仍持续漏气者。

②双侧同时或先后发作的自发性气胸。

③特殊工种的病人，如潜水员、飞行员、野外工作者等，以及缺少基本医疗救护条件之地区的病人；对于运动员和大、中学生也可适当放宽手术指征。

④自发性血气胸。

⑤自发性张力性气胸。

胸腔镜肺大疱切除通常都十分容易，但当大泡巨大，或胸膜粘连严重，或肺大疱满布肺脏表面时处理则很棘手，有时需要中转小切口开胸手术。

3. 肺癌

在诊断方面，胸腔镜可以很容易地解决早期周围型小肺癌的诊断困难问题和肺癌所致癌性胸水的鉴别诊断问题。在治疗方面，肺楔型切除术可以作为高龄、肺功能无法耐受开胸手术的 $T_1N_0M_0$ 肺癌病人的姑息治疗方法；肺叶切除术技术上已经比较成熟，目前主要用于 $Ⅰ_A$ 期($T_1N_0M_0$)非小细胞肺癌，以及需肺叶切除的转移癌的治疗；胸腔镜滑石粉胸膜固定术可以成功地消灭掉 95%以上由于肺癌所致的顽固性恶性胸水。在肺癌分期方面，胸腔镜即可了解胸膜有无侵犯或种植转移(T 分期)，又能探查到肺内肿瘤部位、大小、外侵及转移情况等(T 和 M 分期)，同时还可行同侧纵隔淋巴组活检(左侧：5～10 组；右侧：2～4 组和 7～10 组)；但与纵隔镜相比，它需要双腔管插管，不能同时行对侧淋巴结活检，并发症相对较高；因此，只选择性地用于肺癌的分期，尚不能取代纵隔镜检查。

第二节　食管疾病诊疗

1. 食管平滑肌瘤

传统的食管平滑肌瘤摘除术是通过后外侧开胸术进行，是典型的“小手术大切口”。胸腔镜手术的应用改变了食管平滑肌瘤的手术径路，在 3～4 个 1cm 套管切口下即可完成食管平滑肌瘤摘除术。手术时间短，并且创伤小、痛苦轻、恢复快。

2. 贲门失弛缓症

迄今为止，食管肌层切开术仍是治疗贲门失弛缓症的最有效和标准术式。目前，经胸腔镜或腹腔镜的食管肌层切开术已基本替代了常规开胸手术。

3. 食管癌

胸腔镜为食管癌切除术提供了除开胸术和非开胸食管剥脱术(EWT)之外的第三种治疗方法。手术一般包括 3 部分，首先，胸腔镜游离胸段食管；其次，开腹游离胃；第三，颈部切口行食管胃颈部端侧吻合术。胸段食管的切除是在 4 个 1cm 切口下完成，创伤小、安全可靠，手术时间短(通常 1 小时左右)，符合食管外科的发展要求。目前，国内个别医生提出所谓“手助食管癌切除法”，从腹腔穿过膈肌用一只手在胸腔内剥离食管和肿瘤。这也是一种“改良”的术式，有一定的微创价值；但它不是规范的真正意义上的胸腔镜食管癌切除手术，更主要的是它不符合肿瘤手术(无瘤操作)原则，并且存在脱落癌细胞随着术者之手移植到腹腔的可能。这种食管游离方法无论从微创角度还是肿瘤手术原则角度都还不如胸腔镜辅助的小切口(5～8cm)手术，是很值得商榷的方法。

第三节　纵隔疾病诊疗

一、重症肌无力

胸腺切除术是治疗重症肌无力(MG, myasthenia gravis)的最有效方法之一。胸腔镜胸腺切除术仅需 3 个 1.5cm 的胸壁切口，术中能够清楚显露胸腺和整个前纵隔，可同时进行胸腺及前纵隔脂肪切除术，切除范围基本同胸骨正中切口手术；近年来，国内、外多组临床报告显示，其长期疗效与其他方法没有差异性，是一种新的较理想的胸腺手术径路。

二、纵隔肿瘤

后纵隔神经源性肿瘤是最适合胸腔镜手术的疾病之一。但是，恶性肿瘤或当瘤体常伸延至椎间孔内，甚至侵入硬脊膜内间隙，应禁用或慎用胸腔镜手术治疗。中纵隔囊肿包括支气管囊肿、心包囊肿、肠原性囊肿等，是纵隔常见的良性疾病之一，也是最适合胸腔镜手术的病症，胸腔镜可以很方便地摘除各种大小的中纵隔囊肿。部分胸腺瘤，尤其是无外侵的直径$<$5cm 者适合胸腔镜下连同整个胸腺一并切除。一些纵隔良性畸胎瘤也可

用胸腔镜切除。

三、其他

胸腔镜胸交感神切除术治疗手汗症、头汗症、长 QT 综合征等疾病创伤小，效果可靠，已成为临床常规手术方法。同时还可以治疗多种神经性血管病变和用于晚期癌症（如胰头癌）的止痛等。各种原因所致的乳糜胸，只要没有手术禁忌证，均可经胸腔镜手术治疗；胸腔镜下结扎胸导管，结合胸膜固定术可有效治疗乳糜胸。

第四节　胸腔镜手术的并发症

【概述】

胸腔镜手术虽然创伤较常规开胸手术小，术后并发症要低于同类疾病的开胸手术，但由于长时间单肺通气，以及手术复杂程度的增加，无论是术中还是术后对病人呼吸、循环和全身许多器官机能的影响仍然很大。另外，胸腔镜外科就目前来讲还是一门全新的学科，作为一种新技术，特别是对于刚起步的临床应用阶段，发生手术的并发症的机会肯定要多一些。在手术并发症的发生及处理上基本同常规开胸手术，但也有其自身的特殊性。对于一般的术后并发症，如术后肺炎、肺不张、心律失常、心肌梗死、术后脓胸等亦常见。以下介绍胸腔镜术中并发症的发生、预防及处理方法。

一、复张性肺水肿

【诊断】

现代电视胸腔镜手术需要双腔支气管全身麻醉，实行单肺通气，长时间的单肺通气是造成复张性肺水肿的主要原因。一旦发生，可闻及双肺满布湿啰音和水泡音，心率加快，动脉血氧分压明显下降。严重者粉红色泡沫样痰从口腔或鼻腔中涌出。

【鉴别诊断】

复张性肺水肿（RPE，reexpansion pulmouary edema）是指继发于气胸、胸腔积液或肺不张等各种原因所致肺萎陷之后，肺快速复张时所发生的急性非心源性单侧肺水肿，有心功能不全者更容易发生。临床过程十分凶险。大多发生在肺复张即刻或 1～2 小时内，最迟不超过 24 小时。

临床表现：进行性加重的呼吸困难、紫绀、烦躁、咳嗽、咳大量黄白色或粉红色泡沫痰。听诊患肺满布湿啰音。相关检查：血气分析提示低氧血症及代谢性酸中毒；X-ray：典型表现为局限于患肺单侧的肺水肿。预防处理措施：

(1)有心功能不全的病例施行肺复张前加强心脏保护治疗，及早使用强心剂、激素。

(2)术中注意控制液体入量，避免输入过多胶体。

(3)发生 PRE 迅速气管插管加呼吸机辅助呼吸，方式为 SIMV，同时加 PEEP 6～8cmH_2O，有条件者在麻醉复苏室观察 1～2 小时。

(4)逐步缓慢膨肺。

【治疗】

1. 支持治疗

一旦考虑为急性肺水肿，立即给予一半支持性措施，首先要改善肺部气体交换，令病人半坐位、吸氧，以使肺泡内毛细血管的血清渗出。氧气输入时通过50%～70%的酒精，目的在于减轻肺泡表面张力，达到去泡沫作用，从而改善呼吸。

2. 呼气末正压给氧(PEEP)

当高流量吸氧也不能维持 PaO_2 在8.0kPa(60mmHg)以上时，并伴有二氧化碳潴留，临床上有明显通气不足的证据或不能消除肺内水肿液及分泌物时，应气管内插管，吸痰和机械通气。

3. 吗啡

急性肺水肿发生后，静脉注射吗啡作为支持性治疗是很有帮助的。其不仅有利于改善病人焦虑，使病人舒适，减少中枢交感神经活动，而且可使动脉和静脉扩张，达到减少心脏前后负荷的目的。初始剂量3～5mg，静脉或肌内注射均可，每15分钟可重复1次，总量达到15mg时一般均有效。应当引起重视的是吗啡具有呼吸抑制作用，在有明显的通气功能损害、病人神智不清、慢性阻塞性肺疾病或伴有二氧化碳潴留时，应当慎用或不用。

4. 茶碱类药物

肺水肿的病人伴有支气管痉挛和喘鸣时，应考虑首选静脉氨茶碱。氨茶碱不仅具有扩张支气管的作用，而且具有刺激心肌收缩和轻微的利尿作用，特别是对不能确定是支气管哮喘发作还是心源性肺水肿时，更应首选氨茶碱。初始剂量以5mg/kg为宜，10～15分钟以上推注完毕，随后以0.9mg/(kg·h)的速度静脉滴注。对于已经用过氨茶碱以及老年人或肝、肾功能有障碍的病人，用量要小，且滴速要慢。氨茶碱应用过量容易引起中毒，出现头痛、恶心、烦躁不安、心动过速、心律失常，甚至血压下降等，所以应严格掌握其应用剂量，维持滴注12小时以上时应根据测定的血液药物浓度来调整。

5. 减少回心血量

可采用交替四肢止血带方法减少回心血量，将止血带放在四肢的3个肢体近端，每15～20分钟放松1次，其中一只止血带轮流至未放止血带的肢体。宽止血带或血压计袖带充气后刚好在动脉舒张压以下，只限制静脉血液回流，而对动脉血流无影响，轮流止血带方法可有效地促进肺水肿的吸收。

6. 利尿剂的应用

强有力的袢利尿剂对大多数急性肺水肿是非常有效的，临床一半最为经常应用的是速尿，其作用为扩张静脉而减少前负荷。首次静脉注射剂量40～60mg，重复应用剂量可加倍到80～160mg，对于肾功能损害者可引起低钾、低钠碱中毒和高尿酸血症等。因此，利尿的同时应适当的补钾、补钠，维持酸碱平衡。对于老年人、有脱水或营养不良的病人最好采用慢性利尿方案。

7. 硝酸甘油的应用

硝酸甘油可通过扩张血管降低前负荷，尤其可应用于利尿剂不能明显改善肺水肿时。用法为硝酸甘油0.4mg舌下含服，可在2分钟内迅速发挥作用，并在5～10分钟内产生降低肺楔压的作用。舌下含服硝酸甘油的主要缺点为作用时间短。静脉滴注硝酸甘油时，开始剂量10μg/min，并持续给药以维持静脉扩张。硝酸甘油在24小时内迅速耐药，应根据肺动脉楔压调整其剂量。

8. 正性肌力药物的应用

如果上述效果不明显，可采用正性肌力药物多巴胺。静脉点滴多巴胺2～5μg/(kg·min)，以改善心肌收缩力，降低周围阻力，改善肾血流，并帮助利尿。

二、持续性肺漏气

【概述】

众所周知，腹腔镜手术时为便于手术视野的暴露手术操作，要向腹腔内充入大量 CO_2 气体，胸腔镜手术则不尽然，除了明显的阻塞性肺病病人外，几乎不用向胸腔内充入 CO_2 气体使患肺塌陷。胸内负压是保持正常人体血液动力学稳定的主要因素，但当向胸腔内充入大量的 CO_2 时，胸内则由负压变成正压，从而会导致一系列病理生理变化，以及严重并发症的发生。胸内的正压可使纵隔产生移位，引起病人术中血压下降以及心律的变化；另外，正压下胸内 CO_2 气体可通过受损的肺静脉进入血液造成高碳酸血症甚至 CO_2 气栓引起致命的心、脑后遗症。因此，在电视胸腔镜手术中一般不要充 CO_2 气体。

【诊断及鉴别诊断】

持续性肺漏气是电视胸腔镜（VATS）最常见的并发症，并可导致皮下气肿、气胸。常见于肺大泡切除治疗自发性气胸病人，其他见于脓胸、包裹性胸腔积液作纤维板剥脱术后。导致术后肺漏气的危险因素有肺气肿、肺尖部肺大疱性病变、吸烟和激素的使用。持续性肺漏气的主要原因有胸腔镜手术时对病变部位可能的漏诊，其次为相关的肺损伤，如术中对肺组织的过分牵拉，内镜切割缝合器切割不全等。预防及降低持续性肺漏气的方法：部分胸膜切除，尽量减少对正常肺组织的牵拉，避免手术胸膜残腔的存在，尽量在直视下处理漏气病变。

【预防与治疗】

必须要充 CO_2 气体的情况下，一定要低流量缓慢充入，并控制充气压力在 1.33kPa（10mmHg）以下，流量＜1.5L/min，充气过程中应密切观察病人的血液动力学及血氧饱和度等的变化，一旦发现有异常情况的发生，应立即排出积气，减少胸腔内的压力，并对症处理。

三、胸壁套管的并发症

【概述】

胸壁套管放置过程中所致的各种并发症是电视胸腔镜手术中最为常见的，如套管损伤肋间神经、血管，套管放在胸膜外，套管刺伤肺实质或胸内其他脏器。

【诊断】

肋间神经、血管损伤多是由于不正确的套管放置所致，放置的套管直径过粗则更容易引起此类并发症的发生。肋间神经损伤会致术后严重的伤口疼痛或感觉麻木，选择直径合适的导管（不要＞15mm），掌握正确地放置方法是避免或减少损伤肋间神经和血管的惟一途径。

【预防与治疗】

置入胸壁套管时肋间血管或乳内血管均有可能被撕破，但由于置入套管后常因套管的压迫却并不出血，只有在取出套管后，才能看到血管的损伤。若手术结束后仍未发现，则会发生术后意想不到的胸内大出血。因此，取出套管关胸前，对所有套管口都要从胸腔内面开始进行检查，以确定有无出血。肋间血管的出血一般不需中转开胸去止血，胸腔镜下即可处理,用电凝抓钳或金属夹常可进行有效的止血。但如若发生严重的无法用胸腔镜处理的出血,则应当机立断中转开胸止血。

四、手术器械损伤

【概述】

文献中屡有因术中器械损害,造成碎片残留于胸腔内的报道。由于电视胸腔镜手术无法与普通开胸手术那样,在关胸前可顺序认真检查胸腔内有无异常情况的发生,包括有无异物残留,因此有作者建议于手术结束前应行胸部 X 线检查,以期及时发现并解决器械碎片残留等类似问题,杜绝医疗事故的发生。

【诊断及鉴别诊断】

主要因为视野显露不清或操作不当所致。如食管癌病人癌肿有外侵时,游离食管时容易损伤气管、支气管膜部,可使用电刀或超声刀仔细分离;贲门失弛缓症肌层切开时,分层切开纵行肌或环形肌可有效防止黏膜损伤,如有黏膜破裂则需开胸修补;对脓胸、包裹性胸腔积液的病人,应特别注意胸肋三角、腰肋三角等膈肌薄弱点,不能粗暴剥离,如有撕裂则需开胸修补。

【预防与治疗】

内腔镜缝合切开器(Endo-GIA)的使用一定要按说明和要求,使用方法不正确及超期使用,均容易造成切割不全、钉合欠佳和创面出血等并发症的发生。

五、术中胸腔内出血

【概述】

胸腔镜手术发生术中出血是常见的,归其原因与术中暴露不良和远距离的手术操作有关。一般的出血通过电凝、氩气刀凝固、金属夹钳夹和缝扎等处理即可有效控制。

【诊断及鉴别诊断】

常见原因有切口下肋间血管损伤、胸腔粘连索带中增生的血管或病变周围的小血管损伤。因操作不当误伤胸腔大血管或器械故障引起的大出血并不多见。预防处理方法:皮肤切口靠近肋骨上缘避开肋间血管;手术结束时经胸腔镜检查每一切口,缝合切口时在监视器下做全层缝合,线结打在皮下;对胸膜广泛粘连术后渗血明显及肺组织广泛裂伤者,可用丝线“8”字缝合或氩气刀止血;对粘连索带可先用钛夹钳闭再切断。术中误伤大血管时先用操作钳夹小纱布压迫出血处,扩大切口中转开胸止血。

【预防与治疗】

若遇肺组织创面较大,渗血较多时,可用内腔镜缝合切开器控制出血。当有威胁生命的严重出血并且在胸腔镜下处理很困难时,应及时中转开胸,或经小切口进行有效的止血。肺组织较脆,术中应尽可能避免使用较锐利的器械或用力牵拉,可减少此类并发症的发生。

第五节　胸腔镜交感神经链切断术治疗手汗症及并发症

【概述】

原发性手汗症(primary hyperhidrosis),发病率约为0.6%～1%。其病因未明,有学者认为是一种常染色体显性遗传性的疾病,有家族聚集倾向。

【发病机制】

汗液分泌的神经调节是由视叶前的丘脑下部区,通过脑干和脊束在不同水平终止于侧角,再通过交感节后神经纤维,而引起人体出汗。节后传递介质主要为乙酰胆碱及少量儿茶酚胺。支配上肢汗腺的交感神经发自于胸2～5交感神经节。胸2～5交感神经节自交感干神经节细胞发出节后纤维,经灰交通支到脊神经,随脊神经分布到肢上皮肤汗腺。

【诊断及鉴别诊断】

多汗常见于手掌、足底、腋窝等处,因为这些地方皮肤中的外分泌腺体相对集中,其中手掌多汗最常见。

手汗症病人的外分泌汗腺分泌过度,虽然对身体健康没有影响,但是严重影响其生活,引起身体和心理上的烦恼。

【治疗】

治疗方法多种多样,最常见的包括洗剂、止汗剂、口服药物以及生物反馈治疗等,但是常常无效。1951年,出现的胸腔镜胸交感神经切除术,是目前外科治疗多汗症的金标准。

1. 手术机制

胸交感神经切除术后,伴随有足底出汗的减少,但无法从解剖角度进行解释,因为足底的交感神经支配来自腰交感神经干。Cloward假定胸2交感神经切除后,大脑皮层控制手和足以及腋窝的排汗功能减弱。据推测下丘脑的控制手、足以及一些病人的腋窝的汗腺中枢有别于下丘脑其他汗腺中枢,它是惟一的皮层下控制中枢,无热敏传导基础的传入。因此,电灼胸2～4交感神经节可以治疗多汗症。但是,电灼时应避免碰到第1胸交感神经节,因为胸1交感神经节支配眼睑和瞳孔,受损伤后容易引起霍纳综合征。

2. 手术方法

病人取仰卧位上半身提高约30°或半坐位,双臂水平外展。气管内插管麻醉成功后,麻醉师使术侧肺脏塌陷。手术入路有两种:一是腋中线、第3～第7肋间隙,病人仰卧或侧卧;二是锁骨下窝的锁骨中线处,病人半坐。术者在第3肋间的锁骨中线稍外做0.5mm的切口,植入套管和胸腔镜,观看胸膜腔内肺组织和胸壁无粘连,于同侧第4肋间的腋中线做0.6～0.8cm的切口,植入套管及操作组织钳等器械。遇胸膜粘连侧电灼分离。在脊椎旁沟内,肋骨小头的前方找到交感神经干,辨认出胸2～4交感神经节。

手术结束时,麻醉师加压膨胀肺的同时,拔出套管,用1～10号丝线皮下缝合创口,创口表面纱布覆盖,对侧亦然。烧灼完成,则手温会更加升高2～3℃。

3. 手术中注意的问题

(1)麻醉要求及术中监测:多数主张采用双腔气管内插管,便于单肺通气而使术侧肺脏塌陷,而且可以较好的维持血氧水平。术中要严格观察血氧饱和度的变化,如血氧饱和度<80%,要暂停手术,恢复通气,直到血

氧饱和度正常后，再继续手术。

术中监测手温可作为确保疗效的指针，保证交感神经确实而适当的切除强度。术后双手温度最少增加 1℃，且双手和腋窝温度在 35℃以上接近 36℃，才能保证切断的完全性。多数病人，术后双手手掌温度上升 1.7～2.6℃。

(2)神经链切除范围：对神经链切断范围有争议。多数学者认为，胸 2 交感神经节是支配上肢的最重要的节段，对手汗症病人仅切除位于第 2、第 3 肋间的胸 2 交感神经节即可。而切除胸 2～4，交感神经节则可以有效治疗手汗症合并腋窝多汗。

(3)神经链的处理方式：术中切断神经链的方式有：激光、石炭酸烧灼、剪刀剪断等。现在常用单极电凝烧灼或小夹夹闭，出血少，容易操作。不切除或烧灼破坏交感神经，仅对胸 2 交感神经干进行结扎，也能达到同样的效果，且在出现严重术后并发症时还能解除结扎而恢复到术前时的情况。Hashmonai 等，总结了 1974—1999 年间所有采用胸交感神经切断术治疗手汗症的研究，比较切除和烧灼 2 种方法。发现切除法的即刻成功率为 99.76%，复发率为 0，上睑下垂的发生率为 1.72%；而烧灼法的即刻成功率为 95.2%，复发率为 4.4%，上睑下垂的发生率为 0.92%。虽然切除法效果较好，但因烧灼法操作简便，需时较少，霍纳综合征发生率低，而且再行切除术可以战胜烧灼法的失败，故大多数外科医生都选用后种方法。

【手术并发症】

Lin 等，总结了 2000 例病人，手术成功率为 99.6%。外科并发症很少，包括气胸、节段性肺不张、血胸、轻微切口感染等，其他还有皮下气肿等，但无一例死亡。有时，也会出现乳糜胸等罕见的并发症。代偿性出汗以及术后复发，是引起病人术后不满的主要原因。

1. 手术器械损伤

【概述】

文献中屡有因术中器械损害，造成碎片残留于胸腔内的报道。

【诊断及鉴别诊断】

由于电视胸腔镜手术无法与普通开胸手术那样，在关胸前可顺序认真检查胸腔内有无异常情况的发生，包括有无异物残留，因此有学者建议于手术结束前应行胸部 X 线检查，以期及时发现并解决器械碎片残留等类似问题，杜绝医疗事故的发生。

【治疗】

内腔镜缝合切开器(Endo-GIA)的使用一定要按说明和要求，使用方法不正确及超期使用，均容易造成切割不全、钉合欠佳和创面出血等并发症的发生。

2. 术中胸腔内出血

【概述】

胸腔镜手术发生术中出血是常见的，归其原因与术中暴露不良和远距离的手术操作有关。

【诊断及鉴别诊断】

主要与医生的经验有关。重度粘连所致结构不清，最容易导致临近血管的损伤。解剖定位不当容易伤及深面的肋间血管和肋骨小头旁的最上肋间动脉。如遇出血，不可慌乱而盲目烧灼电凝，应立即用内镜钳钳夹电凝止血，或夹取小纱条压迫止血，多能控制出血。必要时需中转开胸止血。

【治疗】

一般的出血通过电凝、氩气刀凝固、金属夹钳夹和缝扎等处理即可有效控制。若遇肺组织创面较大,渗血较多时,可用内腔镜缝合切开器控制出血。当有威胁生命的严重出血并且在胸腔镜下处理很困难时,应及时中转开胸,或经小切口进行有效的止血。肺组织较脆,术中应尽可能避免使用较锐利的器械或用力牵拉,可减少此类并发症的发生。

3. 气胸及血胸

【概述】

气胸是由于肺和胸壁间存在残余气体。术中误伤血管出血为血胸。

【诊断及鉴别诊断】

术后并发气胸、血胸多和术者的操作水平有关。术后气胸多因术中损伤了肺组织或术后膨肺拔管时气体未排尽所致。一般不需特殊处理,必要时胸管引流。胸腔出血多来自肋间血管,多可通过压迫、电凝或钛夹止血。

【治疗】

一旦发生气胸,应立即平卧,听诊了解气胸情况,在手术台上做锁骨中线第 2 肋间穿刺抽气,至呼吸音清晰为止,不需放置闭式引流。

术中误伤血管出血,一般可采用压迫、电凝或超声刀止血。出血量大而凶猛,应及时中转开胸手术。

【预防】

预防术后气胸关键,是拔除最后一个套管时,要求麻醉师与术者配合默契,退镜与鼓肺应同步进行。在缝合切口时让麻醉师尽量保持气道几秒钟正压是非常需要的。

4. 代偿性出汗

【概述】

代偿性的出汗是最主要的长期并发症,据报道其发生率为 50%～97%。机制未明,有学者认为可能与热调节机制有关,起代偿性作用。

【诊断】

常见部位依次为背部、腹部、足底、大腿和腹股沟、胸部以及腋窝等,少数病人也可能出现短暂的全身性出汗。代偿性出汗的发生率和严重性,与交感神经切除的范围并无关联。但也有相反意见,认为将胸交感神经节的切除范围限制在 T_3 节段,可以减少代偿性出汗的发生。

【鉴别诊断】

病人术后手汗解除,身体其他部位出汗比原来增加,并引起生活困扰,称为术后代偿性多汗。代偿性多汗是胸腔镜交感神经干切断术(ETS, endoscopin thoracic sympathicotomy)最主要的术后并发症。发生率为 67%～85%。一般分为三度:轻度:躯体出汗增多,但内衣保持干燥;中度:出汗时有浸湿内衣,但尚可忍受;重度:大量出汗湿透内衣,严重影响日常生活,无法忍受。其发生机制不明。代偿性多汗的发生率和严重程度与交感神经切断的水平及范围正相关。

【治疗】

Yang 等认为切断水平在 T_3 以下,既可阻断上肢的胸交感神经,又可以保留部分胸交感神经到下丘脑的反馈信息,能有效减少术后代偿性多汗的发生率。故现多数人认为降低交感神经切断水平是预防和降低代偿性多汗的有效方法。

5. 术后复发

【概述】

术后1年，手汗症和腋汗症的复发率分别为0和4.1%，第2年为0.1%和8.2%，第3年为0.5%和10.4%，第4年为0.6%和14.1%，第5年为1.3%和16.7%。

【病因】

主要原因是初次手术时胸交感神经节切断不完全，由神经再生引起的手汗症或腋汗症复发较少见。

【诊断及鉴别诊断】

随着胸腔镜交感神经干切断术手术例数增加，术后复发亦随之增加。复发原因有神经切除不全、神经再生和有 Kuntz 神经存留等因素。预防复发的关键在于初次手术精细程度和是否彻底手术处理交感神经链。

【治疗】

再次行胸腔镜手术准确并完全切断相应的神经节可以治愈。

6. 霍纳综合征

【概述】

霍纳综合征是最可怕的并发症。由于星状神经节受到损害，可导致一侧瞳孔缩小，颜面无汗，眼睑下垂。

【病因】

这主要取决于医生对手术的熟练程度。术中电凝神经节时，由于热能会沿着神经节传导，存在损伤星状神经节的危险。

【诊断及鉴别诊断】

表现为眼睑下垂，眼球内陷，瞳孔缩小，颜面无汗，为交感神经干切断术后最严重的并发症之一。主要是因为损伤星状神经节所引起。预防方法：

(1)准确定位 T_2 交感神经节。

(2)T_2 交感神经切断时，上端不要超过第2肋骨上缘，电灼时要快速，以免热能沿神经传导损伤星状神经节。

(3)尽量避免切断 T_2。

【治疗】

在进行电凝时应尽可能的快，以避免对星状神经节的损伤。

第十二章

胸腔内手术麻醉

【概述】

胸腔内手术的麻醉多采用全身麻醉。由于开胸对机体影响显著，胸内手术麻醉除遵照全身麻醉的一般原则外，另有一些特殊之处。肺隔离技术是胸内手术麻醉常用的技术，单肺通气的时候，未通气侧肺中的未氧合血与通气侧肺中的氧合血混合，会使肺动脉-肺泡氧气压力梯度增加导致血氧不足。双腔管位置不正常会导致肺顺应性下降和呼出气潮气量减少。如果术前在硬膜外腔给予阿片类的药物，那么要减少静脉用药量以防术后的呼吸抑制。胸科手术术后出血的发生率约为3%，死亡率20%。出血的表现包括胸管引流增加(＞200ml/h)、低血压、心动过速、红细胞计数下降。支气管胸膜瘘表现为胸腔引流管中突然出现大量气体，会导致进行性加重的气胸和部分肺栓塞。胸科手术损伤心包有可能导致心脏向手术侧的胸腔内嵌顿。对于存在肺大疱的病人不要使用笑气，因为这可能会增加肺大疱的空气体积导致其破裂，出现低血压、支气管痉挛和术中峰值气道压值忽然上升，需要紧急置入胸管。肺移植术时，峰值气道压应控制在刚够正常肺良好膨胀，吸入氧浓度应＜60%。食管手术的麻醉处理重点在于评价病人的肺功能。食管手术中要考虑到胸骨下和横膈上的牵开器会影响心功能。

第一节　麻醉前评估及准备

1. 支持疗法

麻醉前纠正贫血、血容量不足、电解质紊乱、代谢紊乱和水肿等病理生理改变。高蛋白、高糖、高维生素饮食。必要时输血或血浆，或补液，以改善营养和全身情况。

2. 控制痰量

对肺疾患的病人麻醉前要控制痰量。痰量＞100ml/d者，除药物控制痰量外，每天要进行体位引流排痰。排痰不利时，应用祛痰药，支气管扩张药或蒸汽雾化吸入稀释痰液。尽量使痰量降至最小限度。痰液多而稀薄时，并用阿托品 0.5mg，以利排出，以达到净化呼吸道、改善肺功能的目的。咯血病人(急症者除外)，应延期手术，待咯血减少或停止后，再施行手术。

3. 禁烟

择期手术，术前至少停吸烟 2 周以上。

4. 控制呼吸系统感染

呼吸系统感染会直接导致麻醉过程处于极端不稳定状态。因此，需要对这类感染进行控制。尽量避免出现病患在麻醉前患有各类呼吸系统的感染。

5. 呼吸训练

有利于术后排痰，对预防术后肺不张有一定的意义，减少肺部并发症。

6. 心理疗法

术前向病人解释有关手术情况，胸痛。胸腔引流等术后情况。以取得病人合作。

7. 麻醉前评估

麻醉前进行心肺储备功能的检查。根据肺功能评估。

(1)屏气试验：是最简单实用的办法。先令病人深呼吸数次，后深吸一口气，屏住呼吸，若持续 30 秒以上为正常；若＜30 秒，说明心肺储备功能明显减弱。

(2)呼吸功能的测定：有条件时进行肺功能检查。测定肺活量、最大通气量和时间肺活量，结合病人活动及活动后的呼吸气情况，对肺通气量做出进一步的评定。

最大通气量＜预计值 60%，说明肺功能明显降低，＜预计值 50%有危险性。气速指数＞1 时，显示有限制性肺功能损害，如胸膜肥厚、脓胸等；气速指数＜1 者，显示有阻塞性肺功能损害，如肺气肿等。

1 秒用力呼气量(FEV_1)＜2L，或＜总时间肺活量的 50%。余气量/肺总量＞50%；呼吸空气条件下，$PaCO_2$＞45mmHg。其中有一条不正常时都有危险性，若肺功能明显损害时，呼吸管理更应严格。肥胖病人术前应进行呼吸锻炼。

(3)血气分析：有条件时可做血气分析，了解通气情况、判断酸碱失衡。

(4)心血管系统：要充分评估高血压、冠心病、心肌梗死及 ECG 异常等病人对手术麻醉的耐受性。

8. 麻醉器械准备

按气管内全麻的要求进行各项麻醉前准备。

9. 麻醉前用药

宜给予巴比妥类、镇痛类药，黏稠或呈脓性痰液者，颠茄类用量要小。

第二节　麻醉选择

选用全麻为主，力求麻醉诱导及维持平稳，避免血液动力学剧烈波动。

(1)诱导：吸氧 5～10 分钟，咪达唑仑 0.1mg/kg，芬太尼 5～8μg/kg，异丙酚 1.5～2.5mg/kg、维库溴铵 0.1～0.2mg/kg，静注后气管内插入支气管导管或双腔支气管导管，或表面麻醉下清醒插管。危重病人，如胸部外伤、大咯血等急症手术病人。静注咪达唑仑 2.5mg，氯胺酮 50～70mg 加琥珀胆碱 50～100mg 诱导，气管内插入双腔支气管导管，或表面麻醉下清醒插管。

(2)维持麻醉：用静脉复合麻醉或静吸复

合麻醉,术中控制呼吸。最常用的为异丙酚持续微泵注入、瑞芬太尼微泵泵入、泮库溴铵或阿曲库铵等分次静注维持肌松、吸入恩氟烷等维持。也可选全麻复合硬膜外麻醉法。

第三节 麻醉管理

1. 保持气道通畅

气管插管时宜选用较粗导管,方便吸痰,保持气道通畅。下列步骤均需要施行气管内吸痰:①施行气管内插管后;②改变体位后,即摆手术体位后;③开胸后,病人肺萎陷时;④手术操作探查病灶、用手挤压肺脏时;⑤切断支气管前、上直角钳后;⑥整修支气管残端后;⑦加压呼吸试验支气管残端和肺泡漏气前;⑧术终在扩张肺泡和拔除导管前。一次吸痰时间不宜过长,<30 秒,防止缺氧,必要时重吸。如果气道压力限制<30cmH_2O,>35cmH_2O,应该及早查原因。

2. 麻醉维持平稳

全麻深度为达到满足手术要求的最浅麻醉。维持麻醉为静吸复合麻醉。可降低自主神经的不良反应,增进组织灌注,循环维持稳定,预防休克。以维库溴铵 1～2μg/(kg·min)或阿曲库铵 5～12μg/(kg·min)等持续输入维持肌松。恩氟烷或异氟烷吸入,复合异丙酚 4mg/(kg·h)微泵泵注可使麻醉更平稳。异丙酚以输液微泵泵注或静脉输注瑞芬太尼 0.03～0.05μg/(kg·min),或复合硬膜外麻醉,可减少吸入麻醉药的用量,使麻醉满意平稳。

3. 循环管理

(1)输血补液的管理:麻醉诱导前,应适当给予胶体液 500ml 预扩容,因胸腔内血供丰富,血管直接来自心脏和主动脉,加之病灶粘连,手术操作容易导致误伤血管,而发生意外的大出血。因病人禁食、禁饮,麻醉药的扩血管作用,手术时失血量比其他手术多,注意及时补充术中失血,手术一开始即均匀输血,补充血容量,预防血压下降。如果在血压已经降低之后再输血,不但会造成被动忙乱,而且补液过多、过快,会增加心肺负担,导致心负荷过重和肺水肿。长期卧床或心功能代偿差或全肺切除术的病人,要注意控制液体入量。开胸后,胸腔内由负压变为正压,引起 CVP 的增加,静脉回流减少,要扩充血容量,提高周围静脉的压力,增加回心血量。避免输入过多,宁少勿多;避免过度血液衡释,HB<80g/dl,补充 RBC;疑有水过多或肺水肿,及时利尿等处理;避免用硝酸甘油扩张血管,控制 PAP。

(2)避免缺氧和二氧化碳蓄积:吸 100%氧,OLV,[TV]10(6～15)ml/kg,增加呼吸频率(15～18bpm),保持正常 PCO_2,因缺氧和二氧化碳蓄积可使心肌应激性增高,而诱发心律失常。如缺氧和二氧化碳蓄积进一步加重,则最终又抑制心脏的收缩功能和传导功能,故应避免缺氧和二氧化碳蓄积。OLV 尽早行 CPAP 通气,避免出现低氧血症。发生低氧血症及时查找原因。

(3)尽量减少手术操作的刺激:在胸腔的肺门及大血管区含有丰富的内脏感受器、交感神经和迷走神经末梢。当在肺门等部位进行手术操作时,应适当加深麻醉,或用 0.25%～0.5%普鲁卡因对肺门及大血管区进行封闭,以阻断神经反射,是预防心律失常的一个重要措施。

第四节　常见手术的麻醉

1. 肺部手术

(1)麻醉选择

肺部手术除可经胸腔镜外,一般需剖胸,现多用全麻,多采用气管内或支气管内插管。根据情况用静吸复合或全凭静脉麻醉维持。此类病人可能出现大量输血、输液的情况。故必须有安全、通畅、能进行快速输注的静脉通路。

(2)麻醉维持

微泵泵入异丙酚、瑞芬太尼、维库溴铵或阿库溴铵,间断吸入低浓度的异氟烷。先双肺通气(TLV)30 分钟后改为单侧健肺通气(OLV)。

(3)麻醉管理

①OLV 低氧血症发生率为 10%~20%,通过麻醉技术及方法的改进,可改善 OLV 氧合。

②呼吸管理:保证充足的通气量,防止缺氧和二氧化碳蓄积。单肺通气时间尽量缩短。

③术中及时吸痰:彻底吸痰,吸痰时,患侧和健侧各用一根长吸痰管,以免发生交叉感染,吸痰管不宜过硬,吸引操作不可用力过猛。

④导管位置及通气参数:经常用听诊器检查健侧肺呼吸音是否清晰。两肺同时通气时,双肺均可听到呼吸音。预先设定最佳通气参数,单侧肺潮气量维持 8~12ml/kg。连续监测 PaO_2 和 $PaCO_2$,调整呼吸频率(RR)12bpm,使 $PaCO_2$ 接近于 40mmHg。吸入氧浓度(FiO_2)70%~100%及 I/E 为 1∶2。

⑤保持呼吸道通畅:时刻注意有无因导管移位、脱出、扭折及管口紧贴气管壁等而呼吸道不畅。翻身摆位后再听诊检查导管的位置。

⑥防治低氧血症:血气分析,连续监测 SpO_2。

⑦禁忌整个过程肺萎陷,尽力缩小 VA/Q 比值的失调。

⑧禁忌过量输液,对失血、失液应进行合理的估计。对估计失血较多或病情较重的,至少应作中心静脉压监测,有条件可做漂浮导管监测。合理的输液应在手术开始后的第 1 小时,补液速度为 10ml/(kg · h),随后输液速度减少为 5ml/(kg · h),并根据出血量和心血管反应做出调整,术后如发生了肺水肿,需用 PEEP 进行机械通气将 FiO_2 降至无害水平。

⑨肺大疱手术禁用 N_2O。

⑩单肺支气管灌洗术术前药应慎用,由于接受该手术的病人术前多存在缺氧,故一般不用术前药,如使用术前药,应在麻醉开始前给予药并持续吸氧。

2. 食管癌手术

食管癌手术是胸科常见的大手术。食管癌病人大多数年龄大,平均在 50 岁以上,合并有高血压、心脏病、慢性支气管炎等老年病。由于长期进食困难,多伴有营养不良。病情重,体弱,对麻醉和手术的耐受能力很差。食管癌手术创伤刺激大,时间长,失血多,血压随时可能发生变化。术中应积极维持血容量,及时补充失血。但也要防止输血、输液过多。

1)预防神经反射:手术中,手术操作使胸主动脉可能受压。游离食管时,发生迷走-神经反射,可使心搏骤停。预防和处理措施为:

①大血管周围用利多卡因等局麻药浸润。

②连续监测:常规 SPO_2、$PETCO_2$ 及心血管的监测。由于术前脱水、手术创伤大、水分蒸发及失血等,综合考虑液体补充。术中逾量输血,尽量输入全血、红细胞液和血浆,其量应稍多于术中失血量。

2)麻醉管理

①呼吸管理:为了对抗开胸后所出现的呼吸生理变化,要做到:充分吸氧;勤吸痰,保持气道通畅;患侧肺保持一定膨胀,防止通气/灌流的不平衡;游离食管时,若对侧胸膜撕破,要适当加大吸气压力,及时抽吸积液、积气,以免影响健侧呼吸功能。

②液体补充要及时、合理。

③维持血流动力学稳定:血压明显下降时,暂停手术。静注麻黄碱 5～15mg,提升血压。血压回升后,继续手术。

④维持心率:心率缓慢时,静注阿托品 0.5mg 纠正。

⑤维持电解质平衡:注意纠正电解质紊乱。

3)麻醉选择:采用气管内插管全麻或全麻加硬膜外复合麻醉,后者对病人呼吸循环扰乱小、镇痛和肌松好,便于术后镇痛,是值得推广的理想麻醉方法。

3. 胸部创伤手术

(1)充分评估病情:胸部创伤多合并气胸、血胸、多发性肋骨骨折等。创伤范围大、伤及脏器多、失血量大、伴休克时间长者病死率越高。由于疼痛和胸壁失去完整性等原因,使呼吸功能障碍,出现呼吸困难症状。若伤及肺组织、气管、支气管时,有血痰,呼吸困难更突出。麻醉的危险性很大。

(2)麻醉前紧急处置:合并血气胸病人,由于患侧胸腔的大量积血、积气的压力,可造成纵隔的移位,且影响静脉血的回流。麻醉前应先做胸腔闭式引流,使积血、积气排出,使移位的纵隔复位,静脉血的回流正常。首先维护呼吸道通畅,当合并肺及气管损伤后,而致血痰较多时,容易发生呼吸道梗阻或窒息。应及时行气管切开,解除呼吸道梗阻,改善呼吸功能。当血容量低时,有效地扩容,立即输血,纠正低血容量。结合其他抗休克的措施,改善病人的休克状况之后,再进行麻醉。

(3)选用全麻:全麻诱导可根据病人具体情况,选用清醒麻醉插管,或快速诱导插管。对肺内有出血的咯血痰病人,必须用双腔导管。静吸复合麻醉较好。在浅麻醉下配合肌松药,控制呼吸。术中注意补充失血,避免缺氧和二氧化碳蓄积,预防循环紊乱。同时应保护重要器官功能。

4. 纵隔手术

(1)病情评估:临床上有不同情况的纵隔肿瘤。大的肿瘤可有压迫气管、心脏血管和腔静脉等征象,手术过程中容易引起循环紊乱和呼吸道梗阻,给麻醉管理带来困难。要重视术前访视,麻醉前了解颈胸 X 线及 CT 检查片。明确瘤体大小、部位、气道及心肺受压情况,气管有无移位、狭窄;有无插管困难,方式等。

(2)选用全麻:麻醉诱导宜选清醒气管内插管,无呼吸道压迫症状时用静脉快速诱导;如有支气管瘘时应施行支气管内插管或双腔管插管。如有气管极度狭窄,估计经口插管危险时,则行气管造口插管。

(3)术中注意事项

①减少肿瘤的压迫:尤其是术中侧卧位时,肿大的瘤体压迫健侧肺,使健侧肺肺扩张受限,使呼吸受影响。严重时呼吸停止或心搏骤停,应预防。

②防止手术操作的影响:注意肿瘤及手术操作加重对纵隔的压迫,使心脏血管和腔

静脉受压，影响回心血流和肺血流。肿瘤取出时，要注意腔静脉突然扭动引起的循环障碍。

③防止心衰和肺水肿：瘤体摘除后，防止腔静脉回流改善后所引起的右心负荷过重，而导致心衰和腹胀性肺水肿。

④加强监测：术中采用多功能呼吸监护仪、持续心电、SPO_2 监测，漂浮导管监测，血气分析、有创及无创动脉直接测压与 CVP 和尿量的测定，及呼气终末加压（PEEP）通气等技术的应用，加强术中和术后管理，预防心搏骤停，做好复苏的各项准备工作。增加手术的安全性。

⑤胸腔负压：关胸后，使贮气囊加压，膨肺，使胸腔保持负压（$-2\sim-10$mmHg）。

⑥拔管时机：待病人恢复吞咽动作或清醒后，吸净口腔或气管内的痰液，拔除气管导管。

⑦送回时机：拔导管后观察 10～20 分钟，病人呼吸交换量足够，血压、脉搏无异常时，送 ICU 或病房。

(4)术后管理

对术前肺功能减退、肥胖、合并冠心病、高龄、术中出血明显、术后吸入纯氧时动脉血氧分压＜60mmHg 或脉搏氧饱和度＜90％的病人应考虑长时间呼吸支持，术后注意肺膨胀情况，预防肺部感染等并发症。

术后镇痛是术后管理的重要部分，术后镇痛可改善病人的呼吸功能，增加通气量，还利于咳嗽排痰，减少术后肺部并发症，应采用各种有效的镇痛手段促进病人呼吸功能的恢复。静脉 PCA、胸部硬膜外镇痛、肋间神经阻滞镇痛都可以发挥良好的镇痛效应，应根据临床经验选择使用。

第十三章

胸外科疾病常规护理

第一节 术前护理

1. 了解病人健康状况，每日测量生命体征，完成术前检查，如心电图、心、肝、肾功能及出凝血时间，并了解手术部位皮肤有无化脓性病灶、女病人月经来潮日期等。

2. 术前宣教

(1)指导病人做好心理准备，消除恐惧、忧虑。向病人说明手术的必要性，麻醉方法，手术过程等。

(2)卫生指导：术前1天病人应沐浴、理发、剃须、剪指甲、更衣，不能自理者由护士协助完成。按手术部位做好手术皮肤准备工作。

(3)讲解各种管道的作用，如胸管、胃管、尿管、氧气管、输液管道。

(4)指导病人做床上大小便练习、床上翻身练习以及深呼吸、有效咳嗽练习，防止术后并发症。指导肺功能训练，预防感冒，防止术后肺部并发症。

3. 纠正营养不良，指导病人保持口腔清洁，戒烟、酒。

4. 按医嘱检查血型、备血，完成药物过敏试验。

5. 肠道准备：肠道手术按医嘱进行肠道准备，一般手术前12小时禁食、术前4～6小时禁水。

6. 术前根据病人需要，服用镇静剂。

7. 术日晨准备：根据医嘱做好术前准备及备齐术中用物、药物。并备术后所需物品如吸引器、输液架、氧疗装置、引流管以及各种监护设备。

第二节 术后护理

1. 病人返回病室后与手术室护士当面交接病人，了解手术中情况及术后注意点，密切监测生命体征变化：持续监测心电、血氧饱和度，每10～30分钟测量BP、P、R三项各1次，病情稳定平稳后1～2小时测量1次。观察病人的神志，面色，末梢循环情况。

2. 正确连接各种管道，如输液管、引流管、氧气管等，注意妥善固定，保持通畅。

3. 根据手术及麻醉情况取相应体位

(1)未清醒的病人给予平卧位，头偏向一侧。防止呕吐物吸入呼吸道；全麻清醒后，生命体征平稳给予半卧位或45°卧位，可减轻局部充血水肿，有利于胸腔引流；鼓励病人咳嗽、深呼吸，并协助排痰，观察记录痰的性状和量。

(2)病人术后早期应严格卧床休息，多取半卧位，并协助其经常变换体位，防止肺部并发症。

(3)全肺切除后早期禁止病人采取卧位，以免纵隔过度移位及大血管扭曲，导致循环呼吸异常。

4. 全肺切除的病人应严密观察健侧呼吸音及气管位置，保持健侧呼吸音清晰，颈部气管居中，严防健侧痰液滞留或肺不张。

5. 呼吸道护理

(1)脱呼吸机后给予病人鼻导管给氧至生命体征平稳。

(2)给予胸廓外胸带固定。

(3)术后第1天晨护士协助拍背咳痰，咳痰时保护伤口，减轻疼痛；可按压胸骨上窝处气管以刺激咳嗽排痰；痰不容易咳出时可遵医嘱给予雾化吸入、叩背，必要时行鼻导管气管内吸痰。

6. 保持胸腔引流管通畅

(1)经常检查引流管接头部的连接和固定情况，防止松动、脱落、扭曲。

(2)注意水柱波动的幅度，水封瓶引流应保持引流管口在水面下2～3cm处随时注意防止瓶身倾斜或破碎；更换引流瓶内盐水时应夹闭引流管以免气体进入或胸腔感染；注意塑料引流瓶袋体是否有破损漏气。

(3)经常挤压引流管，观察引流液的颜色、量和性质。

7. 保持胃管通畅并妥善固定，观察胃内容物，如有异常及时报告医生采取措施。

8. 饮食

(1)肺叶手术者拔管后6小时，可进流食，翌日普食。

(2)食管手术者术后禁食到排气再遵医嘱进食、水。早期宜清淡容易消化的流质、半流质，逐步增加高蛋白、高热量、维生素丰富的饮食，同时应注意进粗纤维饮食，保持大便通畅。

9. 口腔护理：非食管手术的病人每日协助其早、晚刷牙，每餐后漱口，食管手术的病人，术后每日早、中、晚各刷牙1次，以温水或生理盐水经常漱口。

10. 大小便护理：术后6～12小时未排尿者，应采取措施促使自行排尿；无效者应给予导尿。非食管手术的病人，术后3天不排大便者，可酌情给予开塞露、缓泻剂等。

11. 活动：鼓励病人床上翻身、床上活动四肢、抬臀，以促进胃肠道蠕动。如无禁忌，一般术后第一天要求床上活动，第二天可坐起，第三天在护理人员的协助下床边坐或床边活动，以后可逐步增加活动量，鼓励病人做术侧肩关节及手臂的抬举运动，拔除胸管后应早期下床活动。

12. 卧床期间做好基础护理，保持皮肤及床单位清洁干燥无异味，防止褥疮发生。

第三节 健康指导

1. 保持环境安静，舒适，防止受凉、预防上呼吸道感染。

2. 合理膳食，食管手术病人应少食多餐，细嚼慢咽，主食以高蛋白、高热量食物为主，严禁暴饮暴食；禁烟、酒。术后1个月内不要吃硬质颗粒食物，药片、药丸应碾粉化水后服用，禁食辛辣刺激食物，进食后如有反酸应在进食后2小时内取半卧位，睡眠时将枕头垫高。

3. 注意保持精神愉快，情绪稳定。

4. 术后适当活动，逐步增加活动量以锻炼心肺功能。

出院后2周至3个月复诊；食管手术病人如术后2～3个月仍有下咽困难，应到医院检查。

参 考 文 献

1 Bhorade, S. M., et al. Liberalization of donor criteria may expand the donor pool without adverse consequence in lung transplantation. J Heart Lung Transplant, 2000. 19(12): p. 1199～204

2 Lick, S. D., et al. Technique of controlled reperfusion of the transplanted lun in humans. Ann Thorac Surg, 2000. 69(3): p. 910～912

3 Mets, B. Current status of lung volume reduction. Curr Opin Anaesthesiol, 2000. 13 (1): p. 61～64

4 陈玉平，等．1例双肺移植治疗肺动脉高压病人2年随访结果和体会．中华胸心血管外科杂志，2000. 16(1)

5 Date, H. Current status and future of lung transplantation. Intern Med, 2001. 40(2): p. 87～95

6 Pass, H. I. Malignant pleural mesothelioma: surgical roles and novel therapies. Clin Lung Cancer, 2001. 3(2): p. 102～117

7 Singh, S., M. S. Bhende, J. M. Kinnane. Delayed presentations of congenital diaphragmatic hernia. Pediatr Emerg Care, 2001. 17(4): p. 269～271

8 Chan, K. M., S. A. Allen. Infectious pulmonary complications in lung transplant recipients. Semin Respir Infect, 2002. 17(4): p. 291～302

9 Hopkins, P. M., et al. Prospective analysis of 1,235 transbronchial lung biopsies in lung transplant recipients. J Heart Lung Transplant, 2002. 21(10): p. 1062～1067

10 Speich, R. et al., Tolerability, safety and efficacy of conventional amphotericin B administered by 24-hour infusion to lung transplant recipients. Swiss Med Wkly, 2002. 132 (31-32): p. 455～458

11 Chalermskulrat, W., et al. Human leukocyte antigen mismatches predispose to the severity of bronchiolitis obliterans syndrome after lung transplantation. Chest, 2003. 123 (6): p. 1825～1831

12 Christie, J. D., et al. Clinical risk factors for primary graft failure following lung transplantation. Chest, 2003. 124(4): p. 1232～1241

13 de Perrot, M., Clinical lung transplantation-current status. Swiss Surg, 2003. 9(5): p. 216～222

14 de Perrot, M., et al. Management of lung transplant recipients with bronchogenic carcinoma in the native lung. J Heart Lung Transplant, 2003. 22(1): p. 87～89

15 Gimino, V. J., et al. Gene expression profiling of bronchoalveolar lavage cells in acute lung rejection. Am J Respir Crit Care Med, 2003. 168 (10): p. 1237～1242

16 Halkos, M. E., et al. High dose rate brachytherapy in the management of lung transplant airway stenosis. Ann Thorac Surg, 2003. 76 (2): p. 381～384

17 Kutschka, I., et al. In-situ topical cooling of lung grafts: early graft function and surfactant analysis in a porcine single lung transplant model. Eur J Cardiothorac Surg, 2003. 24 (3): p. 411～419

18 Lau, C. L. and G. A. Patterson. Current status of lung transplantation. Eur Respir J Suppl, 2003. 47: p. 57s～64s

19 Orens, J. B., et al. A review of lung transplant donor acceptability criteria. J Heart Lung Transplant, 2003. 22(11): p. 1183～1200

20 Reynaud-Gaubert, M.. Pathophysiology of obliterative bronchiolitis in lung transplants. Rev Mal Respir, 2003. 20(2 Pt 1): p. 224～232

21 Venuta, F., et al. Bilateral sequential lung transplantation without sternal division. Eur J Cardiothorac Surg, 2003. 23(6): p. 894～897

22 Whiting, D., et al. Liberalization of donor criteria in lung transplantation. Am Surg, 2003. 69 (10): p. 909～912
23 Coke, M., L. B. Edwards. Current status of thoracic organ transplantation and allocation in the United States. Clin Transpl, 2004: p. 17～26
24 Congregado, M., et al. Giant solitary fibrous tumor of the pleura treated by video-assisted surgery: a case report. Arch Bronconeumol, 2004. 40(4): p. 183～184
25 Sanders, R. J., S. L. Hammond. Supraclavicular first rib resection and total scalenectomy: technique and results. Hand Clin, 2004. 20 (1): p. 61～70
26 Stewart, D. J., et al. Malignant pleural mesothelioma-an update. Int J Occup Environ Health, 2004. 10(1): p. 26～39
27 Boucek, M. M., et al. Registry of the International Society for Heart and Lung Transplantation: eighth official pediatric report-2005. J Heart Lung Transplant, 2005. 24 (8): p. 968～982
28 Fibla, J. J., et al. Giant solitary fibrous tumor of the pleura. Cir Esp, 2005. 77(5): p. 290～292
29 Pavia, R., et al. Malignant pleural mesothelioma: early diagnosis and multimodality management. G Chir, 2005. 26(6-7): p. 257～260
30 Taylor, D. O., et al. Registry of the International Society for Heart and Lung Transplantation: twenty-second official adult heart transplant report-2005. J Heart Lung Transplant, 2005. 24 (8): p. 945～955
31 Trulock, E. P., et al. Registry of the International Society for Heart and Lung Transplantation: twenty-second official adult lung and heart-lung transplant report-2005. J Heart Lung Transplant, 2005. 24(8): p. 956～967
32 Wu, M., R. K. Chen, L. Gurung. Giant solitary fibrous tumor of the pleura. Thorac Cardiovasc Surg, 2005. 53(3): p. 185～188
33 Boucek, M. M., et al. Registry of the International Society for Heart and Lung Transplantation: ninth official pediatric heart transplantation report-2006. J Heart Lung Transplant, 2006. 25(8): p. 893～903
34 Choong, C. K., et al. Bronchial airway anastomotic complications after pediatric lung transplantation: incidence, cause, management, and outcome. J Thorac Cardiovasc Surg, 2006. 131 (1): p. 198～203
35 Glanville, A. R. Current status of lung transplantation. Methods Mol Biol, 2006. 333: p. 105～130
36 Hafen, G. M., et al. Clinical scoring systems in cystic fibrosis. Pediatr Pulmonol, 2006. 41 (7): p. 602～617
37 Neragi-Miandoab, S. Multimodality approach in management of malignant pleural mesothelioma. Eur J Cardiothorac Surg, 2006. 29 (1): p. 14～19
38 Sanders, R. J., S. L. Hammond. Supraclavicular total scalenectomy with or without first rib resection: technic and results. Handchir Mikrochir Plast Chir, 2006. 38(1): p. 29～36
39 Taylor, D. O., et al. Registry of the International Society for Heart and Lung Transplantation: twenty-third official adult heart transplantation report-2006. J Heart Lung Transplant, 2006. 25 (8): p. 869～879
40 Trulock, E. P., et al. Registry of the International Society for Heart and Lung Transplantation: twenty-third official adult lung and heart-lung transplantation report-2006. J Heart Lung Transplant, 2006. 25(8): p. 880～892
41 Waltz, D. A., et al. Registry of the International Society for Heart and Lung Transplantation: ninth official pediatric lung and heart-lung transplantation report-2006. J Heart Lung Transplant, 2006. 25(8): p. 904～911
42 Barkhordarian, S. First rib resection in thoracic

outlet syndrome. J Hand Surg Am, 2007. 32(4):p. 565～570

43 Boucek, M. M. , et al. Registry of the International Society for Heart and Lung Transplantation: tenth official pediatric heart transplantation report-2007. J Heart Lung Transplant, 2007. 26(8):p. 796～807

44 Fiorello, A. , G. Vicidomini, M. Santini. Giant solitary fibrous tumors of the pleura: two case reports. Thorac Cardiovasc Surg, 2007. 55(7): p. 458～459

45 Lande, J. D. , et al. Novel insights into lung transplant rejection by microarray analysis. Proc Am Thorac Soc, 2007. 4(1):p. 44～51

46 Paiva Nunes, A. , et al. Solitary fibrous tumor of the pleura. Rev Port Cir Cardiotorac Vasc, 2007. 14(4):p. 203～205

47 Taylor, D. O. , et al. Registry of the International Society for Heart and Lung Transplantation: twenty-fourth official adult heart transplant report-2007. J Heart Lung Transplant, 2007. 26(8):p. 769～781

48 Trulock, E. P. , et al. Registry of the International Society for Heart and Lung Transplantation: twenty-fourth official adult lung and heart-lung transplantation report-2007. J Heart Lung Transplant, 2007. 26(8):p. 782～795

49 Boussaud, V. , et al. Clinical outcome following lung transplantation in patients with cystic fibrosis colonised with Burkholderia cepacia complex: results from two French centres. Thorax, 2008. 63(8):p. 732～737

50 Karapolat, S. , et al. Giant solitary fibrous tumor of the pleura. Lung, 2008. 186(4):p. 269～270

51 Orki, A. , et al. Solitary fibrous tumor of the pleura. Thorac Cardiovasc Surg, 2008. 56(5): p. 287～290

52 Patil, J. , et al. Bronchoalveolar lavage cell gene expression in acute lung rejection: development of a diagnostic classifier. Transplantation, 2008. 85(2):p. 224～231

53 Taylor, D. O. , et al. Registry of the International Society for Heart and Lung Transplantation: twenty-fifth official adult heart transplant report-2008. J Heart Lung Transplant, 2008. 27(9):p. 943～956

54 Tekinbas, C. , et al. Giant fibrous tumor misdiagnosed as traumatic hemothorax. Acta Chir Belg, 2008. 108(6):p. 771～773

55 Aurora, P. , et al. Registry of the International Society for Heart and Lung Transplantation: Twelfth Official Pediatric Lung and Heart/Lung Transplantation Report-2009. J Heart Lung Transplant, 2009. 28(10):p. 1023～1030

56 Bodtger, U. , et al. Giant solitary fibrous tumour of the pleura: a rare but usually benign intrathoracic neoplasm. Clin Respir J, 2009. 3(2): p. 109～111

57 Kirk, R. , et al. Registry of the International Society for Heart and Lung Transplantation: Twelfth Official Pediatric Heart Transplantation Report-2009. J Heart Lung Transplant, 2009. 28(10):p. 993～1006

58 Sugarbaker, D. J. Multimodality management of malignant pleural mesothelioma: introduction. Semin Thorac Cardiovasc Surg, 2009. 21(2):p. 95～96

59 Taylor, D. O. , et al. Registry of the International Society for Heart and Lung Transplantation: Twenty-sixth Official Adult Heart Transplant Report-2009. J Heart Lung Transplant, 2009. 28(10):p. 1007～1022

60 Guo, J. , et al. Giant solitary fibrous tumor of the pleura: an analysis of five patients. World J Surg, 2010. 34(11):p. 2553～2557

61 Mune, S, et al. A giant solitary fibrous tumor of the pleura: diagnostic implications in an unusual case with literature review. Indian J Pathol Microbiol, 2010. 53(3):p. 544～547

62 Pinedo-Onofre, J. A. , et al. Giant solitary fi-

brous tumor of the pleura. Cir Cir, 2010. 78(1): p. 31～43

63 Trivino, A., et al. Giant solitary fibrous tumor of the pleura. Interact Cardiovasc Thorac Surg, 2011. 12(6): p. 1063～1065